GANGLOU ZHENLIAO JINZHAN

肛瘘诊疗进展

史仁杰　郑丽华　主编

化学工业出版社

·北京·

本书是针对肛肠科疑难病肛瘘的诊疗进行研究的专著。从肛瘘的认识史，与肛瘘相关的解剖与生理，肛瘘的病因和病理、检查、诊断、治疗原则、手术术式及其评价、保守治疗、学术争议问题等方面，对国内外肛瘘诊疗研究及进展进行了全面深入的阐述，并结合作者长期的研究积累和临床经验加以评述和探讨。本书纵览历史与现状，关注研究新动向，密切结合临床，内容全面，资料丰富，实用性与参考性俱佳，适合所有从事肛肠专业的研究者、研究生和临床医护人员学习及参考。

图书在版编目(CIP)数据

肛瘘诊疗进展/史仁杰，郑丽华主编. —北京：化学
工业出版社，2019.3
ISBN 978-7-122-33674-3

Ⅰ.①肛… Ⅱ.①史… ②郑… Ⅲ.①肛瘘-诊疗
Ⅳ.①R657.1

中国版本图书馆 CIP 数据核字（2019）第 005840 号

责任编辑：赵兰江　　　　　　　　　　　　文字编辑：何　芳
责任校对：宋　玮　　　　　　　　　　　　装帧设计：韩　飞

出版发行：化学工业出版社（北京市东城区青年湖南街 13 号　邮政编码 100011）
印　　装：北京东方宝隆印刷有限公司
787mm×1092mm　1/16　印张 11　字数 268 千字　2019 年 5 月北京第 1 版第 1 次印刷

购书咨询：010-64518888　　售后服务：010-64518899
网　　址：http://www.cip.com.cn

编写人员名单

主　编　　史仁杰　郑丽华

副主编　　李华山　贾小强　何雯玉　刘利华　刘　访

编　者　　史仁杰　郑丽华　李华山　贾小强　何雯玉

　　　　　刘利华　刘　访　顾尽晖　杨　栋　徐俊华

　　　　　任　远　吴显保　陈　平　沈洪明

前　言

　　肛瘘是肛管或直肠与肛周皮肤或直肠黏膜相通的异常管道，是常见的肛肠疾病之一。在我国，肛瘘占肛肠疾病的 1.67% ~ 3.6%，好发于青壮年，婴幼儿亦不少见，患者以男性为多。因为肛门肿痛、流脓反复发作，痛苦较大，并严重影响患者的工作和生活。其中高位复杂性肛瘘是世界上公认的难治性疾病之一。如何在提高治愈率的前提下，兼顾肛门功能的保护，减少手术创伤、减轻患者痛苦、缩短疗程一直是肛肠专科医生与相关研究者努力的目标。

　　本书分十一个章节，从肛瘘的认识与治疗简史、肛瘘相关解剖和生理、肛瘘的病因学研究、肛瘘的临床表现、肛瘘常用检查方法、肛瘘的分类与诊断、肛瘘的治疗原则、肛瘘的手术治疗、肛瘘的保守治疗、特殊肛瘘的处理、肛瘘诊治中的争议性问题方面，综合国内外大量文献资料，结合作者的临床经验与体会，进行了总结与阐述，希望能为读者全面了解肛瘘诊疗的历史、现状和进展，开拓肛瘘诊疗的思路提供帮助。读者若能从中获益甚至有所启迪，我们将深感欣慰。

　　为了便于读者理解，全书提供了多幅插图。这些插图有来自于作者日常诊疗工作中的，也有同道帮助提供的。在此谨向提供帮助的杨柏霖博士、姚一博博士、竺平博士表示感谢。

　　由于水平有限，书中疏漏在所难免，欢迎同道批评指正。

编者

2018 年 10 月

目 录

第一章 肛瘘认识与治疗简史

第一节　祖国医学对肛瘘的认识和治疗史

在迄今所发现的古文献中，成书西周时期的《山海经》最早明确提出"痔""瘘"等病名。如《山海经·中山经》曰："合水……多滕鱼……食之不痔，可以已瘘"。

成书于西汉时期的《五十二病方》中将痔分为牡痔、牝痔、脉痔、血痔四类。其中，牡痔的症状为"有羸肉出，或如鼠乳状，末大本小，有空（孔）其中"，牝痔的症状特点为"之入窍中寸，状类牛几三然，后而溃出血"，或"牝痔之有数窍，蛲白徒道出者方"，就症状特点，像是描述的肛瘘或肛周脓肿一类疾病。该书中还记载了牡痔和牝痔的内服药物、熏洗疗法和手术疗法。牡痔、牝痔的治疗方法主要是外治，如烟熏、敷药、熨治。如治牡痔时"取内户旁祠空中黍、燔死人头皆冶，以修膏濡，而入之其空一，多空（孔）者，亨（烹）肥，取其汁（渍）美黍米三斗，炊之"。"牡痔之居窍（廉），大如枣（核），时养（痒）时痛者方：先（　）之；弗能（　），龟（脑）与地胆虫相半，和，以敷之。燔小隋（椭）石，淬醯中，以熨"。"未有巢者，煮一斗枣、一斗膏，以为四斗汁，置般（盘）中而居（踞）之，其虫出"。

书中记载"牡痔居窍旁，大者如枣，小者如枣（核）者方：以小角角之，如孰（熟）二斗米顷，而张角，以小绳，剖以刀。其中有如兔，若有坚血如末而出者，即已"，描述的似乎是肛周脓肿的切开排脓术。

在牝痔条下，记载有"巢塞脏（直）者，杀狗，取其脬，以穿籥（yue，此处指竹管），入脏（直）中，炊（吹）之，引出，徐以刀剥（劙 li，割破之意）去其巢，冶黄黔（芩）而娄（屡）傅之。"就是用犬的膀胱、竹管等制成的器具置入直肠中，将病变引出肛外，在直视下用刀将病灶慢慢切割去除，术后采黄芩末外敷，很可能是肛瘘的切开疗法。

关于痈的最早记载见于《黄帝内经》之《灵枢·痈疽》云："发于尻，名曰锐疽，其状赤坚大，急治之，不治，三十日死矣。""锐疽"可能是中医最早的有关肛门直肠周围脓肿的病名。瘘的最早记载见于《素问·生气通天论篇》："陷脉为瘘，留连肉腠。"

"痔瘘"病名始见于《神农本草经》，如"夫大病之主……痈肿、恶疮、痔、瘘、瘿瘤"，痔瘘即泛指痔、瘘等肛肠疾病。《神农本草经》收集整理了汉以前的有效药物 365 种，主治范围涉及肛肠疾病的就有 50 种之多。其中可治"痔"的有黄芪、槐实、文蛤、猬皮、露蜂房等 21 种；可治"瘘"的有牡蛎、地胆等 14 种；"痔""瘘"同治的有黄芪、雄黄等 4 种。

南北朝龚庆宣所整理《刘涓子鬼遗方》(公元 499 年)，是我国现存的最早外科专著，书

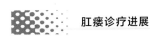

中对"允疽""赤施"等位于肛周的痈疽的辨证施治作了较详细的论述。

隋朝巢元方等著《诸病源候论》（公元610年），对痔瘘疾病的病因、病机和辨证施治又有了进一步的认识，丰富和发展了痔瘘专科理论。他在《痔病诸候》中提出了牡痔、牝痔、脉痔、肠痔、血痔、气痔和酒痔七类，并对其病因病机作了生动的插述。其中牡痔为"肛边生鼠乳，出在外者，时时出脓血"，是对肛瘘症状的描述。在《病诸候》"蚯蚓候"条下载："蚯蚓瘘者……其根在大肠，其状肿核溃漏。"显然也是对肛瘘症状的描述。在《痢疾诸候》"谷道生疮候"中说，"谷道、肛门，大肠之候也。大肠虚热，其气热结肛门，故令生疮。"记载了肛门生疮的病因在于大肠虚热郁结于肛门。书中提出了瘘是由脓肿日久不愈演变而成。如《痈疽病诸候上》"久痈候"中所述："寒气客于经络，血涩不通，壅结成痈。发痈之后，热毒未尽，重有风冷乘之，冷搏于肿，蕴结不消，故经久一瘥一发，久则变成瘘也。"

唐朝经济文化繁荣，医学也迅速发展，对痔瘘病的认识更加深入。孙思邈的《备急千金要方》是一部代表唐初医学水平的临床全书。书中设有肛肠病专篇，如卷十八《大肠府》、卷二十三《痔漏》，记载了大量肛肠专科内容。在《痔漏·五痔》中系统论述了痔的分类、证候及主药，将辨病、辨证与论治有机地联系起来，明确提出了五痔的首选主药，如鳖甲、猬皮、蜂房、蛇蜕等，是药物治疗肛肠病的又一较大进展。《备急千金要方》中有"牡痔，从孔中起，外肿五六日，自溃出脓血，猬皮主之"的记载。王焘著的《外台秘要》在整理保存古医籍方面作出了一定的贡献。该书还丰富了治痔瘘疾病运用动物脏器的治疗方法，如用鲤鱼汤、羊脊髓治痔，用猪肝散治脱肛等，还记载了竹筒盐水灌肠治疗便秘的方法。

宋朝《太平圣惠方·治痔肛边生鼠乳诸方》中有许多新的内容。书中提出了"内消"和"托里"的方法，并提出了将砒霜溶于黄蜡中，捻为条子，纳于痔瘘疮窍之中的脱管疗法，是同类疗法的最早记载。同时，该书还将痔与痔瘘分列两章论述，表明痔与瘘是不同的疾病。在《太平圣惠方·治痔诸方》中又指出："夫痔瘘者，由诸痔毒气，结聚肛边，有疮或作鼠乳，或生结核，穿穴之后，疮口不合，时有脓血，肠头肿痛，经久不瘥，故名痔瘘也。"对肛瘘的病因及症状特点作了较明确的论述。另外，在该书中还记载了槐角丸等方剂，内治法的内容也较丰富。

南宋末期，陈自明在《外科精要》（公元1263年）中首次将肛周脓肿命名为"痈"，谓："谷道前后生痈，谓之悬痈。"

晋朝皇甫谧著《针灸甲乙经》，记载了运用针灸治疗痔、脱肛、下痢等肛肠病的方法，在《足太阳脉动发下部痔脱肛篇》中，有"凡痔与阴相通者，死"的记载，这是对肛肠病合并阴道瘘、尿道瘘的最早记载，限于当时的条件，当时对此病无法根治。

元朝《世医得效方》和《养老寿亲新书》还收录了一些治疗肛瘘、五痔等的食疗方。

明朝薛己校注的《外科精要》中明确提出了治悬痈的原则与方法，确立了初起予以消散、成脓期予以托毒外出、脓成后予以及时排脓、排脓后予以补益托毒的基本治疗原则。

明朝徐春甫所著《古今医统》中引用了现已佚失的元朝著名医书《永类钤方》中关于肛瘘的挂线疗法。书中指出挂线疗法的适应证是："成漏穿肠，串臀中，有鹅管，年久深远者。"药线制作方法："用芫根煮线。"操作方法："上用草探一孔，引线系肠外，坠铅锤悬，取速效。"机理为"药线日下，肠肌随长，僻处既补，水逐线流，未穿疮孔，鹅管内消"。疗程为："线落日期，在疮远近，或旬日半月，不出二旬。"可见对肛瘘挂线疗法的过程总结得很全面，细节也很丰富。

《疮疡经验全书·痔瘘症并图说篇》（公元 1569 年）中，称肛瘘为漏疮和单漏。对痔瘘的病因、病机及证治进行了专门论述，最早认识到肛肠病的遗传因素。该书云："人生素不能饮酒亦患痔者，脏虚故也。亦有父子相传者，母血父精而成。"是中医对肛肠病因认识的又一进展。并在五痔基础上，进一步详细分为二十五痔，并附图说明，充分反映了当时对痔瘘病研究的细致和深入。《疮疡经验全书》中还有"单漏"的记载，如"又有肛门左右，别有一窍出脓血，名曰单漏"，类似于现代医学所称的单纯性肛瘘。

明朝申斗垣《外科启玄》（公元 1604 年）中详细介绍了脱管药捻的制作方法，确定施捻方法和换药的原则。

著名医家陈实功著的《外科正宗》（公元 1617 年）一书，较全面地总结了前代的外科学术成就，并写有《脏毒论》、《痔疮论》等专篇，对痔、瘘、肛周痈疽等痔瘘疾病的病因、病机和辨证施治进行了较全面的论述，其理、法、方、药完整而科学，对后世影响较大，至今仍有效地应用于临床。在《外科正宗·痔疮论》中，记载了"三品一条枪，治十八种痔漏"（三品一条枪，即用明矾二两，白砒一两五钱，雄黄二钱四分，乳香一钱二分，炼制研末，调制搓成线状条阴干，用时插入痔孔，治疗痔瘘）。《脏毒论》中说："又有虚劳久嗽，痰火结肿肛门如粟者，破必成漏，沥尽气血必亡。"

其中以祁坤的《外科大成》（公元 1665 年）对肛门痈疽、痔、瘘、肛裂、肛门直肠癌等都有较详细的阐述。如《下部后》中说："悬痈，生于会阴穴，在阴囊之后，谷道之前。初生如松子，次大如莲子，数日始发红热，肿大如桃李……上马痈，生于臀近肛门之右；下马痈，生于臀近肛门之左。"具体地描述了当今所称的肛门前间隙脓肿、坐骨直肠窝脓肿的部位和证候。将肛周痈疽分为 10 类，并附有大量内治方药。该书最早提出了对复杂性肛瘘应分次挂线的治疗原则："凡用挂线，孔多者只治一孔，隔几日再治一孔。"《外科大成·痔瘘附余》中将漏分为 8 种，其中有指瘘管弯曲复杂的肛瘘，如"肾囊漏，为其管屈曲不直，难以下药至底也；串臀漏、蜂窠漏，二症若皮硬色黑，必有重管"描述的是复杂性肛瘘的表现。

《古今图书集成·医部全录》（公元 1723 年）系统地整理了历代医家有关论述，对痔瘘疾病立有专册，所集治痔瘘病方法有内治、枯痔、结扎、熏洗、熨贴、敷药、针灸、挂线、导引等（图 1-1）十余种，其中内治方药最为详尽，收载内服方达 559 个。

吴谦等在《医宗金鉴》（公元 1742 年）中对便血、泄泻、肛门痈疽和痔疮等肛肠疾病，从病因、病机和辨证施治上进行了系统的讨论，并绘图说明，其中对二十四痔更是作了形象的描绘（图 1-2）。高秉均著的《疡科心得集》（公元 1809 年），是一部影响较大的外科专著，对痔瘘的专篇论述较详。其中载有辨脱肛痔漏论、辨肛门痈脏头毒偷粪鼠论、辨臀痈骑马痈论等篇。在肛门疾病的病因、病机和辨证施治上，突出了脏腑、经络、气血的关系，辨证与辨病相结合。

成书于明朝的《外科十三方》中有用三品一条枪插入瘘管脱管的记载，并记述了用硇砂、红砒为主要药物制作的药线用于肛瘘脱管治疗的方法。

清朝治疗肛瘘的医疗器械有了进一步的发展，如《外科图说》中绘制的弯刀、钩刀、柳叶刀、银丝、过肛针等都是治疗肛瘘的器械。高文晋在《外科图说》（公元 1834 年）中，绘载了历代使用的痔瘘诊治器械，其中有弯刀、钩刀、柳叶刀、笔刀、尖头剪、小烙铁、探肛筒、过肛针等。其中不少器械设计独特，精巧实用，一直沿用至今。

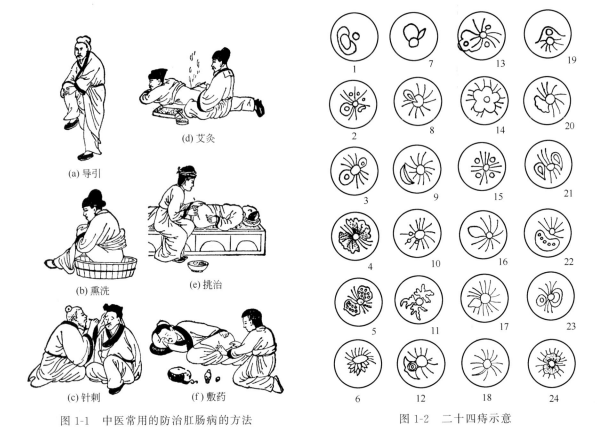

(a) 导引　(d) 艾灸

(b) 熏洗　(e) 挑治

(c) 针刺　(f) 敷药

图 1-1　中医常用的防治肛肠病的方法

图 1-2　二十四痔示意

赵谦的《医门补要》（公元 1883 年）载："用细铜针穿药线，右手持针插入瘘管内，左手执粗骨针插入肛门内，钩出针头与药线，打一抽箍结，逐渐抽紧，加纽扣系药线稍坠之，七日管豁开，掺生肌药，一月收口。"对挂线疗法所用的探针及打结、紧线方法等进行了改进。并对异物入肛和先天无肛症的手术方法等有进一步改进，反映出痔瘘学科在清朝的新进展。"肛漏"之名，则首见于《外证医案汇编》中。

近百年多来（公元 1840—1949 年），由于历史的原因，中医肛肠科的医生多以民间开业者居多，学术上多以家传或师传为主。他们各拘一家之见，为谋生计视同道为对手，基本没有交流，因此在学术上的进展与提高都比较缓慢。

新中国成立后，在党和政府的领导和关怀下，中医药得到了重视和发展。不少中西医肛肠病专著不断问世。1953 年，张庆荣著《实用肛门直肠外科学》出版。1955 年，黄济川著《痔瘘治疗法》出版，该书继承和发扬了中医痔瘘疗法的遗产，介绍了作者自己治疗痔瘘病的临床经验和秘方，很快畅销海内外，并受到周恩来总理的重视。1956 年，王芳林著《临床痔瘘学》出版，该书结合个人经验，保持中医痔瘘的特色，并结合西医治疗的长处，总结了诊治痔瘘的临床经验。1985 年前后，相继有喻德洪著《肛肠外科疾病问答》、曹吉勋等著《中国痔瘘学》、史兆歧等著《中国大肠肛门病学》、李润庭著《肛门直肠病学》、胡伯虎等著《实用痔瘘学》、李雨农等著《中华肛肠病学》出版。这些书对国内在认识和防治肛肠疾病方面的新知识、新技术和临床经验等作了较全面的介绍，都是当时具有代表性的著作。由黄乃健主编，集国内肛肠界名家合著，于 1996 年出版的《中国肛肠病学》更是全面、系统总结了此前的肛肠学术研究成果和成绩，是一部百科全书式的著作，具有非常大的参考价值。

新中国成立后学术交流得到政府重视，肛肠方面的学术交流活动也不断增加，1956 年中医研究院成立了痔瘘研究小组，1964 年受卫生部委托中医研究院在北京召开了全国第一次痔瘘科研座谈会，初步制定了有关肛肠病的诊治标准。1966 年卫生部在北京召开了由 24 个单位参加的部级痔瘘成果鉴定会，初步肯定了切开挂线疗法治疗高位复杂性肛瘘及结扎法、枯痔法治疗内痔所取得的成绩。

近几十年来，随着科学技术的迅猛发展，中医治疗肛瘘的传统方法得到了很好的发掘和继承，并不断创新，形成了许多独具特色的治疗肛瘘的新术式，如切开挂线术、内口缝合药捻脱管术、肛瘘虚挂引流术、肛瘘切开缝合术、肛瘘保存括约肌式等，将肛瘘的诊疗水平提高到一个新的高度。

第二节　西医对肛瘘的认识和治疗史

西方医学的记录是从希波克拉底开始的。希波克拉底被称为西方"医学之父"。希波克拉底在他的名著《论瘘》一文中提出了肛瘘的病因、检查方法和治疗原则。他认为肛瘘是由于外伤或骑马、划船引起的损伤使血液积聚于接近肛门的臀部。先形成结节，然后化脓破溃成瘘。他主张在破溃之前排出脓液。他采用马鬃和麻线做挂线疗法。采用马鬃的目的是它不会因脓液浸泡腐烂而断开。Cersus C（公元前 25 年—公元 5 年）在他的著作中推荐用刀割治肛瘘，对多发性外口的肛瘘他采用挂线与切开并用的方法治疗。

1370 年英国的外科权威专家 Joho Arderne 借助挂线和有槽探针进行瘘管切开术，并在术后应用蛋黄或蛋白制成的油换药。在他的著作中对肛瘘的论述很接近现代观点。他已认识到远离肛门的坐骨直肠窝脓肿最终可以形成肛瘘。他主张应在脓肿破溃之前切开排脓。他治疗肛瘘是采用腐蚀瘘管的办法。据说这种治疗肛瘘的方法未能取得当时宫廷的信任。因为英格兰君主亨利五世虽然受肛瘘的困扰，但他并未求助于这位名医。

1686 年 11 月，外科医生 Felix 和他的助手 Bessier 在没有麻醉的情况下，用特制的"球头探针刀"顶端探针由外口伸入瘘管，并由内口引出，迅速切开瘘管。这是标准的敞开式瘘管切开术。这次手术的成功使当时的权贵们大大改变了对外科医生的看法。

路易十四（1636—1715 年）是法国波旁王朝著名的国王，曾经患有肛瘘。为了医治国王的肛瘘，宫廷医生和江湖郎中共同商讨，制订了一系列治疗方案，并挑选一批志愿进行治疗试验的肛瘘患者做试验，结果都不太理想。17 世纪末，法国著名外科医生 Felix M 用特制手术刀采取切开法成功地治愈了路易十四的肛瘘。

Hunter J（1728—1793 年）主张对肛瘘管道从外口到内口要全部敞开。他相信，高位肛瘘的管道应该是接近内口的部分要比外口部分处于更高的位置。1765 年 Pott 爵士在他所著的《肛瘘的治疗》一书中特别强调对疾病的定义要精确和命名要正确的重要性。他说："对一个疾病清楚而精确的定义，以及根据其真实的本质所作的命名，远比一般化概念重要得多。不正确或不完善的定义和命名可能导致观念的不正确或不完善；随这种错误观念而来的，只能是错误的治疗。"他的这一精辟论断是肛肠科医生甚至整个医学界的宝贵箴言。

1740 年 Hugier 强调瘘管切开后的创面呈"V"形，以利引流。1765 年 Pott 指出瘘管变硬的组织应完全切除。1852 年 Chassaignac 主张切开肛瘘后应将创面予以缝合。

19 世纪，德国学者 Chiari（1878 年）和法国学者 Desfosses 与 Hermann 分别提出了肛腺的形态学和肛腺可能与肛门周围组织感染有某种联系的假说。伦敦的 Salmon 在肛瘘手术时，敞开瘘管管道后在其外侧端做一垂直的辅助切口，使伤口呈"7"字形，借以延缓外部伤口愈合以避免形成袋状假道。后来这一辅助切口演变成外口部球拍形切口，更有利于引流和愈合。1873年维也纳Diitel教授介绍用弹性橡皮条对肛瘘做绞勒性结扎。这是采用橡皮条挂线疗法治疗肛瘘的最早记录。伦敦圣·马可医院的Allingham学习了这一方法并于1874年发表论文，报道他用这种方法治愈60例肛瘘的良好疗效。

1835年Salmon创办了一所只有7张病床的"贫民救济医院"，专门收容和治疗肛门瘘和其他直肠疾病。到1854年，医院病床扩展到25张，该院正式命名为圣马可医院。圣马可医院在Salmon的领导下，培育出一代代肛肠外科大师，他们杰出的理论研究和临床实践推动着全世界肛肠外科的发展。1870年到圣马可医院工作的Goodsall与Miles W E合写了《肛门直肠疾病》一书。在这本书中的"肛门直肠瘘"一章中，细致地叙述了肛瘘的形态、病因、症状、检查和治疗。特别是对肛瘘内外口位置以及瘘管走向等更为详尽地介绍了他的观察结果。后人把他提出的规律性现象称为"Goodsall定律"。

近百年来人们对肛窦、肛腺在肛门直肠周围感染中的重要作用的认识不断加深，同时对肛瘘病因、病理的认识，有了突破性进展。肛瘘的治疗方法也有了较大的改进。1958年Eisenhammer提出肛隐窝腺感染学说，并创用内括约肌和肛窦切开术。1961年英国学者Parks等人提出了彻底切除感染的肛隐窝、肛腺导管和肛腺，不切断肛门括约肌的肛瘘挖出术式，成为现代治疗肛瘘保存括约肌术式的基础。之后，各国学者不断改进，从而促使肛瘘的治疗术式日臻完善。

◆ 参考文献 ◆

[1] 黄乃健.中国肛肠病学.济南：山东科技出版社，1996.

[2] 曹吉勋.中国痔瘘学.成都：四川科学技术出版社，2015.

[3] 结肠与直肠外科.第5版.北京：人民卫生出版社，2009.

[4] 张少军，杨巍.古代肛瘘挂线术的发展及思考.江苏中医药，2012，44（4）：61-62.

[5] 杨柏林，丁义江.肛瘘挂线治疗.大肠肛门病外科杂志，2005，11（1）：79-81.

[6] 陈良.路易十四的肛瘘.各界，2013，（7）：77.

第二章 肛瘘相关解剖与生理

第一节　肛肠发生学

消化管和消化腺都是由卵黄囊顶部卷折成的原始肠管演化来的，原始肠管发源于卵黄囊顶部的内胚层。消化管发生较早，第 20 天胚盘卷折成筒柱状胚体时，内胚层（卵黄囊顶部）也随之卷折成管，头尾侧均为盲端。头端为前肠，尾端为后肠，中间与卵黄囊相连通部分称中肠。前肠演化成咽、食管、胃、十二指肠的前 2/3；中肠演化为十二指肠的后 1/3、空肠、回肠、盲肠、阑尾、升结肠及横结肠的前 2/3；后肠演化成横结肠的后 1/3、降结肠、乙状结肠、直肠以及肛管齿线以上部分。

胚胎第 6 周时后肠末端的泄殖腔内出现尿直肠隔。此隔由后肠与尿囊之间的间充质形成，它将泄殖腔分隔为背侧的直肠和腹侧的尿生殖窦。泄殖腔膜也被分为肛膜和尿生殖窦膜。肛膜外周形成结节状隆起，中央凹陷，称原肛。肛管来源于两部分，上部由直肠末端形成，下部由原肛形成。原肛的上皮来源于外胚层，直肠来源于内胚层。第 8 周，肛膜破裂，形成肛门内、外胚层的上皮在肛管处相接。齿线代表内胚层和外胚层的融合。第 10 周，肛门结节（一对围绕肛道的外胚层隆起）的背侧融合形成马蹄状结构，前面形成会阴体。泄殖腔括约肌被会阴体分为尿生殖部和肛门部（肛门外括约肌）。肛门内括约肌形成于胚胎第 6～12 周。括约肌在它们的发育过程中明显迁移，外括约肌向头侧迁移，内括约肌向尾侧移动。同时，纵行肌下降进入括约肌间平面。各种先天性肛瘘及肛门直肠畸形大多与上述发育过程异常有关。

第二节　肛管与直肠

一、肛管

肛管，俗称肛门，上端与直肠相连，下端开口于肛门缘。肛管平时呈紧闭状态，前壁比后壁稍长，向下、向后与直肠形成一近约 90° 的角。排便时，肛管可扩张成管状，直径约 3cm，长度变短。

肛管有解剖学肛管与外科学肛管之分（图 2-1）。解剖学肛管（anatomical anal canal）是指由肛门上皮所覆盖的部分，即从齿线到肛门缘为止的部分。外科学肛管（surgical anal canal）是指由肛门括约肌所围绕的部分，亦即从耻骨直肠肌上缘到外括约肌皮下部下缘（即肛缘，anal verge）的部分。一般将前者称为括约肌性肛管，把后者叫做上皮性肛管，就更易于理解。

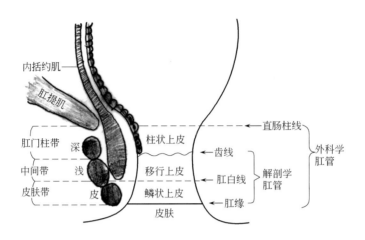

图 2-1　解剖学肛管和外科学肛管

　　将肛管分为解剖学肛管与外科学肛管具有一定的实用意义。外科学肛管主要根据肛门括约肌来确认，结构与功能一致，其上界为肛提肌上缘，可通过指诊确认。对于肛瘘、直肠癌等治疗时涉及括约肌的病变，采用外科学肛管的定义就更方便、针对性更强。但外科学肛管的上界为肛提肌上缘，并不是肉眼可以确认的，需要依靠指诊确诊，对于括约肌较薄弱的患者，肛提肌上缘就很难触知。同时，外科学肛管的上部其组织学构成也是多种多样的，有鳞状上皮癌发生于直肠、腺癌发生于肛管的情况，也有在此处发生恶性黑色素瘤、平滑肌瘤等间质性良恶性肿瘤的情况，此时用外科学肛管的概念就很难解释清楚，但用解剖学肛管的概念来理解就较容易。解剖学肛管上缘为齿线，下缘是肛缘，可以通过肉眼明确辨识，其界线清楚，肉眼与组织学表现是一致的。

　　外科学肛管的长度，男性为 3.2cm，女性为 2.9cm，平均为 3cm。解剖学肛管的长度，男性为 1.8cm，女性为 1.7cm，平均为 1.8cm。肛管两侧为坐骨直肠窝，其前方男性有尿道和前列腺，女性有阴道，后方为尾骨。

　　肛周皮肤主要为鳞状上皮，有丰富的汗腺及皮脂腺，有时也会产生皮炎与湿疹。导致肛周慢性皮炎和湿疹的原因有肛门和直肠病变导致的渗出液、肛门潮湿、擦伤、肛门部不洁等因素。每当肛周皮肤及皮下组织发炎，组织肿胀消退后肛缘或肛周皮肤松弛或隆起，会在肛缘形成皮赘外痔。另外，受肛裂创面的分泌物刺激，在肛裂创面的外端很容易形成皮赘。

　　肛管上皮缺乏汗腺及皮脂腺，为薄而光滑的复层鳞状上皮。肛管上皮下软组织较少，肛管上皮由比较硬且伸展性差的内括约肌包绕，且被固定于肛白线部，移动性较差，因而在排便时易受损伤而撕裂，产生肛裂。

　　齿线以上覆盖的上皮是复层立方上皮，移行为复层柱状上皮，该移行上皮稍带紫色，据报告其宽度为 0.64～1.27cm。再向上方移行为由粉红色的单层柱状上皮覆盖的直肠黏膜。

　　齿线作为解剖学肛管的上界，呈波浪形，是内、外胚层的交界处，是扁平上皮与柱状上皮的分界线，还是感觉神经（体神经）与自主神经（植物神经）的分界线。齿线上方的内痔因发生于自主神经支配的区域所以无痛觉。内括约肌由自主神经支配，外括约肌由体神经支配。血管系统也以此为界，向上有注入直肠上动脉的痔内静脉丛，向下有流向直肠中、下静脉的痔外静脉丛（图 2-2）。淋巴液的回流亦以此为分界线，但并不绝对，肛管部的恶性肿瘤可随淋巴回流向上往肠系膜下动脉根部、侧方往骨盆、下方往腹股沟方向转移。

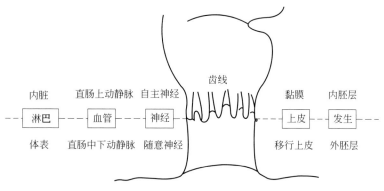

图 2-2　齿线在解剖学与临床上的意义

　　齿线是内、外痔核的分界线，联合纵肌的分支即 Parks 所谓的黏膜悬韧带（mucosal suspensory ligament）集中附着于此，将直肠与肛门部区分开来。该处上皮下也分为两部分，上方为黏膜下间隙（submucosal space），该处含有痔内静脉丛，下方为肛周间隙（perianal space），含有痔外静脉丛。这两个间隙间血流的交通甚少，产生肿胀时，虽然上下部分肿胀很重，但分界部被固定导致血行障碍，所以痔核嵌顿时可在该处看到一个深沟。

　　齿线呈锯齿状，向上凸出部分的上方是肛柱，肛柱再向上方有隆起的直肠柱（rectal columns）即肛柱（图 2-3），有 8～14 个。肛柱间的凹陷叫肛窦（anal sinuses），在其下缘上皮呈袋状或碗状，叫做肛瓣（anal valve）。在齿线上突出的部分叫做肛乳头，肛乳头由于慢性炎症发生增生、肥大时叫做肛乳头肥大，也称为肛门息肉。

　　肛瓣内侧的凹陷处叫做肛隐窝，又叫肛窦。最初记载肛隐窝的是意大利解剖学家 Giant-atista Morgagni（1682—1771 年）。肛隐窝的个数为 6～11 个（平均 8 个），以肛门后方最深，为 1.0mm，前方深度为 0.7mm，左右为 0.4mm。此处发炎即为肛隐窝炎，其症状是

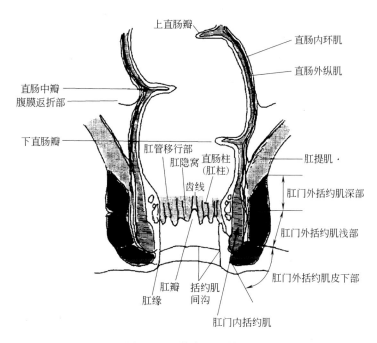

图 2-3　肛管直肠的结构

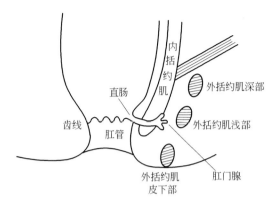

图 2-4 肛门腺和肛隐窝

持续性的轻度至中度的疼痛。肛隐窝发炎时，指诊时可在肛隐窝处扪及有轻度压痛的硬结。约 65% 的肛隐窝的底部有肛门腺的开口，通过肛门腺导管和肛门腺相连（图 2-4）。

为便于理解，有时根据肛管的四个界线分成三个带区，即四线三带（图 2-3）。

四线为肛门皮肤线、肛门白线、齿线、肛管直肠线。肛门皮肤线即肛缘。肛门白线相当于内括约肌下缘与外括约肌皮下部的分界处，即内外括约肌间沟（inter sphicteric grove）的位置，因该处血管分布较少，有的人该处可略呈灰白色。肛管直肠线为肛管直肠环上缘的水平线，位于齿线的上方，距齿线约 1.5cm，是直肠柱上端的假想的连线。

三带即柱带、痔带、皮带。柱带为肛管直肠线到齿线的环带区域，其间有直肠柱，表面覆盖有单层柱状上皮；痔带为齿线到肛门白线的环状区域，因受内括约肌紧缩而成环形隆起，此处表面平滑光亮，是黏膜与皮肤的移行部分，从齿线由单层柱状上皮转变成复层立方上皮及未角化的鳞状（复层扁平）上皮；皮带为肛门白线到肛缘的环状区域，为外括约肌皮下部所环绕，表面为角化的复层鳞状（复层扁平）上皮。

高春芳、郭茂林的研究发现，在 MRI 图像上，直肠及其延续部与盆底之间有一个明确的解剖分界面；肛管可分肛管部和肛周部两个部分，肛管部是由黏膜层、黏膜下层和肛门直肠平滑肌层构成，其余的部分称为肛周部。

二、直肠

直肠（rectum）位于肛管上方，长 10～15cm，上接乙状结肠，下连肛管，直肠沿骶骨、尾骨前面下行，与肛管形成一近 90°的角，称为肛直角。直肠上下端较狭窄，中间膨大，称为直肠壶腹（rectal ampulla）。直肠壶腹易发生扩张（直肠性便秘）、炎症（溃疡性结肠炎、克罗恩病）、痉挛（肠易激综合征）等疾病。直肠上部移行于乙状结肠，其移行部叫做直肠乙状结肠交界处（乙直交界，rectosigmoid junction）（图 2-5）。

直肠壁上有 3 枚半月样的直肠瓣（rectal valve），分别叫做直肠上瓣、直肠中瓣、直肠下瓣。直肠下瓣距肛门约 5cm，直肠中瓣距肛门约 8cm，直肠上瓣距肛门约 11cm。直肠下、中、上三瓣分别位于左、右、左侧。直肠中瓣被称为 Houston 瓣，相当于腹膜返折的高度。对 Houston 瓣以上的直肠病变做治疗时，容易造成腹腔穿孔，国内有做 PPH 手术导致直肠穿孔甚至患者死亡的情况，对此要特别加以注意。

直肠的黏膜上皮为柱状上皮。直肠由内向外分为直肠黏膜、内环肌、外环肌。直肠上段前面和两侧有腹膜覆盖，中段仅在前面有腹膜覆盖，并在此处返折成直肠膀胱陷凹或直肠子宫陷凹。腹膜返折距肛门缘的距离，在男性约为 7.5cm，女性约为 5.5cm。腹膜返折部下方的直肠周围有筋膜环绕。

直肠黏膜较厚且血管丰富，黏膜平滑、粉红、透明，能够见到黏膜下层的大、小血管。这种特征性的"血管形态"在炎症性疾病和结肠黑变病患者中消失。直肠黏膜下层疏松，易

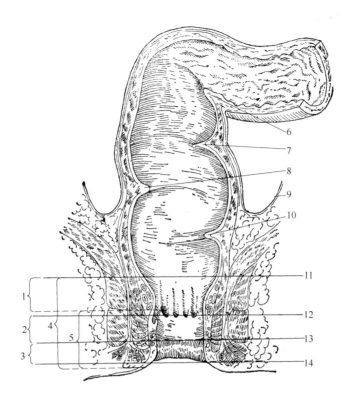

图 2-5　肛管直肠的大体解剖

1—柱带；2—痔带；3—皮带；4—外科学肛管；5—解剖学肛管；6—乙、直肠交界处；

7—上直肠瓣；8—中直肠瓣；9—腹膜反折；10—下直肠瓣；11—直肠柱线；

12—齿线；13—肛白线；14—肛皮线

与肌层分离向下脱垂。

　　直肠静脉丛在人类出生时就已经在齿线以上的直肠黏膜下形成了，随着年龄的增长，直肠静脉丛逐渐扩张屈曲可发展成内痔。外痔静脉丛呈环状存在于肛缘，可发展成外痔（图2-6）。因为在皮肤与括约肌之间，由联合纵肌的终末纤维将其分为许多小的间隙。所以容易

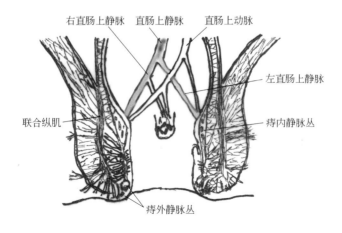

图 2-6　痔内外静脉丛

产生血行障碍并形成血栓。如形成血栓的话。因位于有感觉神经分布的区域，所以伴有疼痛。

直肠肌层为不随意肌，外层是纵肌，内层是环肌。

直肠的前方，男性有前列腺、精囊、输精管、膀胱和直肠膀胱陷凹，女性有阴道、子宫颈、子宫和直肠子宫陷凹（图2-7），后方有骶骨、尾骨，骶骨凹内有骶血管及腹下神经丛，两侧有坐骨、髂内动脉、坐骨神经和输尿管。

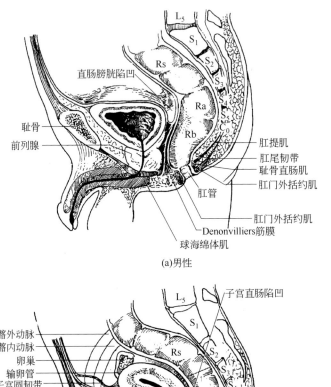

(a)男性

(b)女性

图 2-7　肛管直肠的毗邻器官（男性和女性矢状面）

第三节　肛门腺

一、对肛门腺认识的历史

1878 年德国的 Hhiari 最早提出了"肛门腺"一名，这个结构在 1880 年为法国的 Hemauu 和 Desfosser 通过组织学得到证实，不过他们将其称为"游走的肠腺"，其后美国的 F. D. Johson（1914 年、1917 年）用大量材料研究人胚胎各个时期的发育时，对肛腺的结构和位置作了进一步阐述，并纠正了肛隐窝就是肛腺的错误认识。英国的 H. A. Harris（1929 年）也对肛腺做了进一步研究和报告。1929 年 Lokhart-Mummery 发表了关于肛门腺的结构及其与肛门周围感染发生的关系的论文。他的认识受到了当时医学界的重视。并开始为当时的德国医学界运用于临床。

但在临床明确认识并重视到肛门腺与肛门腺管感染和肛门周围脓肿及肛瘘的病因学关系应该是在 1933 年。1993 年美国直肠病学会的 Tucker 对肛门腺的构造进行了病理解剖学方面的观察。明确阐明了肛门腺与肛门直肠的炎症性病变的关系。使肛门腺及其临床意义很快为较多的临床医生所重视。1961 年 A. G. Parks 提出了关于肛门直肠感染机理的隐窝腺感染学说（cryptoglandular infection），认为绝大多数肛门直肠周围脓肿及肛瘘是由肛门腺的感染而致的，大多数肛门腺的感染均起源于肛隐窝处的原发感染，由血行及淋巴循环而引发的肛门腺感染一般很少。该学说至今已为国内外大多数学者与临床医生所接受或应用。

在我国，早在 Parks 提出"隐窝腺感染学说"以前，就已认识到肛门腺与肛门直肠周围脓肿的关系并用于指导临床实践了。如 1957 年张庆荣氏报告，他基于肛门直肠周围感染都起源于肛门腺感染，其内口多在感染的肛窦处的认识，提出了治疗肛瘘的关键在于肛门腺感染灶的处理，据其报告在 1951～1955 年间治疗 674 例肛瘘，治愈率高达 98.8%。

而在日本对肛门腺及其临床意义的认识则较晚且曲折，虽然 1907 年大泽氏、1909 年田口氏、1931 年伊藤氏和增进氏及河野氏、桥本氏、进上氏、香川氏等均对肛门腺作过研究，但都忽视了肛门腺的临床意义。那时在日本，关于肛门直肠周围感染的机理，有的认为主要是由于直肠黏膜损伤后细菌的侵入感染，有的认为主要是由于结核感染而引起的，有的则认为是由于肛门直肠壁的结核病灶的局部感染。

二、肛门腺的分布及其临床意义

关于肛门腺在肛门四周的分布，有人认为 5 岁以下小儿的肛腺在肛门四周的分布是无规律的，而成人则多集中于肛管后中线附近（84%），两侧较少，前部缺如。但也有认为肛门腺大部分位于后正中处，很少分布于前正中，两侧则无。陈庆兰、金梅芳等通过对 12 例肛管直肠标本的连续切片观察后指出：58% 的肛腺位于肛管后半部，42% 的肛腺位于肛管前半部。

就临床报告来看，很多报告都指出肛门直肠周围脓肿、肛瘘的内口位置均在肛门后侧的肛门腺开口处。据隔越氏观察，绝大多数坐骨直肠窝瘘的形成，都是先在肛门后侧的肛隐窝处形成感染，炎症再进一步向两侧的坐骨直肠窝扩散而导致的。由其他部位肛腺感染形成的肛瘘，即使再次受到感染也极少向其他间隙波及。而感染始于后正中肛腺者，则会形成低位与高位肌间瘘并发，并易于发展为坐骨直肠窝瘘。但隔越氏认为这是由于肛门后正中的肛隐窝较深，粪污进入该肛隐窝的机会较多之故。

有人认为肛门隐窝炎多发生于肛门后正中与下列因素有关：①该部位的隐窝数量较多而明显；②肛门后正中处是外括约肌的三环系统中抵抗力最弱的一点；③直肠下动脉不在肛门后联合处形成动脉分支，血液供应相对较差。

据王氏统计肛周脓肿及肛瘘时内口在肛门后方者分别占 68.6% 和 69.7%，两侧相对较少。

总之，目前对肛门腺在肛门四周平面分布的认识尚不一致。

　　关于肛门腺在齿线上下的分布，富士原彰通过对日本人的肛隐窝、肛门腺及肛门腺的形态学研究后指出：肛腺导管与齿线垂直排列者占 65％，不与齿线垂直者占 35％，其中导管走行在齿线下方者占 28％，部分在齿线上、部分在齿线下者占 4％。周良猷等指出：肛门腺主要位于齿线附近，分布在黏膜下层内，部分肛腺进入内括约肌，无一例进入外括约肌。

　　关于肛门腺的延伸方向和分布范围的认识也不一致。1957 年 Eisenhammer 和 1961 年 Parks 报告，绝大多数肛门腺贯穿内括约肌后走行至内外括约肌间，不分布到联合纵肌和外括约肌内。但也有人指出肛门腺管可深入外括约肌、坐骨直肠窝和肛提肌达骨盆腔。而周良猷、张东铭等又认为肛腺导管在小儿多局限于黏膜下层，至成人则穿入内括约肌。最远可达内括约肌和联合纵肌的交界处，未发现向更远方向延伸。并认为这种情况可以从肛管发生学上找到解释，即肛管是由内脏和躯体两种成分合成但并不交错混杂，所以属于内脏成分的肛腺不可能深入属于躯体成分的外括约肌和肛提肌内。故认为有关行程特长的肛腺导管的报道值得商榷。

　　肛门腺的延伸方向和范围对肛门直肠感染的形成和治疗有着十分重要的意义。Eisenhammer 根据肛门腺主要位于内外括约肌的认识，通过统计，发现 97％的肛周脓肿和肛瘘都发生在内外括约肌间，提出了关于肛门直肠周围脓肿发生机理的 "肛间瘘管性脓肿" 理论。他还根据肛门腺的分布特点，提出了保存括约肌根治肛瘘的设想并付诸实施，但由于对肌间原发病灶的处理不够彻底，复发率较高。这种保存肛门括约肌根治肛瘘的术式后来为 Parks 首获成功。目前国内外开展的肛瘘及肛门直肠周围脓肿保存肛门括约肌的根治术也是基于 Eisenhmmer 和 Parks 对肛门腺结构和分布的认识而提出和发展起来的。

三、肛门腺的形态及其临床意义

　　日本学者黑川彰夫和黑川奉夫等为了进一步明确肛瘘和肛门腺的关系，将肛门腺分为肛瘘组和非肛瘘组进行了病理组织学的观察。通过对 41 例肛瘘组和 37 例非肛瘘组的肛门腺的石蜡标本连续切片观察，发现肛门腺由腺房和开口于肛隐窝的导管组成，根据形态的不同分为直型和弯曲型，主要有由腺房构成的腺房型、导管和腺房两者比例相等的混合型、有黏液潴留成囊胞的囊胞型。非肛瘘组的肛门腺类型，最多的是导管弯曲型，占 37.9％，其次是混合型，占 21.6％；腺房型，占 18.9％；导管直型，占 13.5％；囊胞型，占 8.1％。而肛瘘组的肛门腺类型，绝大多数是导管直型，占 85.6％，其次是混合型，占 9.5％；导管弯曲型占 4.9％，没有腺房型和囊胞型。与非肛瘘组相比较，在肛门腺类型上，两组间差别非常显著。进一步的观察又发现 78％的肛瘘组肛门腺的上皮中混有少量扁平上皮，而非肛瘘组则有 24.3％的肛门腺其上皮混有少量扁平上皮，即在上皮形态上两组组间差别也非常显著。再则混有扁平上皮的肛门腺多出现 Langerhaiis 细胞。至于肛瘘组与非肛瘘组的肛门腺为何会有这种差别及其临床意义，学者们未作进一步说明。

四、肛门腺的梗阻与肛门直肠周围感染发生发展的关系

　　很多学者认为肛门腺的梗阻与肛门直肠周围脓肿及肛瘘的发生有着十分重要的关系。山本八洲夫（1980 年）认为：当感染物由肛隐窝进入肛门腺管，再由肛门腺管逆行至肛门腺引起肛门腺感染，由于腺体内酸性液的作用使炎症加重，炎症又进而刺激腺细胞促进黏蛋白分泌，黏蛋白分泌的结果又促使炎症进一步加重，形成肛门腺脓肿，部分脓液可通过肛门腺

管排出。但当这种过程反复多次发生后，由于炎症造成了肛门腺管的粘连与闭塞，肛门腺脓肿的脓液无法经肛门腺管排出，就只能向周围突破，如向黏膜下和皮下突破，或随着肌肉的运动沿联合纵肌纤维向上下左右蔓延，形成各种各样的肛周脓肿和肛瘘。尤其当肛门腺在内括约肌内或贯穿内括约肌到达括约肌间时，由于肌肉的压迫，肛门腺就更容易被堵塞。所以山本氏认为：根据经验及病理，一旦炎症波及深部，肛门腺就被闭塞而不再与肛隐窝相通。因此，山本氏主张在肛瘘手术时保留包括肛隐窝在内的肛管直肠黏膜。

Eisenhammer 认为，原发性肛门直肠隐窝腺肌间（括约肌间）瘘管性脓肿及瘘管的每种损害都是源自深部肛腺或肛周间隙脓肿的蔓延，而这种肛腺或肛周间隙脓肿的蔓延都是由于该腺与位于齿线的肛隐窝相连的导管有梗阻性感染。并同时指出，这种只有梗阻性感染才致有脓肿形成的见解尚有争论，是因为由非梗阻性感染引起的肛隐窝炎并非少见，感染性腹泻与重度致泻是并不少见的致病因素。

张庆荣氏早在 1957 年就指出肛门腺管梗阻与肛门直肠周围脓肿的发生关系较为密切。他指出，当粪便通过肛管时，有时可将感染性物质送入肛窦，然后经过腺管导管使肛门腺感染，感染物质在腺管和腺泡内存积，最终使腺管和腺泡膨胀破裂，使感染物质直接侵入肛门和直肠周围组织，或间接由血管或淋巴管传散，最后在肛门直肠周围形成脓肿。

陈庆兰等对 12 具肛管标本的连续切片的观察表明，在成人肛管的深层有闭锁性的腺囊，且并不罕见。这种腺囊多位于腺管的末端近联合纵肌处，未发现有开放性导管连通肠腔，腺腔内有均匀的分泌物，他们认为，这种闭锁性腺囊失去导管的原因之一是由于炎症刺激引起内括约肌痉挛，压迫腺管以致闭塞，造成肛腺末端分泌物不易排出，出现囊状膨大，此种囊状线一旦感染即形成括约肌间原发性脓肿。就临床来看，有人认为肛门直肠周围脓肿其内口大多是闭塞的，其原因可能是坏死组织尚未液化，阻塞肛门腺管管道；肛门腺管周围组织炎性肿胀，闭塞管口；管道在括约肌间迂曲行走，肛周炎症引起括约肌痉挛，可造成管道的扭曲闭塞；肛门腺脓肿脓腔内压力高，压迫管道或内口使其封闭。

Eisenhammer 报告，只有 1/3 的肛瘘病例，其肛门腺管是与肛管内侧壁相通的。

五、肛门腺与性激素的关系及其临床意义

日本的高月晋作为皮肤泌尿科医生，根据他在 50 多年临床工作中的观察发现，在临床上存在着用"肛门隐窝腺感染理论"无法解释的现象：早期的肛瘘病例中几乎没有幼年、少年及老人，而且男性患者的年龄分布曲线图上有两个非常相似的高峰，这就是在婴儿期和青壮年期；男女的发病率有明显的差异，在婴儿，男女发病率的比是（8～9）：1，而在成人则是（5～6）：1。无论是婴儿还是成人，男性患者都占绝大多数；婴儿肛瘘的发生，有集中在未满 1 岁前发病的倾向，其发病部位大多在肛门两侧，呈左右对称分布。另外，大多男性成人肛瘘的分支较女性患者为多。他根据肛门腺在发生学上起源于脂腺，结合桧垣的研究（表明成人肛门腺乃顶浆分泌腺，其内容物中有时会有脂肪），推测出肛门腺也可能像脂腺作为男性激素的绝好的靶器官。但作者未能直接、明确地阐述在肛门腺感染中男性激素的作用，文章中阐述的主要是脂腺与男性激素的关系。

六、肛门腺黏液的组织化学及其临床意义

黑川彰夫等人的研究表明肛门腺黏液的产生及性质与肛门直肠周围感染的发生具有一定的关系。

他们发现肛门腺上皮的扁平上皮化生可导致肛门腺产生黏液能力的下降，而肛门腺由扁平上皮化生者在肛瘘患者的肛门腺中占81.5%，比非肛瘘患者的肛门腺上皮扁平上皮化生率要高28%。同时发现肛门腺上皮的扁平上皮发生率随年龄的增加而提高。同时肛门腺产生黏液的能力也随之下降或衰退。进一步研究表明肛门腺上皮（主要为能产生黏液的柱状上皮伴有少量的杯状细胞）的表面，在用AB-PAS、HID-AB染色时，可发现有一层硫黏蛋白的表面膜。即使在有扁平上皮化生的部位也是如此。观察植物血凝素对表面膜的亲和性时发现，一部分杯状细胞为UEA-1、PHA阳性，而在有扁平上皮化生的细胞边缘及细胞间表现为VEA-1阳性。因此，他们认为由于肛门腺上皮的扁平上皮化生，产生黏液能力的低下，与其免疫机能有关。

总之，目前大多数学者都认为，肛门腺在肛门直肠周围感染中起着重要的作用，一旦肛门腺被感染，并在内外括约肌间形成脓肿，进而向四周蔓延是形成肛门直肠周围脓肿的主要机理。

但Goligher认为约有2/3的病例与肛隐窝无关，认为有些肛周脓肿并非来源于肛腺感染，而是直接来源于肛裂、血栓性外痔、内痔或在直肠脱垂注射后，也可来源于直接外伤等。他认为，肛门腺感染不是肛门直肠周围感染产生的唯一机理。

第四节　肛管肌肉

肛门括约肌（ani sphincter）分为内括约肌（internal sphincter）、外括约肌（external sphincter）、肛提肌（levator muscle）三层结构（图2-8）。

一、肛门内括约肌

肛门内括约肌是直肠内环肌下端的膨大部分，厚度为2～3mm，肛管指检时可以在括约肌沟的上方触及肛门内括约肌的圆形下缘。肛门内括约肌属于平滑肌，由自主神经支配，不能随意支配，可适度紧张，在肛管、直肠的最内侧起着持续闭合肛门的作用。作为持续处于收缩状态的平滑肌，是阻止粪便和气体不随意排出的主要力量。50%～85%的肛管静息压的维持是由肛门内括约肌提供的，这是内在的肌源性和外在的自主神经源性特性共同作用的结果，因此，切断内括约肌时，无意识且持续地闭合肛门的功能就会丧失，容易出现肛门潮湿、不洁等症状。

肛门内括约肌缺乏伸缩性，易为炎症波及而变硬和发生纤维化改变。肛裂时，可因上皮、上皮下结缔组织的炎症、硬化、瘢痕化波及内括约肌，导致内括约肌肥厚而形成肛门狭窄。所以做肛裂根治术时，需将肥厚的内括约肌下端切断。

内括约肌中有联合纵肌的纤维贯穿其中，

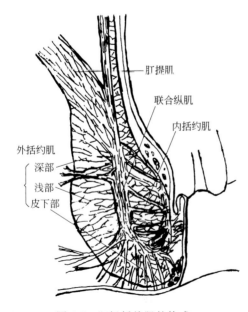

图2-8　肛门括约肌的构成

称之为 Treitz 韧带。Treitz 韧带具有支持黏膜下的静脉丛、阻止痔核发展的作用。在排便和麻醉时，内括约肌可向下移位，与原处于外下方的外括约肌皮下部平齐，甚至越出外括约肌皮下部，在做内括约肌切断时注意内括约肌位置的这种变化。

二、肛门外括约肌

肛门外括约肌分为外括约肌皮下部、浅部、深部三层。这三层肌肉各有不同的形状。

（1）外括约肌皮下部（subcutaneous ext. a. s.） 位于肛缘皮下，由环形肌束构成，围绕肛管下部。此肌的前方有少量肌纤维附着于会阴中心腱，后方纤维附着于肛尾韧带，此肌束的上缘与内括约肌下缘相邻，形成括约肌间沟，可在指诊时触及。在内、外括约肌间有联合纵肌的纤维，在排便时通过牵拉和协调，使内括约肌下降而外括约肌上升。Goligher 注意到痔结扎切除之际，将痔核向外牵引出时，内括约肌也易滑脱而受伤。

（2）外括约肌浅部（superficial ext. a. s.） 在外括约肌皮下部与深部之间，为扁平肌束，是外括约肌中最强大的肌肉，起于尾骨下部后面及肛尾韧带，向前至肛管后缘分为两束，分别从肛管两侧向前延伸包绕内括约肌，于肛管前会合，止于会阴体（perineal body）。左、右两侧外括约肌浅部的肌束在前方相交叉，附着于会阴中心腱。男性的会阴中心腱坚固牢靠，而女性的会阴中心腱较疏松，在手术时必须对此加以注意。外括约肌浅部在肛门前后方肌束交叉处留有三角形缺口，导致肛管前后位肌肉支持比两侧要弱，这也是肛管前后容易发生肛裂的解剖学基础因素。

另外，如在后方将外括约肌浅部从尾骨切除，有可能导致肛门向前方移位，一般情况下应避免切断肛尾韧带。但肛瘘时由于肛管直肠周围发生炎症性变化，因此将外括约肌浅部从尾骨切除时并不一定会发生严重的肛门向前移位。

（3）外括约肌深部（deep ext. a. s.） 为厚的环形肌束，环绕内括约肌的上三分之一，其上部纤维与上方紧接之耻骨直肠肌纤维融合，前方有些纤维交叉附着于对侧坐骨结节。

外括约肌属于横纹肌，由体神经支配，为随意肌。当直肠内充满粪便时内括约肌就会松弛舒张，这就是直肠肛门反射（anorectal reflex），外括约肌的作用就是在此时有意识地紧缩肛门。先天性巨结肠时，直肠肛门反射消失。

需要指出的是，肛门外括约肌的分部一直存在争议。1979 年 Shafik 将耻骨直肠肌划归肛门外括约肌。1999 年 Rociu 等通过 100 例肛内线圈 MRI 研究，证实肛门外括约肌是由皮下部和浅部两部分构成的。2005 年格氏解剖第 39 版也接受了肛门外括约肌只有皮下部和浅部两部分这一"事实"。2005 年，Hsu 等的常规 MRI 研究却显示肛门外括约肌是由三部分构成的。2009 年郭茂林等再次证实肛门外括约肌是由三部分构成的，同时发现肛内线圈MRI 的盲区导致 Rociu 等将肛门外括约肌误判为两部分，外括约肌皮下部与肛周皮肤形成一个皮肌襞样结构，封堵在肛管出口处。

另外，Shafik 提出的肛门外括约肌三襻机制曾一度对临床产生了较大的影响。崔龙等基于对 59 具小儿尸体的肛管直肠进行解剖研究后认为，这一机制对临床有一定的误导。崔龙认为肛门外括约肌三襻机制客观上是不存在的，因为除耻骨直肠肌（附于耻骨下支）和肛门外括约肌深部的上半（附于会阴体）外，肛门外括约肌的其他部分并不存在坚固的支持结构供其附着。所谓"中间襻"即肛门外括约肌，肛门外括约肌"浅部"并不存在，它实际上只是肛门外括约肌深部下缘的部分肌纤维，由于这些肌纤维正好跨于肛管下端与肛尾中缝的移行部并略向后上翻起，侧面解剖观察时在其表面又有较好的筋膜组织覆盖，很容易被误认为是肛门外括约肌向后下方延伸至尾骨尖的梭形肌束，附于尾骨尖的也仅仅是极少量的肌纤维，对"中间襻"这一反向肌束强大肌力的支持是不可想象的。至于"基底襻"这一向前的肌襻在会阴中线的皮肤上有一个能对其产生坚固支持的附着点更是不可思议。

三、肛提肌

肛提肌是位于肛管最上方的肌肉，就单靠这一组肌肉也能大致维持肛门的功能这一点来说，肛提肌是肛管肌肉中最重要的括约肌。当肛提肌断裂、分离或者薄弱时，会导致肛门括约功能发生严重障碍，出现肛门失禁。肛提肌组成盆膈，由第二、三、四骶神经的肛门神经或会阴神经的一支支配。其作用为载托盆内脏器，固定直肠，并能升降盆底和肛管，使肛管和直肠保持一定角度，随意开闭肛门，帮助排便。

肛提肌由耻骨直肠肌、耻骨尾骨肌、髂骨尾骨肌三组肌肉构成。

（1）耻骨直肠肌　占据肛提肌的最内侧，起于左、右耻骨支，绕过肛门后方，终止于对侧耻骨，即呈"U"字形从肛门后方环绕肛管（图2-9）。耻骨直肠肌是横纹肌，肌纤维与直肠纵肌层相交织成联合纵肌下降，介于内、外括约肌之间，其肌纤维与内、外括约肌交织，在神经支配及其肌肉细胞的构造方面，具有随意收缩的特殊作用。

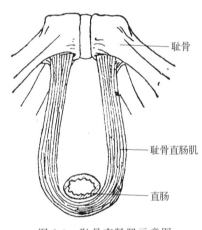

图2-9　耻骨直肠肌示意图

耻骨

耻骨直肠肌

直肠

郭茂林等人的研究显示耻骨直肠肌是一个完全独立的肌肉束，它与肛提肌和外括约肌深部之间均有明确的解剖分界面；CT排便造影显示耻骨直肠肌还具有缩小泌尿生殖裂孔、提盆和提肛多重功能。当耻骨直肠肌缩短时，尿道、阴道和直肠肛门交界部都会受到挤压，并将这些器官向前上方悬吊，因此，耻骨直肠肌的主要作用是缩裂孔、提盆和提肛。

（2）耻骨尾骨肌　耻骨尾骨肌，在男性又名前列腺提肌，在女性又名耻骨阴道肌。起于耻骨支后面，向内下后方走行，内侧部肌纤维经前列腺或阴道和尿道两侧成U形襻。一部分纤维止于其壁上，一部分止于会阴中心腱。其外侧部肌纤维，向后止于尾骨尖及两侧缘的骶骨前韧带及肛尾韧带。

（3）髂骨尾骨肌　位于耻骨直肠肌的外侧，起于坐骨棘内面和白线的后部，向下后与对侧联合，止于尾骨，封闭会阴后半部的肛门三角，防止直肠等内脏脱出。因为后二者固定于尾骨，所以并无括约肌的作用。

四、联合纵肌

直肠纵肌在肛管、直肠交界处，汇合耻骨直肠肌和盆膈上、下筋膜的一些纤维，互相交错而成联合纵肌（conjoined longitudinal muscle）。联合纵肌向下行于内、外括约肌之间，其末端分成许多纤维束。内侧束向内下斜穿内括约肌至痔环的黏膜下肌，外侧束向外下方穿入外括约肌深浅部，末端纤维一部分绕过内括约肌下缘，止于肛门白线；一些纤维向下呈放射状，穿过外括约肌皮下部，止于肛门皱皮肌；另一些纤维束经外括约肌皮下部与浅部间，附于坐骨结节，形成间隔，将肛门周围间隙与坐骨直肠窝分开。联合纵肌将肛管的各种组织绑扎在一起，保持肛管位置和肛门功能。其穿入内括约肌、外括约肌和肛提肌的肌纤维组成结缔组织网，当括约肌间隙有感染时，则可沿这些纤维蔓延，形成各种脓肿。

联合纵肌在提拉肛门上皮方面具有重要的作用，与痔核的发生也有重大的关系。Eils 和 Milligan（1942）把联合纵肌的末端部称为肛门皱皮肌（corrugator cutis ani），由于皱皮肌的作用，肛门出现放射状的皱褶。联合纵肌的另一个终末部分形成肛门上皮下的极薄的肌肉，即肛门黏膜下肌（musculus submucosae ani）。

五、肛管直肠环

肛管直肠环是由肛门外括约肌的深、浅部，联合纵肌、内括约肌、耻骨直肠肌在环绕肛管直肠连接处所形成的肌环，称为肛管直肠环（图 2-10）。该环的后侧较前方发达，前方较后方稍低。指检时，可在肛管后方及两侧扣及 U 形的肌环。该环的作用主要是维持肛门括约功能。手术时，若误将此环切断，可造成肛门失禁。

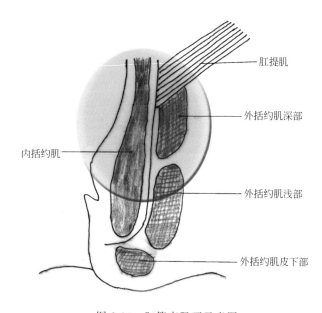

图 2-10　肛管直肠环示意图

肛提肌

外括约肌深部

内括约肌

外括约肌浅部

外括约肌皮下部

第五节　肛管直肠周围间隙

肛管直肠周围的间隙包括肛周皮下间隙、坐骨直肠间隙、肛管后间隙、括约肌肌间隙、黏膜下间隙、骨盆直肠间隙和直肠后间隙（图 2-11、图 2-12），这些间隙在肛门腺发生感染后，可以成为肛门腺脓肿向周围蔓延的重要通道和场所。

（1）肛周皮下间隙　肛周皮下间隙围绕肛管下部，侧面与臀部皮下脂肪相连，中间延伸到括约肌间隙。痔外静脉丛位于肛周皮下间隙内，在齿线与痔内静脉丛相通。肛周间隙是肛门血肿、肛周脓肿和肛瘘的常见发生部位。

（2）坐骨直肠间隙　坐骨直肠间隙呈锥体形，它的中心是肛管和下段直肠两侧，侧面是骨盆侧壁，坐骨直肠窝前面为尿生殖膈和会阴横肌，后面是骶结节韧带和臀大肌下缘，顶部是肛提肌，在其上侧壁有阴部神经和阴部内血管进入阴部管（Aleock 管），底部是肛周皮下间隙。坐骨直肠窝内充满脂肪，血流缓慢，抗病力较弱，容易生成脓肿。据 Goligher 观察，坐骨直肠窝上部间隙的脂肪颗粒大，下部的脂肪颗粒则较小（图 2-13）。坐骨直肠窝含有脂肪、直肠下血管和神经。

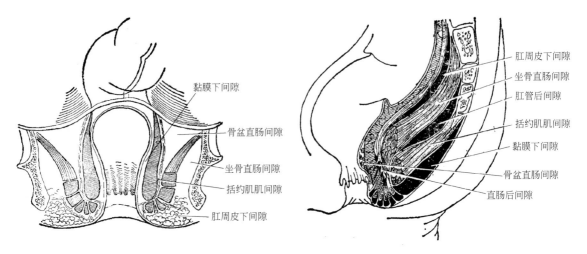

图 2-11　肛管直肠周围间隙额切图

图 2-12　肛管直肠周围间隙矢状面

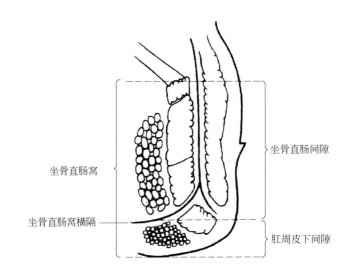

图 2-13　坐骨直肠窝

坐骨直肠窝以坐骨直肠窝横隔为界，分为上、下两部分。Goligher 认为横隔上下的脂肪颗粒大小不同。

脓肿向上蔓延时形成坐骨直肠窝脓肿（瘘），向下蔓延时形成低位肌间脓肿（瘘）

　　有人认为坐骨直肠窝相当于肛管平面而不是直肠平面，向中间延伸顶部是肛提肌起源于闭孔筋膜处，底部是肛周皮下间隙，所以命名为坐骨肛管窝较坐骨直肠窝更为恰当。

　　（3）肛管后间隙　肛管后间隙位于肛管与尾骨之间，上界为肛提肌筋膜，下界为肛门后部皮肤和肛门周围筋膜，外括约肌浅部将其分为深、浅两部，即肛管后深间隙和肛管后浅间隙。肛管后浅间隙位于肛尾韧带和皮肤之间，两侧与肛周筋膜连接；深部又称为 Courtney 括约肌后间隙，位于肛尾韧带和肛尾缝之间，其两侧与坐骨直肠窝相通，其前为内括约肌和外括约肌深部。

（4）括约肌肌间隙　括约肌间隙是肛门内、外括约肌间潜在的间隙。因肛门腺位于这个间隙，故括约肌间间隙在肛管直肠周围脓肿的发生、发展中起重要作用。肛门腺被感染后先在括约肌间形成肌间脓肿，肌间脓肿再进一步向肛管直肠周围蔓延，形成各种脓肿和肛瘘。括约肌间间隙与骨盆直肠间隙相通。肛门腺感染后形成肌间脓肿后，脓液可沿纤维膈向周围各间隙蔓延。

（5）黏膜下间隙　位于肛管黏膜与内括约肌之间，向上与直肠的黏膜下层连接，向下与肛周皮下间隙相连。黏膜下间隙，借来自括约肌间内侧膈的纤维，穿过内括约肌与括约肌间间隙连接。此间隙发生的脓肿称为黏膜下脓肿。

（6）骨盆直肠间隙　位于骨盆内，其上为腹膜，下为盆膈上筋膜，后有直肠与侧韧带。男性前有膀胱和前列腺，女性有子宫及阔韧带。间隙内有疏松结缔组织。此间隙发生的脓肿称为骨盆直肠间隙脓肿。

（7）直肠后间隙　位于骶骨之前、直肠之后，上为腹膜，下为盆膈上筋膜，与骨盆直肠间隙以直肠侧韧带相隔。此间隙的脓肿称为直肠后间隙脓肿。

第六节　肛管直肠的动脉与静脉

一、动脉

肛管直肠的血液供应主要由直肠上动脉、直肠下动脉、肛门动脉和骶中动脉提供。直肠上动脉和骶中动脉是单支，直肠下动脉和肛门动脉是左右成对排列。

（1）直肠上动脉　直肠上动脉是肠系膜下动脉的末段，为直肠血液供应最大的动脉血管。经盆腔，横过左髂动脉，沿直肠后向下入骶骨凹，平第三骶椎；分为左、右二支，在直肠的两侧下行，并斜向前至直肠下部分成数支穿入肌层至黏膜下层，进入直肠柱内，到齿线又分为许多小支相互吻合，供给齿线以上直肠部分的血液，并在黏膜下层与直肠下动脉和肛门动脉的分支吻合。

直肠上动脉分布于直肠上部各层和全部直肠黏膜，在肛管上方的右前、右后和左侧（即截石位11、7、3点）有其重要分支，为内痔术后出血的好发部位。指检时，有时可在肛门右前、右后及左侧痔核上部扪及明显的动脉搏动，尤其是在重度内痔或混合痔患者，痔上动脉的搏动更为明显。

（2）直肠下动脉　来自髂内动脉或阴部内动脉，位于骨盆两侧，经直肠侧韧带到达直肠，主要分布于直肠下部，在黏膜下层与直肠上动脉和肛门动脉吻合，供给直肠前壁肌层和直肠下部各层的血液供应。

（3）肛门动脉　肛门动脉起于阴部内动脉，在会阴两侧，经坐骨直肠窝分成数支（2～3支），分布到肛提肌、内括约肌、外括约肌、会阴部皮肤、齿线以下肛管，并在肛管黏膜下层与直肠上、下动脉吻合。

（4）骶中动脉　在腹主动脉分叉处上方后壁发出，向下至骶骨凹，紧靠骶骨向下，止于尾骨体。有细小分支分布到直肠，并与直肠上、下动脉吻合。但其不恒定，对血液供给作用较微小。

二、静脉

肛门直肠的静脉与动脉并行，有直肠上静脉、直肠下静脉、肛门静脉和骶中静脉。前两者主要由痔内静脉丛汇集而成，肛门静脉由痔外静脉丛汇集而成，痔内、痔外静脉丛在肛门白线附近互相沟通，使门静脉系统与体静脉系统相通。在患门静脉高压的患者，肛门静脉是侧支循环的通路之一。

（1）痔内静脉丛　又各直肠上静脉丛。在齿线上方，为窦状静脉丛，起于黏膜下层内微小静脉丛，汇集直肠黏膜的静脉，形成数支小静脉，至直肠中部穿过肌层，汇入直肠上静脉，入门静脉。这些静脉无瓣，在直肠中部穿过肌层处，易受肌肉等压迫而发生淤血和扩张，是发生内痔的因素之一。此静脉丛与同部位的动脉相对应，在肛门右前、右后和左侧三处比较显著。这三个区域是内痔发生的主要部位，俗称为母痔区。

（2）痔外静脉丛　又名肛门静脉丛、直肠下静脉丛、窦状静脉丛。在齿线下方，肛门皮下组织内，沿外括约肌外缘形成边缘静脉干，汇集肛管的静脉。其上部汇入直肠下静脉，入髂内静脉；下部汇入肛门静脉，入阴部内静脉。

肛管与直肠黏膜下有大量的动静脉吻合，又称窦状静脉。有小动脉直接注入其中，使肛管和直肠下段黏膜的血供大大超过它本身代谢的需要。因动脉与静脉直肠吻合，故内痔出血常常是鲜红色，做血气分析时也发现其为动脉血。窦状静脉管壁胶质纤维较多，肌层发育不良，静脉丛及小静脉周围组织张力低，缺乏有支持作用的弹力纤维；加之直肠上静脉至门静脉及其分支均无静脉瓣，不利于痔静脉丛内血液的回流，容易造成局部静脉血管淤血扩张，出现便血。此即痔的"静脉曲张学说"的解剖学基础。

第七节　肛管直肠的淋巴系统

肛门直肠的淋巴组织可分为上、下两组，并通过吻合支紧密连接。

上组在齿线以上，包括直肠黏膜下层、肌层和浆膜下的淋巴网，相互交通，在直肠壁外形成淋巴丛，向上、向两侧和向下引流。向上沿直肠上血管及肠系膜下血管到直肠后淋巴结和乙状结肠根部淋巴结，最后到腹主动脉前面和两侧入腰淋巴结。向两侧沿直肠下血管走行的肛管直肠淋巴引流至直肠侧韧带内的直肠中淋巴结，再至髂内淋巴结，然后沿髂内血管入腰淋巴结。

下组在齿线以下，汇集直肠下段、肛管和肛门内、外括约肌以及肛门周围皮下的淋巴，经会阴、阴囊入腹股沟淋巴结，然后至髂外淋巴结。

肛门直肠和结肠恶性肿瘤切除手术时，应熟悉淋巴组织的分布及其回流途径。淋巴转移是肛管直肠恶性肿瘤发生转移的重要途径，直肠恶性病变初起时，可由淋巴管向上、向下及向两侧转移到远处淋巴结内。对肛管和直肠的恶性肿瘤做根治手术时，除早期癌肿外，都应尽可能清扫相应区域淋巴结。对肛管癌在做腹会阴联合切除术时，通常还要做腹股沟淋巴结清扫术。

第八节　肛管直肠的神经支配

肛管直肠的神经（图 2-14），在齿线以上，为自主神经，在齿线以下，为脊髓神经。所以发生于齿线以下的病变疼痛明显，而发生于齿线以上的病变常无明显痛感。

一、直肠的神经

直肠由自主神经即交感神经和副交感神经支配。

（1）直肠的交感神经 由骶前神经（即上腹下丛）和盆丛（即下腹下丛）而来。骶前神经在第四、第五腰椎体和第一骶椎体前方，分出一对腹下神经，在直肠两侧向下、向外到膀胱底后方盆丛，并与副交感神经相连，由此发出神经纤维，分布到直肠、肛门内括约肌、膀胱和外生殖器，有抑制肠蠕动并使内括约肌收缩的作用。

（2）副交感神经 由骶神经（骶2、骶3、骶3骶神经节）而来，它们向侧面、前面和上面走行，在骨盆神经丛加入交感性下腹神经。从骨盆神经丛，混合性神经节后副交感和交感纤维通过肠系膜下神经丛分布到左结肠和上部直肠，并且直接到达直肠下部和肛管上部。起着增加肠蠕动，促进分泌，使内括约肌松弛的作用。

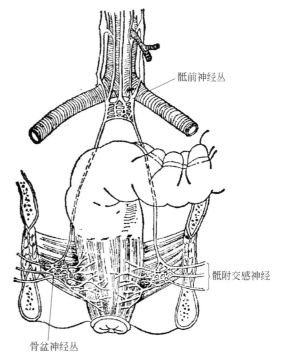

图 2-14 肛管直肠的神经支配

副交感神经对直肠的机能调节很重要。直肠的痛觉是由副交感盆内神经传入，而与交感神经无关。它还有一种对排便的反射和意识，控制排便作用的感觉神经纤维，可感知直肠被粪便充满或完全膨胀的胀满及排便的紧迫感。直肠内引起胀满感觉的感受器，上部较少，愈下愈多。如手术切除直肠过多，容易发生排便功能障碍，严重时还会发生肛门失禁。

二、肛管的神经

肛门内括约肌是由交感神经（腰5）和副交感神经（骶2、骶3和骶4）通过与直肠神经相同的途经进行支配的。

肛提肌的运动由来自盆腔面的骶神经根（骶2、骶3和骶4）以及下面的阴部神经会阴分支支配。两侧的肛门外括约肌是由阴部神经（骶2和骶3）直肠下分支和骶4的会阴分支支配的。尽管耻骨直肠肌和肛门外括约肌的神经支配看起来有些不同，但这些肌肉看来是作为一个不可分割的单位发生作用。单侧阴部神经切除后，肛门外括约肌的功能仍旧保留，是因为在脊髓水平神经纤维是互相交叉的。

支配盆底肌的神经主要来自阴部神经丛。阴部神经丛主要由骶2～骶4前支构成，其分支仅限于会阴部。阴部丛内侧部分分出盆内脏神经、肛提肌神经、尾骨肌神经，均走行于盆膈的上面，分布于盆内脏和盆膈肌。外侧部走行于盆膈下方，分出阴茎背神经、会阴神经、肛门神经（三者合称阴部神经），分布于会阴肌和外阴部皮肤。肛门尾骨神经是尾丛的分支，分布于尾骨至肛门区的皮肤。阴部丛神经被过度拉伸、破坏时会导致骨盆下垂、直肠前突、直肠脱垂等疾病发生。

肛管上部包含有丰富、游离和有序的感觉神经末梢，尤其是在肛瓣附近。有序的神经末端包括 Meissner 小体（触觉）、Krause 球（寒冷）、Golgi-Mazzoni 体（压力）和生殖小体

（摩擦）。肛门感觉由阴部神经直肠下分支支配，认为具有节制肛门排便的作用。

第九节　肛管直肠的生理功能

直肠的功能是贮存和排泄粪便。

排便是一个复杂的反射过程。当直肠的充盈间接刺激位于耻骨直肠肌内的牵张感受器，产生传入冲动，冲动沿骶神经或盆神经和腹下神经的传入纤维传至位于骶脊髓的"排便中枢"，由中枢发出的信号沿盆神经的副交感纤维传出，引起降结肠、乙状结肠、直肠收缩，肛门内括约肌舒张。同时，骶脊髓中枢经骶神经和阴部神经传出冲动，使耻骨直肠肌和肛门外括约肌舒张，肛门直肠角伸直，肛门直肠呈漏斗状，粪便被排出体外。一般直肠内压达到20～50mmHg时，即达到阈值，就会引起便意。正常情况下，排便反射过程是在大脑皮质的控制下进行的，一方面，直肠的充盈引起的传入冲动上传大脑引起便意；另一方面，在大脑高级中枢的参与下，可使腹肌、膈肌收缩，腹压增加，促进排便。在环境条件不具备时，大脑可抑制排便反射过程的进行，使得排便过程在一定程度上可主观调控。

◆ 参考文献 ◆

[1] 高野正博著.史仁杰编译.肛肠病诊疗精要.北京：化学工业出版社，2009.

[2] 曹吉勋.中国痔瘘学.成都：四川科学技术出版社，2015.

[3] 黄乃健.中国肛肠病学.济南：山东科技出版社，1996.

[4] Marrin L. Corman 著.杜如昱等译.结肠与直肠外科学.第5版.北京：人民卫生出版社，2009.

[5] 郑芝田.胃肠病学.第3版.北京：人民卫生出版社，2000.

[6] 高春芳，郭茂林.肛区和盆底解剖生理新概念及其临床意义.医学研究杂志，2010，39（8）：24-26.

[7] 陈庆兰，金梅芳等.肛隐窝肛腺的解剖组织学观察中国肛肠病杂志.1989（3）：27-29.

[8] 富士原彰.日本人に於ける肛門小窩、肛門管、肛門腺の形態学的研究.大腸肛門誌.1969，22（2）：18-19.

[9] 周良猷，等.肛腺的组织学及其临床意义.中华医学杂志，1981，6（3）：27-29.

[10] 黑川彰夫，川幸夫，他.肛門腺の病理組織学的検討.大腸肛門誌，1986，39（5）：544.

[11] 高月晋.痔瘻への新しいアプノーチーホルモンと痔ろう.大腸肛門誌，1985，38：40-46.

[12] 黑川彰夫，他.痔ろうの発生機序に関する病理組織学的研究.大腸肛門誌，1989，42（5）：878.

[13] 崔龙，李忠仁.肛周肌群的解剖关系及其在排便控制中的作用和临床应用.海南医学，2001，12（12）：85-88.

[14] 詹学斌.肛门解剖与生理.中国临床医生，2005，33（3）：9-10.

第三章 肛瘘的病因学研究

第一节　祖国医学对肛瘘病因病机的认识

中医对肛周脓肿和肛瘘病因的认识，散见于历代文献中，可归纳为以下几个方面。

（1）醇酒厚味，蕴毒流注肛门　《素问·至真要大论》云："膏粱之变，足生大丁。"《外科大成》对此进行阐述说："经云，膏粱之变，足生大疔，又曰荣气不从，逆于肉理，乃生痈肿。荣气，胃气也，盖饮食入胃，先输于脾而朝于肺腑百脉，次及于皮毛，先行阳道，下归脏腑，而气口成寸矣。夫膏粱之变者，则荣气太过，不能走空窍而行皮毛，反行阴道，逆于腠理而生痈肿，此肌肉实滞而然也。饮食之于者，则荣气不及，不能走空窍而充皮毛，短而不盈，凝于腠理，而生痈肿，此肌肉虚涩而然也。"

《外科正宗》云："夫脏毒者，醇酒厚味，勤劳辛苦，蕴毒流注肛门结成肿块。"

（2）阴虚火旺，湿热结聚肛门　《薛氏医案》云："悬痈……属足三阴亏损之症。"《疡科心得集·辨悬痈论》云："患此者俱是极虚之人，由三阴亏损湿热积聚而发。"

（3）虚劳久嗽，痰火结肿肛门　《外科正宗·脏毒论》云："又有虚劳久嗽，痰火结肿肛门如粟者，破必成漏。"

（4）劳伤气血、湿热瘀毒下注　如《外症医案汇编》云："负重奔走，劳碌不停，妇人生产用力，以上皆能气陷阻滞，湿热瘀毒下注。"又云："肛漏者，皆属肝脾肾三阴气血不足……始因醇酒辛辣，醉饱入房，疾奔久坐，筋脉横解，脏腑受伤。"

（5）外邪入里化热，壅滞气血，腐肉成脓　如《灵枢·痈疽》云："寒气客于经脉之中则血泣，血泣则不通，不通则卫气归之，不得复反，故痈肿，寒气化为热，热胜则肉腐，肉腐则为脓。"又如《河间医学六书》云："盖以风热不散，谷气流溢，传于下部，故令肛门肿满，结如梅李核，甚者及变而为瘘也。"

（6）痔久不愈成瘘　历代中医一直存在这种认识，如《千金翼方》指出瘘是痈疽的后遗疾病，谓："痈之后脓汁不止，得冷即使鼠瘘。"《诸病源候论》云："痔久不瘥，变为瘘也。"《疡科选粹》云："痔疮绵延不愈，湿热瘀久，乃穿肠透穴，败坏肌肉，销损骨髓，而为之漏焉。"《奇效良方》载："至有失治而成瘘者，成瘘而穿臀者及有穿肠成孔、粪从孔中出者。"

第二节　现代医学对肛瘘病因、发病机理的认识

一、肛瘘的病因

目前认为肛门直肠周围感染大多来自肛门腺感染，一小部分来自外伤、肛裂、手术或治

疗后感染、特异性感染、炎症性肠病、免疫功能障碍等。国外有学者报道，每十万人口有8.6人罹患肛瘘（非特异性肛瘘占 90.4%，结核性肛瘘占 0.2%，医源性肛瘘占 3.3%，肛裂发展成的肛瘘占 3.3%，溃疡性结肠炎并发的肛瘘占 1.5%，克罗恩病并发的肛瘘占1.3%）。肛瘘的发病平均年龄为 38.3 岁，男女比例为 1.8∶1.0，年龄小于 15 岁的患者多为男性。

需要指出的是，在"肛门腺感染学说"提出前，下列因素曾被认为是肛瘘的主要病因，包括：①肛门直肠的损伤，如灌肠和各种外伤、消化道内异物损伤、排硬便擦伤等；②手术或治疗后感染，可见于痔手术，产后会阴缝合感染，直肠、前列腺、尿道手术后感染等波及肛门直肠，内痔注射后感染；③肛门直肠的结核感染等，目前认为结核感染可能是肺结核的并发症之一；④其他特异性感染，如铜绿假单胞菌、放线菌、产气夹膜杆菌等所致的感染；⑤溃疡性结肠炎、克罗恩病并发的肛周脓肿和肛瘘。此类脓肿和肛瘘不同于一般的肛瘘和肛周脓肿，有其特殊的发病机理。

目前偶见有肛管癌或直肠癌患者并发的肛周脓肿和肛瘘，这与肿瘤侵犯导致屏障作用被破坏和患者自身抵抗力下降有关。再生障碍性贫血、糖尿病、白血病、艾滋病、恶性肿瘤放化疗后，因患者抵抗力降低也容易发生肛门直肠周围的感染。另外，骶前囊肿或畸胎瘤等因穿刺、手术等原因也可导致感染并发肛瘘。这些原因导致的肛瘘较少见，也不同于普通的肛瘘。

目前，有关肛周脓肿和肛瘘的病因学说有多种，其中最重要的是"肛门腺感染学说"。此外尚有"中央间隙感染学说""性激素学说"和"免疫功能下降学说"等。"性激素学说"我们在第二章及第十章中已经有阐述。"免疫功能下降学说"是因为机体免疫功能下降，抗感染能力减弱，导致机体容易发生感染，不是肛门直肠周围感染的直接原因，发病具有偶然性，所以笔者认为此不能构成"学说"，故在此不作专门论述。

（一）肛门腺感染学说

"肛门腺感染学说"最早在 1880 年为法国的解剖学家 Hermann 和 Desffosses 所提出，其后为 Lockhart-Mummery（1929 年）、Tucker 和 Hellwing（1934 年）、Gordon-Waston 和 Dodd（1935 年）、Hill、Shryoch、Rebell（1943 年）、Parks（1956 年、1958 年、1961 年）等著名学者所证实与报告。Klosterhalfen 及同事对 62 例尸解标本进行了常规染色和免疫组织化学染色，证实肛门肌肉内的腺体与肛瘘有解剖上的联系。Parks 通过仔细的组织学检查证实一半的肛窦内没有腺体进入，腺体导管的开口常无规律，最常见的走向是在黏膜下潜行。特别有趣的是他观察到 2/3 的标本有一个或更多的分支进入肛门括约肌，一半的分支完全穿过内括约肌终止在纵向肌层。然而，在他的研究中并没有发现有肛门腺的分支穿过外括约肌。他报告在病理学上能清楚证实引起感染的肛门腺引起了囊状扩张者，在 30 例中仅有8 例，他认为其余病例的肛门腺在形成脓肿时可能被破坏掉了。

"肛门腺感染学说"认为，当肠道中的细菌由肛窦侵入后，引发肛门腺感染形成肛门腺脓肿，内、外括约肌间间隙由疏松的结缔组织构成，因而内、外括约肌间的原发性的肛门腺脓肿容易扩大，形成肌间脓肿。当括约肌间的肌间脓肿的脓液蓄积增多，脓腔压力增大，脓液就会向上、下方薄弱处蔓延、发展而形成不同类型的脓肿，最终经切开排脓或自行破溃，脓腔缩小，形成肛瘘。高野正博通过对 50 例高位肌间脓肿、36 例坐骨直肠窝脓肿、21 例坐骨直肠窝瘘的超声波检查发现，在肛周脓肿和肛瘘的形成过程中，肛门腺被感染后首先形成肌间脓肿，其后通过薄弱处向各个方向发展。有的病例沿内、外括约肌间上行形成高位肌间脓肿、高位肌间瘘，有的病例下降成为低位肌间脓肿、低位肌间瘘。也有突破外括约肌深部向肛门后间隙发展的，形成以肛门后间隙为中心的马蹄形的坐骨直肠窝脓肿和坐骨直肠窝瘘。

发生感染的肛隐窝的肛门腺的开口被称做原发口，内、外括约肌间脓肿称为原发脓肿或者原发病灶。目前认为肛腺导管的堵塞或感染是由肛门腺感染后形成内、外括约肌间脓肿的重要条件。因肛门腺导管堵塞，导致肛门腺原发脓肿的脓液不能经肛隐窝排出，于是向多个方向扩散。当脓肿自行溃破或经切开排脓后，脓腔内的压力降低，脓腔逐渐缩小，脓腔周围形成管壁，逐渐形成肛瘘。

另外，Goligher 对肛周脓肿和肛瘘所作的调查发现，并非所有患者都能发现括约肌间脓肿，能发现肌间脓肿者在 28 例肛周脓肿中仅有 8 例，在 32 例肛瘘中仅有 8 例。特别是在坐骨直肠窝脓肿，急性脓肿期的 20 例中仅有 7 例能看到肌间脓肿，而在慢性期的肛瘘 8 例中仅 1 例能看到肌间脓肿。高野正博也认为并非所有的肛瘘都在内、外括约肌间形成脓肿。

但是从 Parks 采用切除内括约肌的方法治疗肛瘘能取得良好的成绩来看，可以肯定肛门腺与肛瘘病变的继续发展有很大的关系。日本鬼束氏强调如不理解"隐窝腺感染理论"就不可能根治肛瘘，认为清除内口和原发病灶是根治肛瘘的最基本条件。

（二）中央间隙感染学说

中央间隙的概念及中央间隙感染学说由埃及学者 Shafik（1979 年）提出。

Shafik 认为直肠纵肌穿过盆膈时融合耻骨直肠肌、肛提肌与其筋膜和外括约肌深部的纤维，于内、外括约肌间向下走行，内侧纵肌纤维穿过内括约肌附于肛管皮肤和黏膜上，中间纵肌上半部位于内侧纵肌与外括约肌深部之间，下半部在内、外括约肌之间止于中央腱，外侧纵肌是耻骨直肠肌与外括约肌深部向下延伸部分，位于外括约肌深部与中央纵肌之间，在内括约肌下缘平面止于中央腱。中央腱位于中央间隙，由胶原纤维、弹性纤维及少量肌纤维与脂肪组织交织而成，分出许多小的纤维隔在外括约肌皮下部之间的环行间隙内穿行，向内止于肛管下部皮肤，向外进入坐骨直肠间隙，向下止于肛周皮肤，在联合纵肌各层之间又有六个肌间隙分界，即肛门内侧隔、肛门外侧隔、括约肌内侧隔、括约肌外侧隔、纵肌内侧隔和纵肌外侧隔。除肛门外侧隔分支分别进入外括约肌与坐骨直肠间隙和括约肌内侧隔位于内括约肌与内侧纵肌之间外，其余均止于中央腱。联合纵肌下端与外括约肌皮下部之间环绕肛管下部一周的间隙称为中央间隙。中央腱位于其中，并借其纤维隔直接或间接地与其他间隙通连：向外通达坐骨直肠间隙，向内通达黏膜下间隙，向上通达括约肌间间隙，并与骨盆直肠间隙和直肠后间隙交通，向下通入肛周皮下间隙。

中央间隙感染学说认为肛周脓肿的发生主要是由于肛管上皮损伤发生感染，细菌侵入中央间隙形成中央间隙脓肿，其他部位的脓肿也可进入中央间隙形成中央间隙脓肿。中央间隙脓形成后再向肛周其他间隙蔓延形成各种类型的脓肿。

二、肛瘘的病理

肛瘘与肛周脓肿分别属于肛周间隙化脓性感染的两个病理阶段，急性期为肛周脓肿，慢性期即为肛瘘。肛周脓肿成脓后，经肛周皮肤或肛管直肠黏膜溃破或切开出脓。脓液经充分引流后，脓腔随之逐渐缩小，脓腔壁结缔组织增生，使脓腔缩窄，形成或直或弯的管道，即成肛瘘。少部分肛瘘没有明显的急性脓肿表现，呈一种慢性发展的状态。总体上可以说，肛瘘是肛周脓肿发展的一种结局，其病因基本与肛周脓肿一致。

肛周脓肿形成肛瘘的原因主要有以下几个方面。

（1）内口和原发感染病灶继续存在，脓肿虽然破溃或切开引流，但原发的感染病灶肛隐窝炎、肛腺感染仍然存在，肠内容物也可从内口继续进入。

（2）因肠腔中粪便、肠液和气体继续进入瘘管，形成长期慢性炎症及反复感染，使管壁结缔组织增生变厚，形成纤维化管壁，管壁难以闭合，且管道常弯曲狭窄，致引流不畅。

（3）瘘管在不同高度穿过肛门括约肌，局部炎症刺激等因素可造成肛门括约肌痉挛，妨碍管腔中脓液的引流，从而对瘘管的愈合产生不利影响。

（4）外口窄小，时闭时溃，脓腔引流不畅，脓液蓄积可导致脓肿再发，并穿破皮肤形成新的支管。

典型的肛瘘包括三个部分，即内口、瘘管和外口。

（1）内口 内口即肛管直肠内感染灶，有原发内口和继发内口之分。原发内口约95%位于齿线附近感染的肛隐窝内，其中80%左右位于肛管后部正中线及两侧，亦可在直肠下段或肛管的任何部位；继发内口绝大多数是医源性的，其中最常见的原因是探针检查以及手术不当造成，亦有少数因感染扩散，脓肿向直肠肛管内破溃所致。继发性内口位于齿线，也可位于齿线以上的直肠黏膜任何部位。一般一条瘘管只有一个内口，极少数患者一条肛瘘可有两个以上的内口。

（2）瘘管 瘘管是肛瘘连接内口和外口之间的管道，可分为主管、支管。主管是连接原发内口和外口的管道。主管走行有的较直，有的较弯曲。大多与个人体质、外力挤压、牵拉等有关。在肛管前方肛门腺感染化脓所形成的瘘管，通常与内口在同一方位上，瘘管短、浅且直。支管是主管与继发外口相连的管道。多因主管引流不畅，或外口闭合，再次感染，并向周围扩散所致。未在其他部位穿透皮肤或黏膜，则形成盲管。如果新的脓肿形成后，炎症得到控制，脓液吸收或经原发内口流出，多次复发，可形成多条支管。瘘管由异物反应所形成，一般肛瘘内壁由非特异性炎性肉芽组织构成，壁外层有大量纤维组织。因瘘管直接与直肠肛管相通，粪便可经常进入瘘管内，以致瘘管组织往往有多核异物巨细胞反应和较多的单核细胞出现，有的可见较多嗜酸粒细胞。结核性肛瘘的管壁内可见到由类上皮细胞、淋巴细胞和郎罕巨细胞构成的结核性肉芽肿，有的还可出现干酪样坏死。异物性多核巨细胞的内外往往可见异物存在，不单独形成结节，不出现干酪样坏死。

（3）外口 外口是瘘管通向肛周的开口，是肛管直肠周围脓肿破溃或切开排脓的创口，位于肛门周围皮肤上。外口有的距肛门较近，有的较远。有的肛瘘没有外口，称为外盲瘘。大部分肛瘘都有外口，有的甚至多个。外口的形状、大小各异，有的可有肉芽结缔组织增生形成突起的小丘，有的呈凹陷状，有的刚好与皮肤相平。大多数肛瘘在挤压时可从外口溢出脓血性分泌物。

外口亦有原发外口和继发外口之分，原发外口是肛周脓肿首次破溃或切开的排脓口，是主要瘘管的末端。若继发感染，引起继发脓肿，破溃或切开的排脓口称继发外口，往往是支管的末端。

在临床上，我们可根据外口的形状、大小，距肛缘的远近，数目的多少来预测肛瘘的大致位置。如外口收缩很小，距肛缘不超过3cm，一般瘘管的部位较浅；如外口内有较多肉芽组织，则瘘管可能位置较深；如外口较大，边缘潜行，肉芽浮肿，多考虑为结核性肛瘘；如外口的分泌物为黏液时，需警惕癌变可能。

◆ 参考文献 ◆

［1］ 高野正博著.史仁杰编译.肛肠病诊疗精要.北京：化学工业出版社，2009.

［2］ 曹吉勋.中国痔瘘学.成都：四川科学技术出版社，2015.

［3］ 黄乃健.中国肛肠病学.济南：山东科技出版社，1996.

［4］ 刘丽，郭耀辉.肛瘘及其治疗的认识概况.中外健康文摘，2010，7（11）：151-153.

［5］ 朱锐，张平生，沈霖，等.肛瘘诊治研究进展.中西医结合研究，2011，03（3）：156-161，166.

［6］ 张宇翔，王华胜.浅论张东岳对肛瘘的中西医认知.中医药管理杂志，2006，14（8）：58-60

［7］ 毛红.肛周脓肿发病的中西医认识.中国中医药现代远程教育，2013，11（14）：138-140.

［8］ 后天性肛周感染及肛瘘形成的病因探讨.中华小儿外科杂志，1996，17（1）：28-30.

第四章 肛瘘的临床表现

肛瘘绝大多数是由肛管直肠周围脓肿发展而来。待脓肿破溃或切开引流，脓液流出，肿块消散，成为瘘管。其主要表现如下。

一、症状

1. 流脓

脓液流出的多少、性质与瘘管形成的时间、瘘管的长短、粗细、内口孔径的大小等有关。新生成的肛瘘流脓较多，质稠，味臭，色黄。以后逐渐减少，时有时无。外口封闭后，流脓停止。

若脓液突然增多，表示有急性感染病灶或肛瘘急性发作。若局部肿胀，体温上升，表明感染较重，病变有所发展。此时原先封闭的外口可再度破溃，或形成另一新的溃口。脓液经溃口溢出后，肿块逐渐缩小。如内口和瘘管粗大，有时可有粪便或气体从外口流出。

黏膜下瘘，溃口多在肛窦处，脓液常由肛门流出。内盲瘘，也常有脓血性分泌物自肛内流出，或粪便带脓血或血迹的症状。

普通的肛瘘脓液多较黄稠或呈灰白色；结核性肛瘘，脓液多清稀，或呈米泔样；克罗恩病肛瘘的分泌物通常也较清稀。如脓液中夹有黏液，有可能是肠液经内口通过瘘管向外流出，更可能是伴有黏液腺癌，临床需要加以注意。

2. 疼痛

瘘管外口开放，脓液可经外口流出时，患者一般没有疼痛症状，仅感觉肛门潮湿不适。若外口闭合时，有时感觉病变局部作用微痛。严重时疼痛会逐渐加重，脓液在瘘管内积聚较多时，可出现肛旁局部胀痛或跳痛。排便时或肛门指检时会有明显触压痛。直肠黏膜下瘘可引起明显的肛门坠胀，或有疼痛。前侧的瘘管还会引起排尿困难甚至尿潴留。

3. 潮湿、瘙痒

肛瘘患者的肛门周围皮肤因有来自瘘管内的脓液的刺激，会导致肛门潮湿和瘙痒不适，甚至引起肛周皮肤糜烂、出现丘疹甚至出现苔藓样变。

4. 排便不畅

大部分肛瘘患者平时的排便不受影响。但高位复杂性肛瘘或马蹄形肛瘘，因慢性炎症刺激，引起肛管直肠环纤维化，或瘘管围绕肛管，形成半环状纤维索，影响肛门括约肌舒缩，可出现排便不畅。当肛瘘出现感染化脓、急性发作时可导致肛旁肿痛，排便时也会有明显疼痛或排便困难。

5. 全身症状

普通的肛瘘一般无全身症状，但复杂性肛瘘和结核性肛瘘，因病期长，有的带病数十年，常出现身体消瘦、贫血、便秘和排便困难。若为急性炎症期，再次感染化脓，则出现脓肿的全身症状。而结核性肛瘘常伴有低热、盗汗、咳嗽等表现。克罗恩病肛瘘可伴有或轻或重的肠道症状。

肛瘘的活动期和静止期有不同的临床表现。肛瘘静止期时内口暂时闭合，管道引流通畅，局部炎症消散，可以无任何症状或只有轻微不适。但原发病灶未消除，在一定条件下可以再次发作。在肛瘘慢性活动期，因有感染物不断从内口进入，或管道引流不畅，而呈持续感染状态，有肛瘘典型的流脓、肛门潮湿、瘙痒等症状。肛瘘急性炎症期则因外口闭合，或引流不畅，而感染物不断从内口进入，脓液积聚所形成，症状体征似脓肿，有发热，局部红、肿、热、痛等症状，当脓肿重新溃破或经切开引流后，肿痛等症状可立即缓解。

二、体征

典型的肛瘘由外口、瘘管和内口三部分组成（图4-1）。通常外口在外，向有硬索状管道相连，直行或斜行通向肛内，肛内齿线部常有硬结与压痛。外口有时闭合、有时溃破。在非活动期肛瘘外口多闭合、无明显流脓（图4-2）。外口溃破时可有脓性分泌物自外口流出。在急性发作期可出现轻重不一的肛周红肿、隆起表现（图4-3、图4-4、图4-5）。

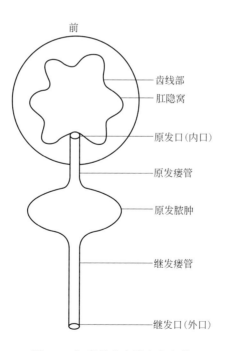

图 4-1　肛瘘的基本形态和名称

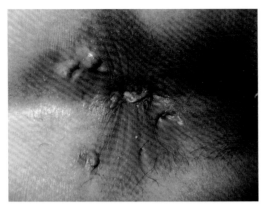

图 4-2　多发性肛瘘静止期外观

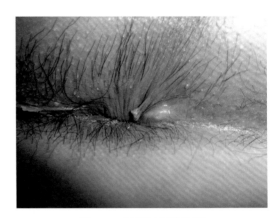

图 4-3　肛瘘轻度活动期

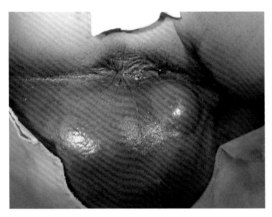

图 4-4　肛瘘中度急性活动期

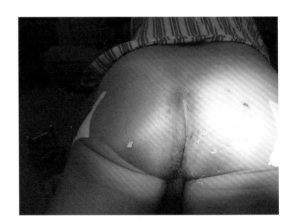

图 4-5　肛瘘重度急性活动期

◆ 参考文献 ◆

［1］黄乃健.中国肛肠病学.济南：山东科技出版社，1996.

［2］于莹.肛瘘的中医诊断.中外健康文摘，2011，08（8）：405-406.

第五章 肛瘘常用检查方法

为了明确诊断肛瘘，同时明确知道肛瘘的类型、位置、数量、走行、与肛门括约肌的关系、肛瘘可能的性质以及有无并发病变等，有必要做一些检查。肛瘘的检查分全身性检查和局部检查两大类。本章主要论述针对肛瘘的局部检查方法。包括不需借助特殊设备的普通专科检查和需要使用特殊设备的辅助检查两大类。

在检查患者前，要详细询问患者的病史，根据患者的年龄、性别和主诉，考虑初步诊断，然后再有重点、有针对性地进行检查。如患者诉说肛门经常肿痛或潮湿、流脓，数月或数年来间歇发作，需要考虑诊断为肛瘘。先作以视诊、指诊、探针检查、肛门镜检查相结合的专科检查后，根据需要再做经肛 B 超检查和 MRI 检查等。

在专科检查前要对患者简要解释清楚检查的目的与意义。对精神紧张、害怕检查的患者，要给予适当的安慰，取得其理解和配合。

要询问清楚患者的既往治疗史、药物过敏史、妇女妊娠及月经史，以及高血压、肝硬化、心脏病、血液病、肝炎、肾炎等其他病史。妊娠期和月经期妇女、精神病患者、有严重心脑疾病患者原则上不做结肠镜检查，对这些患者即使做肛门镜检查也要慎重；对于孕妇禁止做放射学检查；对于一直服用抗凝药的患者，必须在停用抗凝药 1 周后方能进行结肠镜等检查。

检查前要做好必要的准备工作，如做肛内指诊和直肠检查前，患者需要排空大小便，做结肠镜检查和气钡灌肠检查前需要做好肠道清洁处理。

此外，还要注意，触诊检查时动作要轻柔。要注意保护患者的隐私。男医生检查女患者时，原则上要有女医生、护士或家属在场。对于幼儿或生活不能自理者需要有家属陪护和协助。

第一节　肛瘘的专科检查

一、常用体位

肛瘘检查时，可按检查方法和患者体质情况等，采取适当体位。常采用的体位有以下三种。

（1）侧卧位　患者侧卧，屈髋屈膝，显露臀部，这是一种常用的检查和治疗体位。优点是简单、方便，即使活动不便者和体弱者也很容易取这个体位。适于门诊检查和小手术。其缺点是肥胖患者的肛门暴露不够充分，常需要患者用手牵拉非着床的一侧臀部以助暴露肛门。

（2）膝胸位　患者俯卧，胸部贴床，双膝跪伏于床上。优点是检查时，患者的腹壁自然下垂，不压迫肠腔，适合做乙状结肠镜检查时观察肠腔，是检查直肠肿瘤和乙状结肠镜检查的常用体位。缺点是该体位容易疲劳，老年体弱者难以坚持，肥胖患者难以完全做到。

（3）截石位　又叫膀胱截石位。患者仰卧于床，将臀部移到手术台边缘，两腿分开分别放在两侧腿架上，手术时还需要将放在腿架的两下肢予适当固定。该体位的优点是肛门暴露和视野好，便于检查和手术，是肛门直肠检查和手术常用的体位。其缺点是准备时间长，生殖器完全暴露，手术者容易疲劳，助手不易保持站位，长时间采用此体位手术时易对患者下肢静脉和神经造成压迫，偶尔会引起一定的并发症。

二、检查方法

（一）视诊

视诊检查就是用眼观察，以了解肛门外形、病变范围、肛瘘外口的位置、数量、形态、分泌物的性状等变化的检查方法。

1. 肛门外形

肛瘘常可导致肛周局部或不规则肿胀；有肛瘘手术史者还常可见肛周的组织缺损、凹陷、凹凸不平（图 5-1）；有的肛瘘术后患者肛门松弛，甚至稍加牵拉就可见到直肠黏膜，提示存在肛门失禁；这些患者常伴有肛门潮湿、溢液、肛周皮肤红赤甚至糜烂；克罗恩病患者的肛周皮肤及皮肤常呈特殊的湿润光亮状态（图 5-2）。

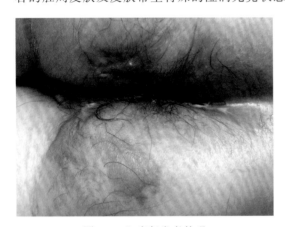 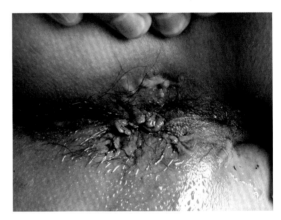

图 5-1　肛瘘复发者外观　　　　　　图 5-2　克罗恩病肛瘘患者的肛周表现

2. 肛瘘的外口

（1）外口的数量　一般肛瘘的外口可有 1 个至多个甚至数十个。但也有一些患者没有明显的外口，属于肛瘘中的外盲瘘。单纯性肛瘘只有 1 个外口，有 2 个以上外口者多为复杂性肛瘘或多发性肛瘘。肛门左、右后方各有一个以上溃口时，常为铁蹄形瘘。肛门前方左、右两侧均有外口时，二者之间大多不相通，多属于不同的瘘管。肛门前方的肛瘘其外口距肛门较远者，常有向阴囊皮下侵及的可能。如较多外口居于肛门一侧或两侧，大多管道走向复杂，多为复杂性肛瘘。复杂性肛瘘病变广泛，皮肤表面可凹凸不平，外口数目不一，形态各异（图 5-3）。

（2）外口距肛门的远近　一般外口距肛门近者，管道较直；距肛门远者，管道弯曲，走向较复杂。但也有特殊性，有的患者外口虽距肛门较近，但管道弯曲、位置深在。也有外口距肛门虽远，管道却较直且表浅的情况。

（3）外口的形态　肛瘘病史长者，因反复化脓肿胀，外口处常可见组织增生隆起呈结节状，也有呈瘢痕性凹陷者，在隆起结节或凹陷的中央有瘘口存在（图 5-4）。有结节状隆起的外口多为一般炎症所致的肛瘘。如肛瘘外口边缘向内凹陷卷曲，其肉芽组织灰白光亮者多为结核性肛瘘。

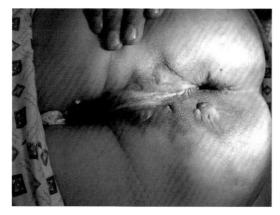

图 5-3　复杂性肛瘘的外口及肛周外观

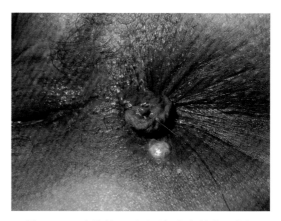

图 5-4　肛瘘的外口可因反复炎症刺激而隆起

肛瘘处于静止期时外口常为闭合状态，发作期肛瘘外口常破溃（图 5-5），常有脓血等分泌物自溃口流出。

3. 分泌物

肛瘘外口流出的脓液如呈灰白或金黄色，质地稠厚者，多为普通的细菌所致。如脓液混有鲜血或呈淡红色，多为脓肿溃破不久，或处于急性炎症期。脓液灰白或黄白气味较臭者，多为大肠埃希菌或金黄色葡萄球菌感染所致。脓液带绿色，提示有铜绿假单胞菌感染。脓液有均匀黄色小颗粒，提示可能为放线菌感染。脓液清稀或呈米泔样，可能为结核性肛瘘或炎症性肠病所致的肛瘘。外口的分泌物中有透明胶冻样或呈咖啡色血性黏液者，应考虑恶性肿瘤如黏液腺癌的可能。

4. 肛瘘病变区的皮色变化

普通的肛瘘其肛周皮肤常无明显变化，但溃口长期不愈合者，肛周皮色也可加深（图5-3、图 5-4）。结核性肛瘘时外口周围常有褐色圆晕。如管道区皮肤呈现弥漫的暗褐色，或变化的皮色间有正常皮色，或有明显或暗淡的褐色圆晕时，其皮下常有空腔，腔隙可为单个或多个，或呈蜂窝样结构，这种情况多见于肛周大汗腺炎感染（图 5-6）。肛瘘化脓性大汗腺炎常可伴有肛瘘。

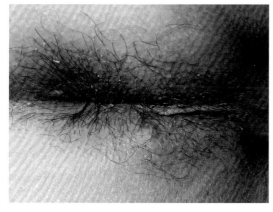

图 5-5　肛瘘急性发作期的表现

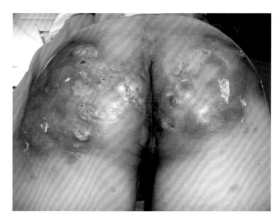

图 5-6　化脓性大汗腺炎并发肛瘘

5. 外口位置和肛瘘走向、类型的关系

（1）索罗门定律（Salmon low）　于肛门中央画一横线，如瘘管外口位于此线前方，且距肛门不超过 5cm 时，则管道较直，内口居同位齿线上，与外口相对；如外口位于此线后方，则管道多弯曲，内口不与外口相对应，内口多位于肛门后正中齿线处（图 5-7）。

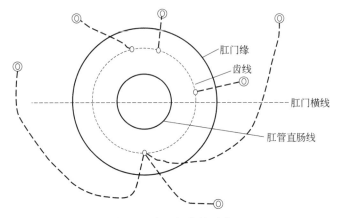

图 5-7　索罗门定律示意

（2）哥德索规则（Goodsall rule）　于肛门中央画一横线，如瘘管外口位于此线前方或肛门横线上，且距肛缘在 2.54～3.81cm 时，则管道较直，内口居同位齿线区；如外口位于此线后方，则主管弯曲，内口位于后中位齿线部。如外口距肛缘超过 2.54～3.81cm，无论外口位于此线前或后，则主管均弯向后中位（图 5-8）。

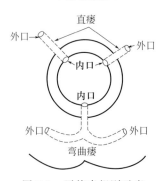

图 5-8　哥德索规则示意

另外，Parks 按自然解剖标记，以肛门为中心将肛门会阴部分为 8 区，即前中线区、左前区、左区、左后区、后中线区、右后区、右区和右前区。肛门皱襞外 3～5cm 的范围内称内带，3～5cm 以外与肛门有关的区域称外带。病变根据所在部位而定名，如右外带瘘、左后内带瘘等。如瘘管外口位于内带者，其管道方向呈放射状垂直肛口，大多数内口位于相应的肛隐窝处，内带之肛瘘多局限于肛门前区。如瘘管外口位于外带者，其管道弯曲，内口大多数位于后中线区。

（二）触诊

触诊对于肛瘘的诊断具有特殊重要的意义。通过触诊可直接触知肛瘘的走向、瘘管的位置和数量、瘘管和括约肌的关系、肛管直肠环是否完整及其弹性等。肛瘘时触诊的方法大体可分以下几种。

1. 肛外触诊

肛外触诊应采用滑动触诊的方法，即用手指按压在肛周皮肤上慢慢滑动，以感觉皮肤下组织及瘘管等病变的变化（图 5-9）。麻醉会影响触诊的准确性，因此触诊最好在术前未麻醉前进行。触诊时应先在手套上涂以液状石蜡或润滑胶。

肛瘘反复发炎、肿胀、流脓时常可触及硬韧的条索状物，由瘘的外口通向肛内。肛瘘外口下包块较大者，多提示有脓腔存在。很少发作者肛瘘管道常较细小。而结核性肛瘘触诊时

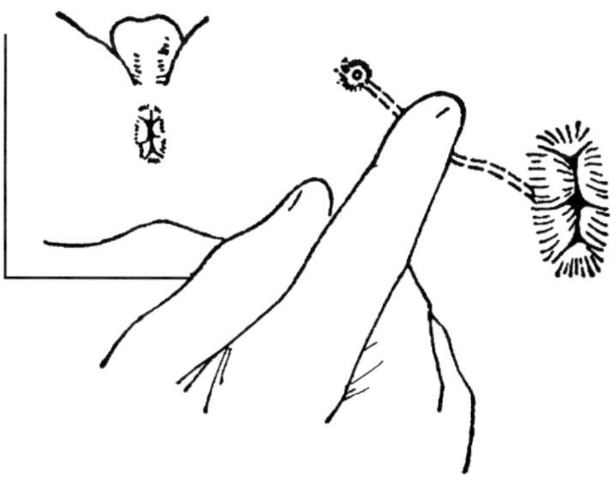

其管道的硬索感常不明显。

如数个外口居于肛门同侧或异侧，管道常有分支，应注意细触摸分支及其走向。肛瘘反复发作时，因病变区常较硬韧并凹凸不平，触知管道的分支及行径有一定的难度，需要依靠细心和经验。

低位肛瘘，因位置较浅在，硬索与周围组织界线较为明显，容易触摸清楚；高位肛瘘因其管道较深在，肛外触诊常不满意，常很难触及深部的硬索，而仅能触及外口区的孤立硬结。

图 5-9　肛瘘触诊

肛瘘触诊时，采用指端滑动，可触知条索状的瘘管

2. 肛内触诊

肛外触诊结束后再做肛内触诊。手指伸入肛内后，应由浅入深地进行触摸，进一步摸清瘘管的走向、内口的所在、瘘管与肛门括约肌的关系、肛管直肠环的完整性及弹性等。

（1）瘘管的走向　按肛外触诊时瘘管的延伸方面向肛内进一步深入，摸清瘘管在肛内的走向。后侧的肛瘘常在肛门后部向上延伸，在肛管直肠环平面再向两侧延伸，形成高位铁蹄形瘘管。有的瘘管向上延伸至高位肌间或黏膜下，此时可在高位肌间或黏膜下扪及索条状的结构，有的末端膨大或呈不规则的隆起。

（2）内口　肛瘘的内口多位于齿线部，肛内指诊时可在齿线部触及明确的小硬结，大多有明显的触压痛。单纯性肛瘘的内口多在与外口同位的肛管齿线部；铁蹄形肛瘘的内口多在肛管后正中齿线部。反复发作的肛瘘其内口处较硬，硬结较大容易摸清；而脓肿不久后的肛瘘其内口部的硬结可不明显，不容易触及。

术后麻醉状态下，很多肛瘘患者的内口部硬结常变得不明显，尽管麻醉前内口部硬结很明显，所以对内口的触诊检查和定位最好在术前进行。术中采用探针等其他检查方法均失败时，可钳夹肛瘘外口或疑为外口之管壁，向外牵拉，用手指触摸肛管齿线部位，有牵动感伴有内陷或肛镜下见牵动部位凹陷，可认为是内口所在。

（3）肛管直肠环　高位肛瘘时应注意触摸肛管直肠环的弹性及其完整性。肛管直肠环变硬时，可用手指向后钩住肛管直肠环后嘱患者收缩和放松肛门，如肛管直肠环舒缩的随意性好且收缩有力，则提示肛管直肠环的弹性和功能良好。如肛管直肠环不能随意舒缩或随意性差，提示肛管直肠环变硬、弹性差或瘢痕组织多或其内有变硬较粗的瘘管。

肛管直肠环有缺损或不完整时，提示以前的肛管手术对其有较大的损伤，再次手术时需要避免和尽可能减少对肛管直肠环的损伤，以免进一步加重其损伤，造成肛门功能进一步被破坏。如肛门功能不完整，要避免再次手术。

3. 肛外肛内双合诊

有时单纯的肛外触诊或肛内指诊对瘘管的触感不满意时，可通过肛外、肛内同时触诊，通过内、外触诊手指相互滑动时感知到的瘘管的位置和形态变化的细微感觉，来掌握肛瘘的全貌。这种肛外肛内双合诊的检查法通常较单纯的肛内指诊和肛内指诊触诊效果可好。

（三）探针检查

探针检查的目的在于明确瘘管的行径、长短、深浅与肛门括约肌的关系及内口的位置

等。因探针检查时易引起疼痛，在检查前应充分向患者解释，说明其重要性，取得患者合作。

探针采用银合金制作，也有采用铜、不锈钢等合金材料制作的。探针有不同的形状，其中球头棒状探针常用于检查瘘管及其内口；镰状有槽挂线探针多用于术中挂线；也有镰状探针带有刀刃的，可用于探查并直接切开瘘管。

检查时，将手套或指套涂满润滑剂后，将一手的食指伸入肛内，另一手取粗细适宜的探针（一般使用银质或铝合金球头棒状探针），根据通过视触诊得到的对瘘管的初步印象，将探针顺瘘管的走向轻轻插入瘘管内，顺瘘管轻轻探入。通过与肛内手指的感知和引导，探查管道走向、内口所在、内口是否贯通、瘘管与肌肉组织的关系与距离等（图5-10）。

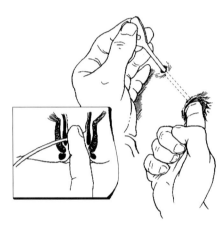

图5-10 肛瘘的探针检查

在探查过程中，应顺瘘管走向轻轻探入，动作应尽可能细致、轻柔，切忌粗暴，以防造成假道或人工内口。一般以患者不觉明显疼痛、不出血为准。在探查过程中，要根据瘘管的走向，反复调整探针探查的方向，如有阻力，要将探针退出，适当调整弯曲度后再进行探查。若反复调整探针的弯曲部后仍不能探入全道瘘管，可能是管道狭窄或闭塞，不可强行向前探查。

对于瘘管位置深在、瘘管较长的复杂性肛瘘，有时用一根探针难以探到底，此时可同时从不同外口插入探针探查，如探针于管道某处碰触，表明瘘管的分支于此处相汇合，这两个外口之间是相通的。探针由不同的外口探入肛内时，有经验的医生可通过肛内放置的手指触觉，较容易地感知探针间的关系及瘘管的走行、位置等。

（四）肛门镜检查

（1）筒式及喇叭式肛门镜 检查前，嘱患者排空粪便。术者左手持肛门镜手柄，拇指顶住芯子，将肛门镜的镜身和芯子头部涂抹液状石蜡，右手协助暴露肛门。先用肛门镜顶端轻轻按摩肛缘，并嘱患者张口呼吸，使肛门松弛；然后，将肛门镜缓慢向肛内插入。进镜方向先朝肚脐，通过肛管后改朝向骶尾，到达直肠壶腹后拔出芯子，观察芯子顶端有没有黏附黏液及血迹；调整灯光让灯光直接照射至镜筒中内的视野后，仔细观察直肠下端黏膜的色泽，有无肿瘤、息肉、溃疡、异物、分泌物等；再慢慢退出镜身，在齿线附近观察有无内痔、肛乳头肥大、肛窦炎、肛瘘内口等；在齿线以下要观察有无裂口、增生物等（图5-11）。为仔细观察病变，有时需反复插镜检查数次。注意：检查过程中，若需进一步深入或旋转镜身观察，必须再次插入芯子后方可操作，以防损伤肛管及直肠黏膜。

在肛瘘患者，齿线部内口处常有充血肿胀，或见有红肿发炎之隐窝及突起之结节。由于肛管被扩张，瘘管壁受到挤压，有时可见脓水自内口向肠腔流溢。此时，如从瘘管外口注入亚甲蓝等，可看到内口部亚甲蓝溢出，或肛内放置的纱布有蓝染。

（2）分叶式肛门镜 检查前，嘱患者排空粪便。术者左手持肛门镜手柄，将肛门镜各叶合拢并涂抹液状石蜡，插入肛门后再使其张开，利用分叶间的间隙观察病变。注意：检查过程中，不能突然收拢分叶肛门镜，以免夹伤组织；也不可用力推进，以防刺伤肠壁。

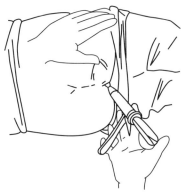
(a) 先用肛门镜头端按摩肛缘，使括约肌松弛

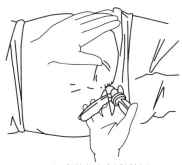
(b) 朝脐部方向缓缓插入

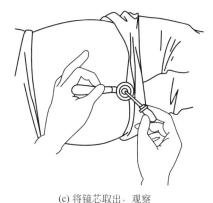
(c) 将镜芯取出，观察

图 5-11　肛门镜检查方法

（五）隐窝钩检查

隐窝钩检查是检查内口的重要方法。常用的隐窝钩有两种，钩长各为 0.5cm 和 1.0cm。用隐窝钩钩探时，先取钩小者，钩探肛门镜下所窥见的可疑病变区，再沿齿线慢慢探查其余肛窦。必要时可取钩长者再次探查。一般正常的隐窝用隐窝钩钩探时有时也可钩入，但钩入较浅。如钩入较深，应高度怀疑内口所在，如钩入方向与肛外触知的瘘管方向一致，则可以明确内口所在。低位瘘管再以探针自外口插入，若二者相遇时有碰触则表明探查的内口及瘘管是相通的，探入的肛隐窝也就是内口所在处。

（六）染色检查法

将染色剂从肛瘘外口注入瘘管，以使瘘管管壁着色，显示内口位置，确定瘘管范围、走行、形态和数量（图 5-12）。临床上常用的染色剂为 2% 亚甲蓝或 2% 亚甲蓝与 1% 过氧化氢的混合液。具体检查方法如下。

（1）在肛内填塞纱布卷　取肛门镜涂润滑剂插入肛门内，抽出镜芯，再把卷好的纱

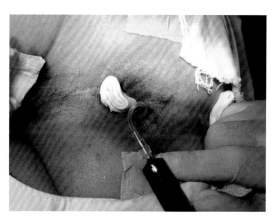

图 5-12　肛瘘的染色检查

卷放入肛内，然后缓慢取出肛镜，使纱布卷放置于肛管内。术中在麻醉状态下，可以直接将纱布卷放入肛内。

（2）染色剂注入　用5mL针筒抽取2～4mL亚甲蓝，再在针筒上外接剪去针头的头皮针软管，将软管由外口插入瘘管内1～2cm以上，按压外口处，以防亚甲蓝自外口溢出。再慢慢推注亚甲蓝，注入完毕后，继续按压外口处以防亚甲蓝外溢，然后对瘘管稍加按揉后进行观察。

（3）着色区的观察　内口着色区的观察可分直接观察和间接观察。于注射药液的同时，扩开肛门直接窥视着色点的部位称直接观察，而纱卷着色区的辨识则为间接观察。当将肛内填塞的纱布卷取出后，首先观察有无着色。如有着色则提示瘘管的内口与外口间是贯通的。通过观察着色区的位置可判断内口的位置所在，着色区相对应的区域为内口所在位置。但内口较大时，染色剂会溢出较多，精确辨别内口所在就较困难。内口闭锁时，虽然没有染色剂从肛内溢出，有时也可见肛管黏膜下有蓝染，据此也能判断内口的位置所在。

另外，也可在做染色检查时不取出肛门镜，观察有无染色剂从肛内内口溢出。此法常用于术中检查内口。

第二节　肛瘘的辅助检查

一、超声波检查

超声检查是利用超声波的物理特征和人体器官组织声学特征相互作用后产生的信息，并将其接收、放大和信息处理后形成图形、曲线或其他数据，借此进行疾病诊断的检查方法。因其无痛、便宜及设备可移动，在临床使用十分广泛。

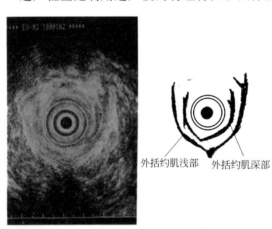

图5-13　辐射式超声检查仪的图像

1.设备

经肛门的超声波检查有直线式和辐射式两种机型。辐射式检查机能在360°范围内观察肛门的病变，通过以尿道作为12点位，较好显示肛门全周影像（图5-13）。但其难以了解肛管纵向的信息，如能熟悉超声波检查时正常的肛门解剖学构造，就能弥补其不足。检查时要将插入肛门内的超声波探头多次上下移动，以观察原发病灶的位置、瘘管的走行和包围瘘管的肛门括约肌、肛提肌之间的解剖学关系。

2.检查方法

按超声回声显示方法分：①二维切面诊断法（简称B超），是目前临床使用最广泛的超声诊断法。在肛肠科常用于腹部及肛周检查，声束以线性扫描方式获得人体软组织器官的实时二维超声断层图像。②彩色多普勒血流显像，是在二维超声切面上采用自相关技术，迅速获得一个较大腔室或管道中的全部回声信息，然后彩色编码并重叠于同一幅二维灰阶图像相应区域内的现象方法，能体现局部组织的血流运动状态。按检查途径可分为：①体表超声检查；②腔内超声检查。肛瘘检查时采用的多是经肛超声波检查法。因经肛的超声波检查专科性强，对肛瘘等疾病的临床意义较大，这里主要介绍经肛的超声波检查法。

（1）经肛超声检查　预先用 100mL 甘油灌肠，体位取左侧卧位，将超声波探头经肛门插入，首先描出尿道，将其作为 12 点位置的标志。再上下移动超声波探头，确认作为诊断目标的内括约肌、外括约肌各部、肛提肌，同时观察病变的存在部位，扩展方向。在合并高位肌间病变的时候，为了定位齿线，可以采用在齿线部放置隐窝钩的方法。

将超声波探头从肛门插入，在肛门最下方的皮下表浅部位的外括约肌皮下部，表现为低回波、呈圆形围绕肛门。该括约肌肌束女性较男性薄弱，特别是在肛门前方。根据肛门收缩时可观察到该肌的随意收缩，表明该肌束为横纹肌。

外括约肌浅部与圆形的外括约肌皮下部有明显的形状差异，也呈低回波。外括约肌浅部是外括约肌中最大、最长、最强的肌束，在超声波上表现为三种形态，但无论哪一种形态都是从左、右括约肛门将肛门固定在后方。在收缩肛门时，可观察到该肌出现随意收缩，表明该肌束为横纹肌。在外括约肌浅部的内侧，能看到被描记为低回波的与外括约肌皮下部一样呈圆形围绕肛门的外括约肌深部。但该肌束在解剖上与后方的耻骨直肠肌紧密接合，很多患者不能被清晰地扫描到。

肛提肌是呈 U 字形围绕肛门的低回波结构。肛提肌根据其走行的不同，可分为耻骨直肠肌、耻骨尾骨肌、髂骨尾骨肌三部分，但三者之间无明确的分界，难以在超声检查图像上完全区别。因为内括约肌的肌层较薄，很多患者并不能被清晰描记出来。

（2）超声内镜检查　超声内镜检查简便、迅速，容易被患者接受。操作时患者取左侧卧位或俯卧位，探头轻柔地插入远端直肠，边查边退。

在超声内镜下查找内口有三个判断标准：①通过括约肌间瘘管探查到内括约肌（阳性预测值 80%）；②内括约肌明显缺损（阳性预测值 79%）；③明确的上皮下瘘管合并局限性的括约肌缺损（阳性预测值 94%）。联合运用这三点体征的总体敏感度为 94%（特异性 87%，阳性预测值 81%）。

3. 经肛超声波检查的正常解剖

通过术前超声波检查，描记出内括约肌、外括约肌各部、肛提肌的图像，术中暴露出各个肌肉，施行超声波检查，如与术前的所见一致就认定为某肌肉。此外对内痔、肛裂的病例也做超声波检查，通过以上努力可掌握肛管的正常超声波解剖。

（1）内括约肌　在超声波检查时出现在最内侧，呈圆形围绕肛门，显示为低回声，因该层非常薄，有较多病例不能被扫描到。

（2）外括约肌皮下部　在紧贴内括约肌外侧，被描记为清晰的圆形低回声像，容易被找到（图 5-14）。

（3）外括约肌浅部　从描记到外括约肌皮下部的位置再向上移动超声波探头时，被扫描到的图像即是外括约肌浅部，其形状与外括约肌皮下部明显不同（图 5-15）。绝大部分病例的外括约肌浅部描记为图 5-16 所示的三种形态中的任何一种，是一明显的低回声像（图 5-16）。

（4）外括约肌深部　显示在出现外括约肌浅部的同一高度，在外括约肌浅部的内侧呈圆形围绕肛门，亦呈低回声，但有较多病例的外括约肌深部图像显示不清晰。

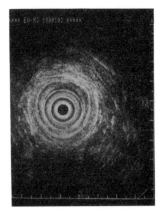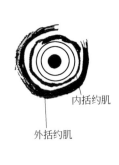

图 5-14　外括约肌皮下部和内括约肌的超声波像

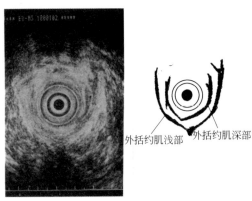

图 5-15　肛门外括约肌浅部和深部的超声波像

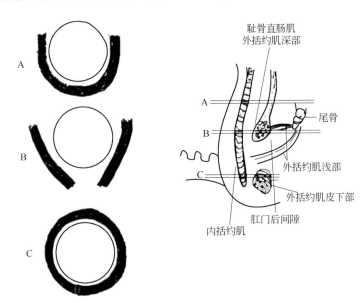

图 5-16　外括约肌浅部的三种形态

左侧 A、B、C 三图分别表示在右图中 A、B、C 不同的位置描记到的外括约肌浅部的超声波图像

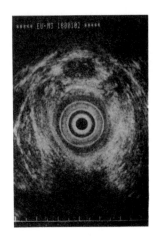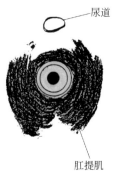

图 5-17　肛提肌的超声波像

（5）肛提肌　从外括约肌浅部、深部被扫描到的高度，再向上移动探头时，有呈 U 字形围绕肛门的肌性低回声像（图 5-17）。

（6）齿线　在普通的状态下，靠超声波检查定位齿线是不可能的。因此利用液体能为超声波较好描记的特性，在齿线上用 0.5％赛鲁卡因 E（0.5mL）做约 5 处的局部注射，就能准确了解齿线的位置。也可以通过在齿线部放置隐窝钩的方法来定位齿线。

4. 不同类型肛周脓肿和肛瘘的超声波检查特征

临床遇到具体病例时，要将触诊所见与

超声波像及其术中所见相比较，从而确定各类型肛周脓肿和肛瘘的超声波像，抓住病变的特征。

（1）肌间脓肿、肌间瘘（Ⅱ型）　在超声波检查图像上，肌间病变表现为外括约肌内侧的低回声团块影。脓肿表现为囊型，肛瘘表现为回声密度与括约肌大致相同的团块。依靠在齿线上局部注射赛鲁卡因 E 来定位齿线，可以鉴别高位肌间瘘（ⅡH）和低位肌间瘘（ⅡL）。

病例 1：ⅡHA　ⅡLA（图 5-18、图 5-19）

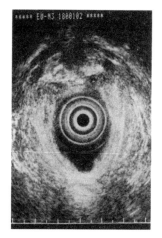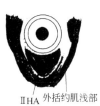

ⅡHA 外括约肌浅部

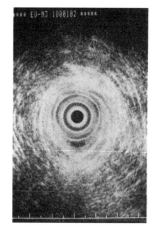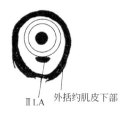

ⅡLA 外括约肌皮下部

图 5-18　高位肌间脓肿的超声波像　　　　图 5-19　低位肌间脓肿的超声波像

在图 5-18 中，外括约肌浅部表现为呈 U 字形围绕肛门的低回声层。肌间病变表现为 6 点位的低回声团。图 5-19 是将超声波探头向外侧拉出时的图像，外括约肌皮下部表现为呈圆形围绕肛门的低回声层。ⅡLA 与 ⅡHA 同样表现为在 6 点位内括约肌内侧的低回声团。因此诊断为ⅡHA　ⅡLA。

病例 2：ⅡHs（图 5-20）　ⅡLs（图 5-21）

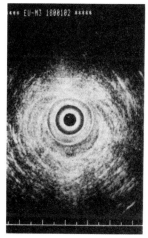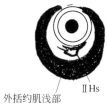

ⅡHs 外括约肌浅部

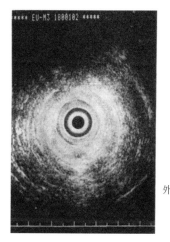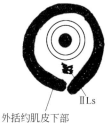

ⅡLs 外括约肌皮下部

图 5-20　高位肌间瘘的超声波像　　　　图 5-21　低位肌间瘘的超声波像

图 5-21 中呈圆形围绕肛门的低回声层是外括约肌浅部。在 6 点位置能看到与外括约肌浅部基本同一水平的团块，显示为ⅡHs。在图 5-22 中能看到呈圆形的外括约肌皮下部，在

6点位置能看到ⅡLs的病变。根据以上特征，该病例诊断为ⅡHs　ⅡLs。

（2）坐骨直肠窝脓肿、坐骨直肠窝瘘（Ⅲ型）　因肛门后间隙充满脓液，坐骨直肠窝脓肿在超声波检查时显示为肛门后间隙的囊形，压迫外括约肌浅部时脓液同时排出。坐骨直肠窝脓肿需与肌间脓肿相鉴别，靠触诊鉴别非常困难，但采用超声波就很容易鉴别。

坐骨直肠窝瘘时，因肛门后间隙脓液减少，内腔变小，表现为沿外括约肌浅部向两侧马蹄形扩展的低回声的团块。坐骨直肠窝病变时绝大部分的病例合并肌间病变（多为ⅡH）。

高野正博在依靠超声波检查研究坐骨直肠窝脓肿形成模式时，发现了很有意思的现象：在坐骨直肠窝脓肿的产生过程中，首先形成肌间脓肿，然后肌间脓肿溃破外括约肌深部扩展侵袭到肛门后深间隙，再形成坐骨直肠窝脓肿。超声波检查肛门后间隙时，在外括约肌浅部的高度，紧靠内括约肌的外侧并不存在肛门后间隙。在内括约肌的外侧存在的是外括约肌深部，外括约肌深部的外侧才有肛门后深间隙。因此，内、外括约肌间的肛门腺的感染并不直接蔓延到肛门后深间隙，而是先形成肌间脓肿后，部分病例的肌间脓肿再溃破外括约肌深部蔓延到肛门后深间隙，形成坐骨直肠窝脓肿、坐骨直肠窝瘘管（病例3）。

用超声波检查观察坐骨直肠窝病变时，首先可见到肛门后深间隙中的病变，脓肿时表现为囊形，肛瘘时表现为混合回声团。几乎所有的病例都在外括约肌内侧伴有低回声团（即肌间病变），手术时有必要对此处的病变予以适当的处理等（病例3，病例4）。

病例3：ⅢBA（图5-22）　ⅡHA　ⅡLA（图5-23）

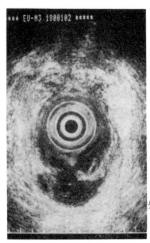
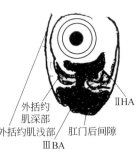
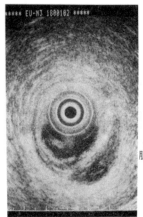
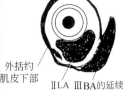

图5-22　坐骨直肠窝脓肿和高位肌间脓肿　　　　　图5-23　坐骨直肠窝脓肿和低位肌间脓肿的蔓延

在图5-22中在6点位置能看到ⅡHA，其后方能看到外括约肌深部。在6点位置的外括约肌深部部分破裂，病变再向后方的肛门后间隙蔓延。在图5-23中，能看到在肛门的周围呈圆形的外括约肌皮下部，其中能见到ⅡLA。根据以上的所见，这个病例的诊断为ⅢBA、ⅡHA、ⅡLA。

病例4：ⅢBs　ⅡHs（图5-24）

与脓肿期不同，在6点位的肛门后间隙，因为经过较长时间的发展，脓液中的纤维蛋白析出，成为强回声和低回声混合存在的马蹄形病变，表示为ⅢBs。6点位的内括约肌的内

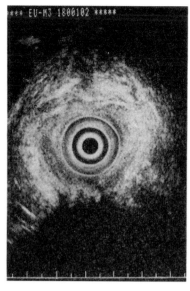

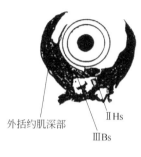

外括约肌深部　ⅡHs
ⅢBs

图 5-24　坐骨直肠窝瘘和高位肌间瘘

侧，能看到低回声团，即ⅡHs。因此本病被诊断为ⅢBs　ⅡHs。

（3）骨盆直肠窝脓肿、骨盆直肠窝瘘（Ⅳ型）　与坐骨直肠窝病变相同，除了由克罗恩病、异物所致者外，单独发生者罕见，多合并肌间病变和坐骨直肠窝病变。认为是由高位肌间病变（ⅡH）向上蔓延或坐骨直肠窝病变（Ⅲ）溃破肛提肌向上蔓延所致。因此，骨盆直肠窝病变多合并肌间病变和坐骨直肠窝病变。超声波检查的特征表现为骨盆直肠窝的低回声团，诊断较容易，以发生ⅣB者为多。

病例 5：ⅣBs（图 5-25）　ⅢBs　ⅡHs（图 5-26）

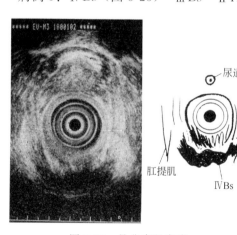

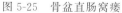

尿道

肛提肌
ⅣBs

图 5-25　骨盆直肠窝瘘

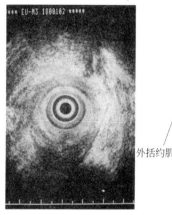

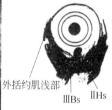

外括约肌浅部
ⅢBs　ⅡHs

图 5-26　骨盆直肠窝瘘的坐骨直肠窝和肌间病变

在图 5-25 中围绕肛门的是肛提肌，在后方能看到两侧性的病变，表示为ⅣBs。在图 5-26 中也能在后方看到两侧性的病变，在外括约肌的内侧也描记到低回声团块，表示为ⅢBs ⅡHs。根据以上的所见，本病例的诊断为ⅣBs、ⅢBs、ⅡHs。

5. 经肛超声波检查的准确性

Lindsey 等学者为评估肛门肛管超声诊断肛瘘的诊断价值，收集 38 例连续就诊的肛瘘患者于术前予以肛门肛管超声检查。结果提示：在确定肛瘘的有无及位置方面，肛门肛管超声检查与麻醉状态下检查一致率达84%；有1例患者行肛门肛管超声检查时未发现肛瘘，后于麻醉状态下检查时发现，有5例行肛门肛管超声检查确诊为肛瘘的患者于麻醉状态下检查时未能检查到瘘管存在。肛门肛管超声检查结果为9例（38%）患者的手术提供了有利的信息；发现了2例隐蔽的括约肌缺损；将3例原本诊断为低位肛瘘的患者纠正诊断为高位肛瘘。但超声内镜存在两个明显缺陷：①超声波不足以穿透外括约肌（高频换能器更是如此），因此该法可能漏诊一些瘘管的存在；②由于感染和纤维化的组织在超声内镜下均为低回声表现，因此该法很难区分复发的脓肿与纤维变性的残余瘘管。

高野正博等曾对200例肛瘘及肛周脓肿的手术病例，在术前做了经肛门超声波检查，并按肛瘘的不同类型，基于手术结果，比较了指诊、经肛超声波检查对肛瘘和肛周脓肿的诊断准确率。总体看来，完全符合的正确诊断率，指诊为63.5%，经肛门的超声波检查仅为58.5%，指诊较优；基本正确部分误诊率，指诊为17.5%，经肛门的超声波检查约为31.0%。在分型方面，Ⅰ～Ⅲ型指诊为优，Ⅳ型两者的准确率相同。误诊率，指诊为19.0%，经肛超声波检查为10.5%，除了Ⅰ型，Ⅱ、Ⅲ、Ⅳ型都是以指诊的误诊率为高。再进一步分析发现，35例指诊检查时基本正确部分误诊的病例中，23例（65.5%）为遗漏部分瘘管，其中12例为遗漏低位肌间瘘（ⅡL），即当有深部肛瘘时容易遗漏浅部的肛瘘，可能是人们在发现大的病变时就容易疏忽其余所致，因而需要培养全面细致检查的习惯。9例（25.7%）为分型错误，其中有7例是把单纯的（S）与复杂的（C）、单侧性（U）与双侧性（B）弄错。有3例（8.6%）本无肛瘘而误诊为肛瘘，都是误诊为高位肌间瘘。指诊完全误诊的38例中，分型错误34例（89.5%），其中误判为更深类型者多达25例（73.1%）。有3例将皮脂腺囊肿和肛瘘术后的瘢痕等错当成肛瘘。经肛超声波检查时，62例基本正确部分误诊的病例中，44例（71.0%）为误诊为肛瘘，较指诊时明显增多。提示检查时对肛瘘与括约肌的分辨技术尚有待提高，需要通过提高技术来解决误诊率高的问题。漏诊的病例只有9例（14.5%），较指诊为少。分型错误的有6例，提示经肛超声波检查对Ⅰ型和Ⅱ型等离开肛门较远的支末端瘘管的诊断较难，对此应靠指诊来加以弥补。经肛超声波检查诊断完全错误的病例有21例，较指诊为少。其中19例为分型错误，占90.5%，占压倒多数，12例（63.2%）诊为过深的类型，7例（36.8%）分型比实际浅，2例（9.5%）将其他病变误诊为肛瘘。

国内叶玲、郑鸣霄等报告，采用超声诊断技术以判断肛周脓肿脓腔位置、大小、分布及脓成熟否，肛瘘主管的位置及走向，支管的数目及分布，内口位置及个数，可以为临床手术提供定性、定位诊断。临床观察198例，B超组诊断准确率达100%，一次手术治愈率达98%，明显高于对照组。认为直肠腔内超声检查能提高肛周脓肿、肛瘘的诊断质量和一次手术治愈率。

但Choen等学者甚至认为超声波检查法并不比肛门指诊有更好效果。他们收集38例连续就诊的肛瘘患者用于比较肛门指诊与超声内镜在描述肛瘘解剖结构方面的准确性。结果提示：肛门指诊准确定位了26个内口（共33个内口），29个主瘘管（共34个主瘘管），15个支管（共21个支管）；超声内镜准确定位了26个内口，24个主瘘管，10个支管，两者比较差异无统计学意义。

王振军、杨斌等对临床常规手术未能发现肛瘘内口的12例患者进行超声内镜检查，进行手术治疗，并与其他常规检查方法比较。结果：内镜超声检查在12例患者均发现已经愈合的内口的准确位置，准确性优于哥德索规则、肛门直肠肛门指诊、窦道造影或亚甲蓝注射以及窦道探针探查。他们发现，在检查中，经窦道外口注射生理盐水，可以更好地显示窦道及内口位置。在超声内镜发现内口后，经内镜在内口位置注射亚甲蓝，可大大方便手术医师快速定位内口，缩短手术时间，是值得推荐的方法。认为经肛门超声内镜检查是定位已经愈合的肛瘘内口的准确、快速、简单、耐受性好的检查手段。

据报告，双氧水超声可明显提高瘘管及内口诊断的准确性。Kruskal等学者利用双氧水超声检查了60余例肛瘘患者，体会到该法有利于探查瘘管的存在、数目及构造，有利于手术者选择适当的手术方式。Buchanan等学者也认为双氧水超声检查对于寻找复发的或复杂的肛瘘病例的主瘘管和内口有利。他们收集了19例肛瘘患者，注入双氧水前后均行三维超声重建技术观察，两个有经验的影像科医师独立地分析超声诊断结果并将之与磁共振成像及手术探查结果比较。结果显示：三维超声及双氧水三维超声均发现大部分的内口（19/21VS18/21）、主管（17/21VS15/21）及支管（13/19VS 12/19）。尽管两种方法诊断意义相当，双氧水产生的气泡可使瘘管及内口看起来更明显。Navarro-Luna对在2001～2004年接受双氧化强化肛内超声检查并经手术的患者进行前瞻性研究。对比肛管内超声影像研究描述瘘的各种特征与手术发现，并根据它形成瘘的超声影像分类的方法。结果：在94%的病例中，内口可以识别。只有1例，作者不能够获得关于瘘管和瘘管走行的足够信息。在95%的病例中，肛内超声能够正确识别瘘管是直线形的还是曲线形的；在85%的病例中，超声所诊断的瘘管走行与外科发现是一致的；75%的慢性瘘管通过外科手术得到证实。因此认为：使用肛内超声，在过氧化氢的强化作用下，在外科预检肛瘘方面可以提供理想的结果。

通过超声波检查和手术对普通指诊等专科检查方法的印证，发现肛旁皮脂囊肿之所以易被误诊为肛瘘或脓肿，是因为囊肿边缘过于接近肛门，以至于在做肛内指诊时易发现齿线部可疑硬结，而误认为是内口。尤其是当囊肿内侧硬壁正好位于齿线高度时，区别是内口的硬结还是包块的硬壁较为困难。

在二维超声基础上发展起来的三维肛肠超声，可同时从不同角度获取病变部位的三维立体模块，较直观地显示脓腔的大小、瘘管的走行以及与括约肌的关系，对内口的诊断准确率较二维超声高。但对于反复发作的高位复杂性肛瘘，瘘管壁已纤维化并产生瘢痕者，因在超声波图里，炎症过程在括约肌中为低回声区，与瘢痕产生的低回声区难以区分，因此对于判定瘘管存在遗漏，且对肛缘外的瘘管分支情况的评估存在不足。

6. 超声检查的作用和意义

采用经肛超声波检查方法诊断肛瘘和肛周脓肿具有明显的优点，如做超声波检查可准确显示病灶的形态，并可将图像保存下来，供手术前后对照研究。另外，传统检查方法只能扪及肿块的大小，对有无脓腔及脓腔的大小主要依靠经验判断，有很大的盲目性，采用经肛超声波检查后可以较精确地了解有无脓腔及脓腔的大小。所以，经肛超声波检查目前已经逐步成为诊断肛周脓肿和肛瘘的一种重要手段。

经肛超声波检查还能发现一些指诊不能发现的内口，能较好地把握瘘管的走向及其分支情况，弥补传统指诊与肛门镜检查的不足。内镜超声下，已经闭合的肛瘘内口表现为黏膜下或内括约肌的缺损、中断、低回声灶，一些缺损与肠壁外括约肌间缺损相连。

但超声波检查还存在着一定的局限性。超声检查局限性为：①穿透能力有限，不能显示深部的瘘管和小脓肿。②难以在单一平面上显示三维立体结构。③如有探头挤压可能造成瘘

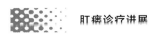

管的假性闭合及不必要的疼痛，降低检查的准确率。④诊断更依赖于检查者的经验。其检查结果的准确性与操作者的经验、技法及患病时间的长短都有关系，还与瘘管形成时间长短、纤维管道成熟度、超声图像的清晰度等有关。⑤有的超声波检查机型相对价格较高，不易在基层推广。

二、磁共振成像检查

磁共振成像是一种利用磁共振原理的医学影像新技术，因其对软组织具有良好的分辨率而被广泛应用于全身器官的检查，对脑、甲状腺、肝、胆、脾、肾、胰、肾上腺、子宫、卵巢、前列腺等实质器官以及心脏和大血管有绝佳的诊断功能。与其他辅助检查手段相比，磁共振具有成像参数多、扫描速度快、组织分辨率高和图像更清晰等优点。目前磁共振成像（MRI）检查已经成为一种常见的影像检查方式。

1.检查方法

进行磁共振检查前，必须把身体上的金属物全部拿掉。不能佩戴如手表、金属项链、假牙、金属纽扣、金属避孕环等磁性物品进行磁共振检查。进行上腹部（如肝、胰、肾、肾上腺等）磁共振检查时必须空腹，但检查前可饮足量水，有利于胃与肝、脾的界限更清晰。

肛瘘的 MRI 检查可通过直肠腔内线圈和体表相控阵线圈两种途径实现。直肠腔内线圈价格昂贵，且具有超声探头类似的缺点，据报道其准确率仅有 68%。所以，目前临床上很少应用直肠腔内线圈。应用体表相控阵线圈操作简单，患者耐受性好，视野大、图像满意，对肛提肌上方的病变也能良好显示。

扫描时定位线要分别垂直、平行于标准肛管经线，扫描层厚小于 4mm 为宜。

磁共振检查虽不会对人体健康有影响，但以下六类人群不适宜进行磁共振检查：安装有心脏起搏器的患者、有或疑有眼球内金属异物者、动脉瘤银夹结扎术者、体内金属异物存留或金属假体者、有生命危险的危重患者、幽闭恐惧症患者等。不能把监护仪器、抢救器材等带进磁共振检查室。另外，妊娠不到 3 个月的孕妇，最好也不要做磁共振检查。

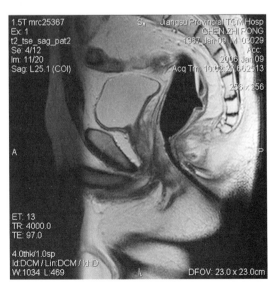

图 5-27　磁共振检查显示的高位
复杂性肛瘘的部分瘘管

2.诊断价值

MRI 软组织分辨力高，能直接多平面成像，且因盆腔器官运动少，能采集到高质量的图像，无须任何药物即可清晰显示瘘管，并且没有辐射损伤。简单的肛瘘，MRI能显示括约肌间隙的异常信号及其向下通于皮肤的瘘口。复杂性肛瘘，MRI 能显示瘘管通过直肠旁间隙穿过肛管或直肠壁，能较好地显示肛门括约肌、直肠等瘘管周围组织结构（图 5-27）。许多学者将 MRI 的诊断结果与最终外科手术的结果相对照，证实了其诊断肛瘘的准确性。有报道称，MRI 时肛瘘诊断的准确率高达 90%～93%。

Lunniss 等学者于 1992 年进行了一个前瞻性研究来评估磁共振成像诊断肛瘘的价值：16 例肛瘘患者（24～66 岁，平均年龄 42 岁）术前行磁共振成像，术后发现其中 14 例患者瘘管走行及内口位置与磁共振成像所报告之结果高度一致。

Scholefield 等学者认为肛瘘患者无须在术前常规做磁共振扫描，但对于复杂肛瘘患者，该检查方法显得尤为重要。他们为了评估磁共振成像在疑似肛瘘患者中的诊断价值，让一名不知晓磁共振成像结果的肛肠外科医师在局部麻醉下行手术治疗。结果提示：33 例临床诊断为肛瘘的患者被纳入试验，27 例患者手术证实确系肛瘘，磁共振成像检查到 42% 的瘘管、63% 的内口、13.33% 的外口及 50% 的肛周脓肿。

对于复发性肛瘘和克罗恩肛瘘而言，运用 MRI 诊断复杂性的支管和残留脓腔就更为重要。在诊断克罗恩病并发的复杂肛瘘方面 MRI 具有不可替代的诊断价值。Beetstan 等学者收集了 56 例肛瘘患者，术前均行磁共振成像（其中 24 例为肛瘘初次发作患者，17 例为复发肛瘘患者，15 例为克罗恩病并发的肛瘘）。结果证实：磁共振成像为 12 例患者（克罗恩病并发肛瘘 6 例，复发肛瘘 4 例，初发肛瘘患者 2 例）提供了重要的不易察觉的额外信息，磁共振成像诊断瘘管的敏感度和特异性分别为 100% 和 86%，诊断肛周脓肿的敏感度和特异性分别为 96% 和 97%，诊断马蹄形瘘的敏感度和特异性均为 100%，诊断内口的敏感度和特异性分别为 96% 和 90%。MRI 对提肛肌上方的支管的诊疗意义重大，一般情况下这些支管不仅难以被发现，处理起来也极为困难。

MRI 已经被证明能够影响肛瘘患者的治疗。在一个以 56 例肛瘘患者（其中 15 例为 CD 肛瘘患者）为研究对象的前瞻性研究中，术前 MRI 结果最初对外科医生保密，然后在手术完成时再向其提供，并允许外科医生根据 MRI 提供的信息进一步手术：有 21% 的患者因 MRI 提供的额外信息而进一步进行了手术，但如果只统计 CD 患者，进一步进行手术的数值增至 40%。

随着 MRI 技术的发展，肛瘘的 MRI 研究越来越细致。有文献报道，用 DWI 来评价肛瘘，可以进行 ADC 值的量化研究，反映瘘管的炎性活动程度，并能够代替增强扫描。由于动态增强扫描反映肛瘘的活动性，并且能够反映瘘管对药物治疗的反应，所以对于 CD 肛瘘患者，MRI 可以指导临床医生的治疗用药。

MRI 检查也存在一些不足：①检查时间较长，通常需 20～30min，部分病情严重的患者可能无法坚持完成；②部分活动性 CD 患者本身有发热表现，应用 3.0T MR 进行检查时有风险，1.5T MR 也需注意其发热情况；③与其他检查方法相比，MRI 检查的禁忌证相对较多。

3. 肛瘘的磁共振检查的特征

基本序列包括 SE T1WI、FSE T2WI、T2 加权脂肪抑制序列及 T1WI 增强扫描序列等。T1WI 图像上，瘘管呈等位或稍低信号，合并出血时也可呈稍高信号；T2WI 图像上可清晰地显示瘘管和脓肿，呈明显高信号；T2 加权脂肪抑制图像可以将 T2WI 图像上不易鉴别的瘘管与肛周脂肪组织鉴别；T1WI 增强图像，血供相对丰富的瘘管壁明显强化，强化的速度可以反映瘘管的炎性活动性强度。而纤维化瘘管强化则相对较弱，甚至无强化。

（1）内口 瘘管的内口在 MRI 图像中表现呈管状的长 T1 长 T2 信号影，一端与瘘管相连，另一端朝向直肠，横断面显示直肠齿线附近肠壁局限性中断，邻近直肠壁略显增厚。括约肌上方瘘和括约肌外侧瘘都可能穿过耻骨直肠肌进入盆底。然而，两者内口所处的部位却完全不同。通常括约肌上方瘘内口位于肛管部位，而括约肌外侧瘘位于直肠。有时不能在 MRI 图像上沿瘘管追踪到肛管，在这种情况下，只能根据瘘管的形态推测内口可能的部位。

（2）主管 活动性瘘管内充满脓液及肉芽组织，在 T2 加权或 STIR 序列中显示为长的高信号结构。一些反复发作的患者的瘘管壁会相应增厚，表现为活动性瘘管被低信号的纤维组织壁所包裹。有时能看到一些高信号影，是因为组织水肿所致。如果高信号影出现在瘘管壁外，说明邻近组织存在炎症反应。MRI 显示外括约肌，在 T2 加权或 STIR 序列中为低信号结构，外侧方坐骨直肠窝脂肪为高信号，因此，很容易分析瘘管是穿过外括约肌或跨过外括约肌。如果原发主管完全限制在外括约肌内侧，这应当是括约肌间瘘。反之，任何在坐骨直肠窝中出现的瘘管证据，均提示为非括约肌间瘘。

（3）支管　支管一端与主管相连，另一端为盲端。MRI 发现支管的存在对于肛瘘的诊治具有重要意义。MRI 能准确地发现和定位肛瘘的支管和残余脓腔。支管和残腔在 T2 加权和 STIR 序列中表现为原发主管周边存在的高信号结构，静脉应用对照剂会导致局部信号增强。最常见的支管形态是经括约肌肛瘘，主管穿过外括约肌进入肛管，支管进入坐骨直肠窝顶端。

三、CT 检查

CT（computed tomography）即电子计算机断层扫描，它是利用精确的 X 线束与灵敏度极高的探测器一同围绕人体的某一部位作一个接一个的断面扫描，具有扫描时间快、图像清晰等特点，可用于多种疾病的检查。

1. 检查方法

检查前嘱患者排空大便，先平躺于螺旋 CT 机床上，常规扫描范围自髋臼上缘至整个臀部下缘。扫描图像后采用多平面重建和容积重建。也有报告在对于肛瘘和肛周脓肿患者，在肛周脓肿患者抽取脓液后，或在肛瘘或肛周脓肿的溃口中置入软导管，注入适量 5% 泛影葡胺稀释液 20mL，边注射边扫描，注射速度约 3.0mL/s，一般以患者稍感胀痛为度。

CT 分平扫（plain CT scan）、造影增强扫描（contrast enhancement，CE）和造影扫描。平扫是指不用造影增强或造影的普通扫描。增强扫描是用高压注射器经静脉注入水溶性有机碘剂，如 60%～76% 泛影葡胺 60mL 后再行扫描的方法。血内碘浓度增高后，器官与病变内碘的浓度可产生差别，形成密度差，可能使病变显影更为清楚。方法分主要有团注法和静滴法。

2. 诊断价值

CT 自 20 世纪 70 年代问世以来，现已发展为多层螺旋 CT 技术。螺旋 CT 与多种重建技术相结合，可以清晰地显示瘘管形态、长度、边缘及走行，有助于判断瘘管附近结构受侵犯的程度及炎症侵及的范围，也能从多个方向、多个平面观察脓肿的位置、波及间隙及与肛提肌关系，脓腔大小及与肛门边缘的距离，有无内口及内口位置和数量（有内口者对比剂可进入直肠壁甚至腔内），及时判断有无瘘管存在。有时还能判断慢性肛瘘是否有癌变。可为临床医师提供直观的检查资料，对临床确定手术方案有一定的指导作用。

戚婉等对 21 例肛瘘患者行螺旋 CT 检查，结果证实，所获得的立体资料与手术结果相比具有较高的符合率（95.2%）。刘日华等对 44 例患者行 CT 检查，并与手术结果相对照，44 例患者扫描所得的轴位图像及三维重建，明确显示了瘘管的数目、位置、形态、走行、分支及与周围组织的关系，并清楚地显示了内口，其结果与手术所见完全一致，内口显示符合率 100%。

王胜全对 58 例复杂性肛瘘行瘘管多排 CT 检查，CT 图像结果行三维重建处理，与术中所见情况对比，发现 CT 联合三维重建可显示复杂性肛瘘瘘管的分支情况，在其提示下行手术的 58 例复杂性肛瘘经 12～18 个月随访，无 1 例复发，对瘘管所做 CT 检查的结果与术中所见相符率达 100%。

尽管 CT 具有较好的软组织分辨率，可较好地描述瘘管本身形态，但不能精确地辨别瘘管的解剖学类型。难以显示复杂性瘘管内口。因肌肉组织的 CT 值较低，肛提肌及括约肌分辨率欠佳，对尚未完全液化的脓腔及侧支瘘管特异性不高，影响了对高位瘘管和盆底组织的分辨。这是因为瘘管组织对 CT 的衰减与括约肌及脂肪层类似。高玲研究发现，螺旋 CT 对复杂性肛瘘难以全部显示瘘管内口，与手术对照的符合率为 80%；对未完全液化坏死的脓腔及侧支瘘管，显示特异性不高；在区分括约肌、纤维化的盆底肌肉和瘘管方面缺乏足够的对比。

四、瘘管造影

瘘管造影放射学诊断（以下简称瘘管造影）是使用对比剂对瘘管对比显影的一种方法，也是最早应用于肛瘘的一种检查方法，在 CT、MRI、超声波检查尚未普及时，瘘管造影是肛瘘重要的检查方法，曾用于各种肛瘘尤其是高位复杂性肛瘘的检查。此法目前虽仍在临床使用，但已经逐渐为其他检查所替代，临床已经相对少用。

1. 检查方法

瘘管造影前，先将一金属标示物（如回形针）放在肛门口以标记肛缘位置，并用细导尿管或硅胶管从肛瘘外口缓慢插入瘘管内，直到有阻力为止，以标记肛管直肠。同时也要在外口处置一金属标记物。然后从外口缓缓注入适量对比剂，并封堵外口以防对比剂漏出。然后，拍摄包括肛管、直肠、骶尾骨等在内的正、侧位片，以显示瘘管走行、深浅、分支、内口和外口的位置、瘘管与肛管和直肠的关系、瘘管与周围脏器的关系等。

瘘管造影用的对比剂以前为 40% 碘油，因为易发生过敏反应，严重者可导致休克，抢救不及时会导致患者死亡，所以检查前需要做碘过敏试验，并在检查时备好过敏反应发生后的抢救用药，需要医护人员在检查全过程中陪护。目前瘘管对比剂普遍改用碘普罗胺等较安全、较不易发生过敏反应的药剂。

2. 诊断价值

对于比较通畅的瘘管，瘘管造影检查能有效显示内口及瘘管的走向，具有一定的诊断价值。Weisman 等报告，48% 的肛瘘造影能观察到常规检查未查出的病变。

但瘘管造影存在一些明显的局限性：①当肛瘘无外口时，则无法行瘘管造影；②当瘘管分支粘连或管道狭窄时，因对比剂难以通过，瘘管及内口常不能准确显影；③对比剂可从内口和外口向周围流淌，造成误诊；④瘘管造影并不能使括约肌显影，因而无法判断瘘管与括约肌的关系，术者只能猜测瘘管与括约肌的关系，对手术的指导意义不够。因此，瘘管造影术可能只在联合磁共振成像和（或）超声内镜的情况下对患者有益。此外，瘘管造影可因加压注射引起菌血症，或对比剂导致不良反应，且与其他检查相比，该检查还存在电离辐射的伤害，对孕妇等患者是不合适的。

Kuijpers 等学者为了评估瘘管造影在肛瘘中的诊断价值，对比分析了 25 例肛瘘患者的瘘管造影结果与手术探查的结果，发现瘘管造影的准确率只有 16%，假阳性率达 10%，发现内口诊断率仅为 20%，认为瘘管造影检查对手术治疗的帮助有限。

五、肛瘘镜

肛瘘镜是一种插入瘘管内、专门用于肛瘘检查和治疗的硬质窥镜。肛瘘镜有一个 8 度角的目镜和光源通道，也有一个操作/冲洗孔，直径是 3.3mm×4.7mm，可操作长度是 18cm，有一个可拆卸手柄方便操作。肛瘘镜有两个分接口，其中一个可连接 1% 的甘氨酸甘露醇溶液（5000mL/袋）。

1. 检查方法

肛瘘镜检查一般在椎管内麻醉下进行，常常在手术前先做肛瘘镜检查，然后在肛瘘镜下进行肛瘘的治疗。

检查时，先从外口插入肛瘘镜，外口周围有非常坚硬的瘢痕组织时，需切除这些瘢痕组织以保证肛瘘镜可以插入。在镜内注入甘氨酸甘露醇使其充满瘘管，以便观察。通过上下左右轻柔地调整肛门镜，让瘘管可以适应或容纳肛瘘镜，进而拉直瘘管，边观察边将肛瘘镜向前推进，遇有瘘管内坏死组织阻挡时需要适当做搔刮清除。

做肛瘘镜检查时，要注意查找肛瘘的内口和瘘管分支等。肛瘘管道较窄、内口闭合时，可通过观察直肠黏膜上显示的肛瘘镜的透光点以推测肛瘘的内口部位。

2. 诊断价值

肛瘘镜作为一种新型的检查与治疗器械，提供了一种可看清瘘管内部情况及其走向等的视频检查方法，并能记录和保存。但由于其使用成本高，需要麻醉，费时费力，作为检查方法并无明显的特点，故国内很少将其单独用于肛瘘的检查，一般都用于视频辅助下肛瘘的手术治疗中。

六、病理检查

为了明确肛瘘的病因和性质，对可疑病例或肛瘘病史在 5 年以上者，在术前、术中或术后取活检组织进行病理检查，可以确定肛瘘有无癌变，是否为结核性，是否为克罗恩病并发的肛瘘等。若一次检查为阴性或不能确诊，可多次取活组织检查。需注意如何取得正确的标本，所取标本应包括瘘管壁及与管壁相连之组织，或特异变化之组织。

七、细菌培养

对肛瘘分泌物做细菌培养和药敏试验，可协助诊断和指导治疗。对伤口生长缓慢、长期不愈者，细菌培养和药敏试验更为重要。在肛瘘脓肿期做病原菌检查和药敏试验还有助于指导术后合理使用抗生素。

日本早前对肛周脓肿做细菌培养的报告较多。高野病院曾对 83 例肛周脓肿患者的脓液进行了细菌培养，分离出了 144 株细菌。82 例患者中，1 种细菌感染者 30 例（36.6%），2 种细菌感染者 46 例（56.1%），3 种细菌感染者 6 例（7.3%），4 种细菌感染者 1 例（1.2%）。发现菌株数量与肛周脓肿的严重程度并无有相关关系。分离出的 144 株细菌中，以大肠埃希菌为最多（56 株，38.9%），其次是类杆菌（34 株，23.6%）。若以需氧菌和厌氧菌来分，则需氧菌有 95 株（66.0%），厌氧菌有 49 株（34.0%）。需氧菌中以大肠埃希菌为最多（56 株），其次是克雷白杆菌（17 株）；厌氧菌中以类杆菌最多（34 株），其次是厌氧性革兰氏阴性球菌（12 株）。厌氧菌单独感染者 9 例（11.0%），需氧菌单独感染者 34 例

（41.5%），需氧菌与厌氧菌混合感染者 40 例（48.8%）。另有品川氏报告，需氧菌单独感染率为 31.0%，厌氧菌感单独感染率为 5.2%，需氧菌和厌氧菌混合感染率为 62.8%，与高野报告的检查结果基本一致。但大久保氏的报告则与高野氏与品川氏的不同，他报告的需氧菌单独感染率为 56.3%，厌氧菌感单独感染率为 1.9%，需氧菌和厌氧菌混合感染率为 22.3%。

国内近年来有关肛周脓肿病原菌检查的报告逐年增多，与日本的报告也有不同。据关瑞剑等报告，90 例肛周脓肿患者的细菌培养阳性率为 100%，感染类型为混合感染 63 例（占 70%），单纯性需氧菌感染 14 例（占 15.6%），单纯性厌氧菌感染 13 例（占 14.4%）。需氧菌中以大肠埃希菌、葡萄球菌、变形杆菌和链球菌为主；在厌氧菌中以厌氧性球菌、放线菌和优杆菌较多。

从肠道细菌构成来看，按理应该以类杆菌为多，但目前结果显示感染细菌以大肠埃希菌为最多。高野正博认为这可能与大肠埃希菌的毒力及肛管、肛门腺的解剖学特点有关。

据报告，肠源性细菌感染者易成瘘，而皮肤病性细菌感染者成瘘者相对较少。Grace（1982）等分析了 114 例肠源性细菌性肛周脓肿，其中 70 例（61.4%）形成肛瘘，有瘘的脓肿中肠源性细菌检出率高达 86%，肠源性细菌包括链球菌属、类杆菌属、梭状芽孢杆菌属、大肠埃希菌属等。关瑞剑等报告，6 例单纯为大肠埃希菌感染者中有 5 例形成肛瘘，6 例单纯葡萄球菌感染者，无 1 例形成肛瘘。13 例单纯性厌氧菌感染者中有 8 例形成肛瘘（占 61.5%）。

八、普通 X 线检查

对复杂性肛瘘，反复多次手术者，或疑为囊肿性肛瘘，或骶前囊肿、畸胎瘤破溃后成瘘，或骨结核、克罗恩病、溃疡性结肠炎并发的肛瘘或骨盆疾病者，可做骨盆摄片和 X 线造影检查。一般拍骨盆正、侧位片，可以显示骨盆及骶尾部。若为骨结核或骨髓炎，则可见骨质破坏，有脓腔、死骨等。若为畸胎瘤，可见毛发钙化点、骨骼和牙齿等，常有直肠向前移位等变化。

九、结肠镜检查

随着结肠镜检查技术的进步及器械的普及，目前结肠镜检查已经成为肛肠科常用的检查项目。结肠镜检查虽然不是肛瘘患者术前一定要做的检查，但如有条件最好能在术前做好结肠镜检查。有下列情况的肛瘘患者：①有腹痛、腹泻、黏液便、脓血便等症状；②肠黏膜粗糙或增厚、直肠黏膜有明显充血和糜烂；③瘘管分支过多、位置过高、直肠有溃口、瘘管壁组织过硬或管壁过软；④脓液或创面分泌物清稀、术后创面长期不愈合。这些患者都有必要做结肠镜检查。

（一）结肠镜检查前的准备

（1）询问好病史，做好心电图、血生化等必要的检查，了解有无禁忌证。跟患者作必要的解释工作，消除其思想顾虑或恐惧心理。

（2）检查前 2 天注意少吃或不吃有渣饮食，检查当日晨禁食。

（3）做好肠道的清洁准备工作。目前常用的结肠镜检查肠道准备方案有：①复方聚乙二醇电解质散 2 包，放在 2L 凉开水或纯净水中充分溶解，于检查前约 4 小时开始服用，并在

1 小时内服完。该法简便、安全，不适反应相对较少，不影响必要时的切割和烧灼等治疗。②20％甘露醇 250mL，检查前 6 小时口服，然后在 3 小时内间断口服平衡液或 5％糖盐水共3000mL。但该法所做的肠道准备不适合做肠镜下烧灼、电切等治疗操作。

（4）必要时可在肠镜检查前用阿托品 0.5mg 肌注，以减少患者肠痉挛等不适。对于精神过分紧张者用可在检查前用地西泮 5～10mg 给患者肌注或静注，以使患者情绪稳定。

（二）操作方法

① 检查肠镜及配件，注意检查光源、送气送水吸引装置以及操作部情况。

② 患者取左侧卧位，双腿向腹部屈曲。

③ 操作者在检查前先给患者做直肠指检，了解有无肿瘤、狭窄、痔疮、肛裂等。助手将肠镜前端及镜身上涂抹适量的润滑剂，患者放松肛门括约肌，检查者右手食指按压镜头，使镜头滑入肛门，缓缓进镜。

④ 循腔进镜，慢慢滑进，少量注气，适当钩拉，去弯取直，采用防襻、解襻等插镜技术逐段缓慢插入肠镜。注意抽吸缩短与取直乙状结肠及横结肠，在脾曲、肝曲处适当钩拉、旋镜，适当嘱患者做呼吸配合及体位调整。

⑤ 助手配合检者以适当手法按压腹部，减少肠管弯曲及结襻。

⑥ 镜前端到达回盲部时的标志为见到月牙形的阑尾孔及鱼口样的回盲瓣。此时，调整结肠镜头端角度，将其插入回盲瓣，观察检查末端回肠 15～30cm 范围内的肠腔与黏膜的情况。

⑦ 退镜时应上下左右观察肠壁全周，通过适量注气、抽气，逐段仔细观察，注意肠腔大小、肠壁及袋囊情况，对转弯部位或未见到结肠全周的肠段，要调整镜头角度及进镜深度，适当更换体位，重复观察。

⑧ 对有价值的部位进行摄像、活检或取活组织做病理检查。

⑨ 检查结束时尽量将肠腔内的气体抽除干净，以减轻患者的腹胀、腹痛等不适。检查完毕，对患者观察 15～30 分钟，如无不适方同意离开。

⑩ 做息肉摘除、止血治疗者，治疗后进半流饮食，休息 3～4 天，根据情况适当应用抗生素。若有突发腹痛、出血等不适，应及时到医院治疗。

（三）诊断价值

肛瘘时做结肠镜检查的目的之一是排除克罗恩病和溃疡性结肠炎等手术禁忌证，检查时常可发现肛瘘的肠壁穿孔。结肠镜检查对于某些类型肛瘘的诊断和治疗决定是非常重要的。因为目前炎症性肠病的发病率不断增高，克罗恩病导致的肛瘘越来越多，而炎症性肠病患者的肛瘘可以先于肠道症状出现，很多患者都是在手术后创面长期不愈合，检查才发现有克罗恩病和溃疡性结肠炎等。克罗恩病患者的肛瘘多采用保守治疗或非根治性治疗，应避免手术治疗。术前做结肠镜检查有助于避免对克罗恩病等患者做手术治疗。

综上所述，肛瘘的检查中有指诊、瘘管造影、超声波检查、MR 和 CT、肛瘘镜检查等各种检查方法，各有其适应证和检查价值，准确率也各不相同。

Buchanan 等对 104 例患者进行了瘘管造影、腔内超声及 MRI 检查，并与手术中的实际情况进行对照。对于肛瘘分类的符合率，瘘管造影为 61％，腔内超声检查为 81％，MRI 为90％。对于铁蹄形肛瘘，腔内超声及 MRI 的符合率分别为 90％和 96％，认为 MRI 更利于肛瘘检查。Schwartz 等认为，MRI 对高位复杂性肛瘘、铁蹄形肛瘘等临床难以确诊的疑难病例的诊断具有绝对的优越性和准确性。

Schratter-Sehn 等学者收集 25 例克罗恩病患者，试图比较经直肠（或经阴道）内镜超声检查术与 CT 检查在诊断肛瘘、肛周脓肿、低位盆腔炎症方面的优劣。术后结果显示：①经直肠（或经阴道）内镜超声检查术在诊断肛瘘与低位盆腔炎性浸润方面优于 CT 检查（内镜超声检查正确诊断 14 例肛瘘、11 例低位盆腔炎症；CT 仅正确诊断 4 例肛瘘、2 例低位盆腔炎症）；②两种检查方法在诊断肛周脓肿方面准确率相当；③CT 能正确诊断直肠旁筋膜及脂肪组织炎性浸润，内镜超声检查术无此功能。

部分学者比较了 MRI 和 EUS 评价原发克罗恩病肛瘘的准确性，但他们所报告的结果差异比较大。原因可能与使用的设备、患者选择标准和操作者的经验等不尽相同有关。而 Beckingham 等研究认为，动态增强 MRI 的灵敏度和特异性均好于 AES。

目前在肛瘘的检查中，尚无一种检查检查方法具有绝对的优越性，可以 100% 正确诊断肛瘘。对肛瘘的检查，需要根据肛瘘的不同类型，选择或综合使用各种不同的检查方法，以提高诊断准确性并全面掌握肛瘘的形态特征等。在肛瘘诊断过程中，常需要灵活使用 1～2 种甚至多种方法，才能准确、全面地诊断肛瘘。对低位肛瘘、括约肌间肛瘘等简单肛瘘的诊断可通过常规的肛门视诊、指诊常常可以确诊，必要时做腔内超声检查，通常没有必要做 MR、CT 等检查。但对于括约肌外瘘或经括约肌瘘等高位复杂性肛瘘，由于瘘管涉及周围组织较多，且内口位置高、分支较多，此时指诊及腔内超声检查等由于本身的局限性往往难以全面了解肛瘘的走向和括约肌的关系，MRI 检查由于对深部组织也能很好地显示，对于高位的肛瘘做 MRI 检查很有必要。

第三节　肛门功能的检查和评价

肛瘘因瘘管与肛门括约肌关系密切，手术中容易造成肛门括约肌损伤，并因此导致肛门功能损伤。因此有必要在术前和术后对肛门功能做适当的检查和评价。

肛门指诊是最简便易行、无创又低成本的检查肛门括约肌功能的方法。据报告，肛门指诊检测肛门括约肌受损的灵敏度是 67%，特异度是 55%，但肛门指检依赖经验较大，很难客观、量化。目前能客观地对肛门括约肌及其功能的检测和评价的方法有肛门直肠压力测定、经肛超声波检查、肌电图、直肠感觉功能等检查。这些检查不仅可了解患者术后肛门、直肠功能，还能在一定程度上从解剖及病理生理的角度帮助分析原因，指导康复治疗，并能对预后的判断有所帮助。

此外，如神经传导研究、肌电图、大便失禁 X 线造影、阴部神经末梢运动元潜伏期测定、黏膜电感应、肛门回声反射等也是评估肛门功能的方法，但目前研究较少。

需要指出的是，准确而严谨的功能检查和评估，目前尚缺乏统一且详细的标准，所以不同医院的检查结果往往难以比较。如何完善检测标准，规范临床操作，是值得研究的问题，以寻找适当的解决方法。

对肛门功能的评价目前主要采用肛门功能评价量表和患者生活质量问卷调查表，但量表和问卷调查主观性较强，在评价肛门功能中有一定的局限性，不能单独使用。

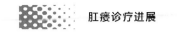

一、肛管直肠压力测定

肛管直肠压力测定是通过生理压力测试仪检测肛管直肠内压力和肛管直肠间的生理反射，以了解肛管直肠的功能状态，并评价支持相关该功能状态的肌肉和神经的结构完整性。

肛管直肠压力测定目前常用于先天性巨结肠、功能性便秘、肛门失禁、肛门坠胀、肛门直肠痛等疾病的诊断，以及肛门直肠的功能和手术损伤的评价，以及肛门直肠疾病治疗方法的评价。该检查对肛肠生理的研究、肛肠疾病的诊治和疗效评价等具有一定的意义，是目前评估肛门功能最重要的方法。在肛瘘时做肛管直肠压力测定，有助于判断术前肛门括约肌的功能状况和手术对肛管直肠括约肌及其功能的影响。肛门直肠测压还可用于功能性肛肠疾病的生物反馈治疗。

但肛管直肠压力检查还存在检查数据波动性大，易受体位、不同检测者的操作等影响的不足。以致目前即使是同一品牌的设备，也没有各项指标的标准值可以参考，甚至不同单位间的同一指标的数据差异非常大。

（一）设备

肛管直肠压力测定装置由压力感受器及压力转换和记录装置等组成。压力感受器用于感受肛管直肠压力的变化，压力转换和记录装置则是将压力感受器探头所感受到的压力变化信号经换能器转变为电信号，然后再传输给放大和记录装置，并以数值和图形形式显示和记录下来。压力感受器部分目前主要有气囊或水囊方法、水灌注方法和固态微型转换器方法的不同。

不同的肛门直肠压力检测设备均有各自不同的要求和不同的操作方法，需要经过一定的培训，取得一定的资格认证后方能进行。

（二）检测指标

肛管直肠压力测定的指标有以下四类。

1. 压力指标

（1）肛管静息压　为肛管静息状态下测得的肛管压力。肛管静息压的80%由内括约肌的张力收缩所形成，外括约肌张力在构成肛管静息压中仅占20%。通常多产妇女肛管静息压较男性低，老年人较青年人低。

肛门失禁、脊椎麻醉、单侧或双侧骶神经切除者肛管静息压明显下降。而肛裂及一些内痔患者的肛管静息压较正常升高，扩肛后可恢复正常。

（2）最大肛管收缩压和收缩时间　受试者尽力收缩肛门时所产生的压力为最大肛管收缩压，从压力骤升到压力回降到肛管静息压水平的时间为收缩时间。肛管收缩压由盆底肌、外括约肌收缩产生，可用于判断肛门外括约肌功能，结合肛管静息压进行判断可了解肛管括约肌的整体功能。

（3）肛管高压带　探头插入直肠后用匀速拖曳探头往肛外拉，压力骤然升高时所在位置为肛管高压带近端起点（探头应标有刻度），到肛管压力锐降到大气压水平时即为肛管高压带远端（通常为肛缘）。

肛管高压带显示的为内外括约肌功能的分布范围，是由肛门内外括约肌静态张力收缩造成的高压区域。肛门括约肌损伤可导致肛管高压带缩短。

(4) 主动收缩压 由最大肛管收缩压减去最人肛管静息压得出的值即为肛管主动收缩压，代表肛门外括约肌，盆底肌主动收缩活动所产生的净增压。

(5) 直肠静息压 是直肠静息状态下的压力。正常情况下，直肠静息压压力值很低，在某些生理活动如排便、咳嗽时可短暂升高。

2. 肛管直肠的反射活动

(1) 肛门反射 刺激肛周皮肤，可引起外括约肌收缩，导致肛管压力骤然升高后又骤然下降，表现为高、窄的压力波，此为肛门反射。正常人此反射正常，但部分老年人需用电刺激才能引出该反射。盆底支配神经严重损害者，该反射减低或消失。

(2) 直肠肛管抑制反射 当直肠被肠腔内容物或人工气囊扩张时，可引起内括约肌松弛及肛管压力下降，这种反射现象被称为直肠肛管抑制反射（RAIR）。正常的 RAIR 在压力图上表现为直肠扩张后肛管压由静息水平陡峭下降，再缓慢恢复到原水平。测试时成人一般以每次 10mL 的增量充气，新生儿可减至 3mL。RAIR 异常或消失主要见于先天性巨结肠患者、低位直肠切除术后及一部分神经源性大便失禁患者，如果肛管静息压很低，RAIR 也可消失。

(3) 肛管弛缓反射 盆底肌、耻骨直肠肌及外括约肌属横纹肌在模拟排便时能随意弛缓，从而使肛管压力下降。盆底横纹肌失弛缓者排便时肛管压力反而升高。

(4) 直肠肛管收缩反射 向直肠内快速注气时，肛管压力突然升高，持续 1～2s 后下降。临床意义：表示外括约肌对直肠扩张这一刺激的应答性收缩，在一定程度上反映了外括约肌的自制功能。盆底肌支配神经损伤者该反射消失。

3. 肛管静息压的波相活动

稳定、持续地测量肛管静息压时，可发现一部分人的肛管括约肌压力并不是固定不变的，而是呈有节律的波相活动。根据波形可将其分为超慢波和慢波两类。波形变化在不同年龄组中相差很大，多数人仍为非连续非周期性的压力变化。超慢波的频率一般为 1～2 次/min，波幅较小。慢波较易识别，其频率在成人为 10～20 次/min，小儿为 10～14 次/min，波幅为 1.33～4kPa。内括约肌发生病变时，正常的波相活动也可紊乱或消失。

4. 直肠顺应性

直肠顺应性是直肠运动的重要特征，反映直肠壁的可扩张性，即腔内压力增大时直肠扩张的容积变化。正常情况下当直肠充胀，其容量上升为 300mL 时，直肠内压不出现任何变化，甚至反而下降，以维持肛门自制，直到直肠所能耐受的最大容量引起便急感时，压力才明显上升，此种特性称直肠顺应性。它是一种反射性的适应性反应，使直肠在排便前能储存一定量的粪便，推迟排便。

直肠顺应性＝直肠最大耐受容量/最大耐受容量时的直肠压。顺应性的大小反映肠壁伸展性及直肠储存功能，是影响粪便自制的重要因素。直肠炎、直肠切除、结肠或回肠与肛管吻合术后或直肠放疗后，直肠顺应性明显下降，临床表现为大便频数。而巨结肠、盆底严重失神经损害、慢传输型便秘者，直肠顺应性常增高。

二、经肛门超声检查评估法

肛门直肠腔内超声（endoanal ultrasound，EUS）成像可分别在动态和静态下观察肛管直肠壁、肛门内括约肌、外括约肌、肛提肌以及女性阴道直肠隔的形态，结果直观可靠。通过术后 EUS 成像有助于评估术后肛门、直肠功能，并能指导康复治疗。

EUS 检查时患者一般取左侧卧位，在静息和肛门最大收缩时对肛门直肠连接处和肛管三个位置（上、中、下）进行系列成像。该方法最突出的特点是能直观地显示括约肌及盆底组织的解剖结构。若括约肌受损，在 EUS 检查中可表现为低回声的括约肌环在某一部位突然中断，代之出现局部高回声区。对于肛门、直肠术后发生失禁的患者，通过 EUS 检查可找到括约肌损伤的部位并评估损伤的严重程度，为手术修复提供必要的信息。修复后又可借助 EUS 观察术后括约肌的形态来评估修复效果。EUS 的另一特点是可在术中直接进行检查，有助于术者及时了解术中括约肌、直肠、肛门及周围组织的状况，从而能最大限度地在切除病变部位的同时尽可能地保留肛门、直肠功能。

3D EUS 目前已经在国际上普遍接受并且广泛使用，提高了对肛门括约肌损伤诊断的精确性，并且提高了医师对肛门括约肌损伤在病理和病理生理方面改变的认识。据贝绍生和李华山报道，运用 3D EUS 有助于对高位肛瘘患者术后肛门括约肌复合体损伤程度进行精确评估，可信度较高，并且无损伤。虽然 EUS 被广泛运用于测定肛门内外括约肌的功能，但是有报道认为，目前 B 超相关的研究方法各异，并且研究对象存在异质性，因此，对此还有待进一步研究和提高。

值得注意的是，肛门、直肠术后括约肌受损的情况较为常见，但有相当一部分患者可不表现出相关症状。Stamatiadis 等研究发现，75% 有 IAS 损伤和 62% 有 EAS 损伤声像学证据的患者并未表现出相应的临床症状。若不进行及时治疗，这些患者最终可能因为远期并发症、神经肌肉退变或因再次不当的手术而导致失禁。因此，术后行 EUS 检查评估括约肌状况对于了解肛门功能很重要。

三、磁共振成像评估法

MRI 可清晰地显示盆底肌肉的结构及有无肌肉萎缩。MRI 在诊断 EAS 损伤方面优于 EUS；在 IAS 的检测方面，EUS 的效果更好。EUS 能直观地给出 IAS、EAS 损伤的解剖学解释，并可于术中进行检查。对于各类肛门及直肠术后的患者，建议常规行 EUS 检查以了解括约肌状况，指导进一步治疗。国外一项研究结果表明，有明显临床证据提示括约肌受损的患者，可首选 EUS 进行肛门及直肠功能评估，当 MRI 和 EUS 同时应用时，能更全面地评估患者的肛门及直肠功能。

四、盆底肌电图检查

肌电图（EMG）是通过检测和研究肌肉的生物电活动，借以判断神经肌肉系统机能变化的一门科学。肌电图检查的对象是运动单位电位（MUP），它是指一个下运动神经元所支配的肌纤维群所产生肌电活动的综合反映，每一个下运动神经元轴突所支配的肌纤维数目是不同的，一个下运动神经元连同它所支配的肌纤维一起组成一个功能单位，称运动单位。不同运动单位的肌纤维有一定的交错（一个肌纤维可由几个运动单位支配），因此，同芯针电极做肌电图检查时可引出 10～20 个运动单位的电活动。

常用的 EMG 是以同芯针电极插入肌肉中，收集其周围肌纤维的肌电活动用作分析，此外，还有单纤维 EMG、巨 EMG 及扫描 EMG。

盆底肌电图检查主要用于：①判断盆底肌的功能活动状态，如盆底失弛缓综合征中盆底肌的反常电活动。②评定盆底功能失常的原因。如先天性或创伤性盆底肌肉缺损，肌电活动减弱、消失或病理性电活动。③慢性功能性便秘和肛门失禁的生物反馈治疗。肛瘘患者作此检查主要用于评估肛管直肠及盆底相关肌群的功能状态，从而判定手术损伤情况等。

（一）检查方法

通常患者右侧卧位，右腿稍屈曲，左腿拉向前方充分暴露检查区，检查者左手戴手套，液状石蜡润滑食指后插入直肠腔内，指腹触摸肛管直肠环。消毒进针区域，右手持针式电极从肛门后正中线与尾骨尖连线上的适当位置进针，通过左食指引导，向肛直环的后方游离缘方向前进，针尖可直达黏膜外，然后后退少许，针尖扎入肛直环的上内缘部分即为耻骨直肠肌。调整针尖位置，直至获得十分清脆的机枪射击声样肌电音。定位后休息 3min，然后开始检查。

外括约肌一般是检测其浅部，将针退至皮下，指腹指向括约肌间沟上方及肛直环之间，使针尖位于该部的适当位置即是外括约肌。

（二）检测指标

（1）静息状态的肌电活动　进针至所测肌肉，待肌电活动平稳后开始观察。先观察有无病理波。因为盆底横纹肌在安静时也呈低频率连续的电活动，故纤颤电位、束颤电位等难以辨别，但有时可记录到正锐波。正锐波为一正相、尖形主峰向下的双相波，先为低波幅正相尖波，随后为一延长的、振幅极小的负后电位，多不回到基线，总形状似"V"字，波形稳定。其参数为：波幅差异大、多为低幅波（一般为 $50\sim100\mu V$）；时限一般为 $4\sim8ms$，可长达 $30\sim100ms$；波形为双相波，先为正相，后为负相；频率一般为 $1\sim10$ 次/s，可高达 100 次/s。正锐波只出现于失神经支配的肌肉。

记录静息状态耻骨直肠肌、外括约肌的平均振幅。放大器灵敏度为 $0.2mV/cm$，扫描速度为 $100ms/cm$。波幅一般在 $150\sim300\mu V$。

（2）模拟排便时的肌电活动　让患者做排便动作，观察有无肌电活动减少并记录。该过程有时难以抓住时机，必要时重复检查数次，方能明确排便时肌电变化的真实情况。

正常人模拟排便时，盆底肌电活动较静息状态明显减少，波幅降低至 $50\sim100\mu V$，或呈电静息。模拟排便时肌电活动不减少，反而增加，称为反常电活动。当检查结果为反常电活动时，应排除患者因环境不适合、精神紧张、针电极刺激与疼痛所导致的假阳性。

（3）轻度收缩时的肌电活动　轻度收缩盆底肌时，可出现分开的单个运动单位电位。单个运动单位所反映的是单个脊髓前角细胞所支配的肌纤维的综合电位，或者亚运动单位的综合电位，可供运动单位电位分析之用。运动单位电位分析包括振幅、时程、波形、放电频率。因为时程变异大，一般需取 20 个运动单位电位时程的平均值。

（4）大力收缩时的肌电活动　骨骼肌做最大收缩时，几乎全部运动单位均参加收缩，由于参与放电的运动单位数量增加每一运动单位，放电的频率也增加，不同的电位互相干扰、重叠，无法分辨出单个运动单位电位，称为干扰相。其电压一般为 $600\sim1000\mu V$。最大收缩时只能产生单个运动单位电位，称为运动单位电位数量减少，见于前角细胞疾病或外周神经不完全性损伤。

五、肛门直肠感觉功能检查

肛门能够保持正常的节制功能，与肛门直肠的感觉功能密切相关。肛管由游离神经末梢和感觉器官共同支配。肛隐窝、隐窝头侧的黏膜、肛管移行区是游离神经末梢分布最密集的地方，其远端的肛管上皮对痛觉、温度觉、触觉敏感，其近端没有痛觉纤维，但是有很多对压力变化敏感的高-马小体（Golgi-Mazzoni body）和帕西尼体（Pacinian corpusele），对肠腔扩张敏感，并产生胀满感。由于黏膜几乎没有神经纤维，所以推测这种感觉不是黏膜感知的，而是刺激盆底肌肉和周围结构的受体而产生的。

感觉在控制排便中的确切作用不清楚。样本反射（sampling reflex）在区别肛门是要排气、排液性大便还是固体大便中具有重要作用，回肠肛门或结肠肛门吻合后样本反射消失。然而这些患者常能够保持节制排便功能。而且，无论是切除还是保留肛管移行区，手术后这种肛门功能并没有差别。此外，正常人肛门局部应用利诺卡因凝胶后并不导致排便失禁。

肛瘘时做肛门直肠感觉功能检查主要用于对肛门直肠功能及手术损伤的评估研究。

1. 黏膜电敏感性检测

这种方法需要一个特制的探针，用能够导电的胶润滑后将探针放入肛管上部。使用能够发出频率为5Hz方波刺激的直流电发生器来产生电极所需要的电压。这种刺激以1mA的速度逐渐增强，直至患者感到刺痛。以数字化的形式记录测量结果，所得数据的均值被认为是感觉阈值。然后把探针放在肛管的中部，最后放在下部，重复上述步骤。

目前该检查主要用于检查特发性和医源性便秘的患者。曾经认为这些患者的直肠感觉减退，但是最近对这种观点提出了异议。Meagher及其同事认为，由于周围肌肉感觉神经的损伤，以及粪便影响探针同黏膜充分接触，导致检查报告直肠感觉减退。

2. 温度觉检测

有证据表明温度觉在区分气体、液体和固体粪便中具有一定作用。Miller及其同事用水灌注热电极来检测肛门直肠的温度敏感性。方法是用三个恒温水箱分别向热电极供水，这样温度可以维持在37℃，或者快速上升或下降4.5℃。用热电偶来测量热电极和黏膜接触面的温度。在患者感觉温度变化的时候，热电偶的温度被记录下来。通过从正常感觉至患者感觉到热，从患者感觉到热至正常感觉，从正常感觉至患者感觉到冷，从患者感觉到冷至正常感觉的4个温度范围来衡量患者的温度敏感性。4个温度范围的平均值被记录为温度敏感性。分别测量肛管上部、中部、下部的温度范围。

3. 直肠容量感觉功能

以恒定速度向直肠腔内的气囊内注入空气或液体，检测受检者对直肠在不同程度充盈时的感觉阈值，包括直肠感觉阈值、直肠初始便意感容量、直肠最大耐受容量。

（1）直肠感觉阈值　即受检者首次感觉到直肠内有物体存在时注入空气或液体的体积。此时若停止注入，让受检者休息片刻直肠内有物体的感觉就会消失。正常人的直肠感觉阈值为10～40mL。

（2）直肠初始便意感容量　继续注入气体或液体，受检者有排便感时注入的体积。该结果个体差异很大，与受检者的配合有较大的关系。初始便意感容量为50～80mL。

（3）直肠最大耐受容量　即受检者所能耐受的直肠腔内注入气体或液体的最大容量，为100～320mL。

直肠容量感觉功能测定时，气体注入有两种常用的方法。①持续注入法：按一定的速度持续缓慢地向直肠球囊内注入空气，在注入的同时询问受检者的感觉，并作出相应的记录。

②间断注入法：按照一定的容积间断性地向直肠腔内注入空气。注入的容积一般按 10mL、20mL、30mL、40mL、50mL、80mL、110mL、140mL、170mL、200mL、230mL、260mL、290mL、320mL、350mL 的量递进增加。每次注入后停留 1min，询问受检者的感觉。排空球囊后休息 1min，再次注入，依次完成检查。

需要注意的是注入速度愈快，愈容易诱发受检者对直肠内气体或液体的感觉，使感觉阈值降低；反之感觉阈值升高。因此，检查时需以相同的注入速度注入空气或气体，方能使所得检查的结果具有可比性。另外，因检查结果还受受检者对各种感觉的理解和检查配合能力的影响，因此检查前应详尽和耐心地向受检者解释该检查的方法和过程，以求得到受检者对各种感觉含义的正确理解和配合，尽可能减少因受检者配合原因导致的误差。

六、肛门功能的评价量表

评价肛门功能的量表有较多，有 Kirwan 分级、Williams 标准、Jorge/Wexner 量表、大便失禁严重程度评分等。肛门功能的评价量表主观性较强，各有利弊，至今没有任何一种量表被统一接受。此类量表主要分等级评价量表和总分评价量表两类。

（一）等级评价量表

国外 Parks、Broden、Keighley、Hiltunen、Kirwan、Corman、Williams、Rainey 和 Womack 等都设计了各自的等级评价量表。目前国内运用比较多的肛门功能等级评价量表有 Parks、Womack、Kirwan 和 Williams 的等级评价量表。

Parks 肛门功能分级：1 级，完全正常；2 级，不能完全控制气体和腹泻；3 级，完全不能控制腹泻；4 级，不能控制固体排便。

Womack 肛门功能分级：A 级，可以控制任何形式的排便；B 级，不能控制气体；C级，不能控制液体排便和气体；D 级，对气体、液体和固体都不能控制。

Kirwan 肛门功能分级：Ⅰ级，肛门功能良好；Ⅱ级，无法控制排气；Ⅲ级，偶然粪污；Ⅳ级，经常粪污；Ⅴ级，肛门失禁。

Williams 标准：A 级，固体、液体和气体控制良好；B 级，固体和液体控制良好，气体失禁；C 级，偶尔少量污染衣裤，固体控制良好，偶尔液体失禁；D 级，污染衣裤，经常液体失禁；E 级，为经常固体、液体失禁。A、B 级为功能良好。

等级评价量表过于简单，只是对肛门功能进行大致评估，存在着不一致性、不完整性、不够精确等缺点，一般不推荐单独使用。

（二）总分评价量表

总分评价量表对肛门功能进行量化，更客观，更具体，更有效，可以弥补等级评价的不足，应用也更为广泛。目前的总分评价包含了 9 种不同的评价方法。国外 Rockwood、Hull、Wexner、Pescatori、Vaizey、Skinner、Bai、Rothenberger、Lunniss 等都设计了各自团队的总分评价量表，Nancy 等对此进行了系统的总结。总分评价最少的分数是 0～6 分，最多的是 0～120 分。

Wexner 的肛门功能评分法（表 5-1）是目前国内用得较多的一种肛门功能评价方法。

表 5-1 Wexner 的肛门功能评分法

失禁情况	频率				
	从不	很少	有时	常常	总是
干便	0	1	2	3	4
稀便	0	1	2	3	4
气体	0	1	2	3	4
需要衬垫	0	1	2	3	4
生活方式改变	0	1	2	3	4

注：0—从不；1—很少，每月少于 1 次；2—有时，每月超过 1 次且每周少于 1 次；3—常常，每周超过 1 次但每天少于 1 次；4—总是，每天超过 1 次。0 分为正常，20 分为完全性肛门失禁，分值高低代表肛门失禁的严重度。

　　大便失禁包括四种类型：气体失禁、黏液失禁、液体失禁和固体失禁，其严重程度不一样，出现的频率也不同，因此，在总分评价中要考虑到不同的大便失禁类型的权重是不一样的。在权重的分配上有很多办法，目前最主要的有三种分配方法：①没有分配权重；②自行分配权重；③按照广泛应用的客观的权重分类方法分配权重。

　　Jorge/Wexner 量表、Hull 量表、Valzey 量表、Lunniss 量表都没有实施权重，认为所有类型的大便失禁严重程度一样。Jorge/Wexner 量表是目前应用最多的没有分配权重的量表，因为其简单、可靠、敏感。然而，因为没有分配权重，排便频率受被试者主观感受影响较大。因此，Jorge/Wexner 量表虽然被证明有用，但是并不能反映患者的真实感受，这在一定程度上限制了它的应用。

　　自行分配权重比没有分配权重好一些，但是因为计算方法烦琐、不科学而不推荐使用。Rockwood 等设计的大便失禁严重程度评分（the fecal incontinence severity index，FISI）使用了客观的权重分配方法。FISI 包含 4 个内容：气体、黏液、液体和固体。包含 6 个不同的频率分类：每天 2 次或以上；每天 1 次；每周 2 次或以上；每周 1 次，每个月 1～3 次；从不。总分为 0～61 分。虽然这项研究有助于我们理解权重的重要性，但是因为受试对象偏少，这项研究还需要在其他群体中进行重复试验才能广泛应用。但是，当大便失禁发生频繁时，推荐使用 FISI。另外，一些学者认为任何一种评价肛门功能的方法都应该包括里急后重，因为里急后重是临床很常见的症状，并且其对患者的生活质量有较大影响。李卡等研究认为在对不同保肛术式和 TNM 分期患者术后的肛门功能测定中，Wexner 量表、Vaizey 量表、Pescatori 量表、AMS 量表的评估结果一致，可认为 4 种量表联合评估的一致性效果较好。

七、患者生活质量问卷调查

　　患者生活质量问卷调查也可以间接地反映肛门括约肌功能，缺点是主观性较强，难以客观地评价肛门功能。

　　大便失禁生活质量问卷调查（fecal incontinence quality of life questionnaire，FIQL）是美国结直肠外科学组制定的，是一种与排便功能相关的特异性的生活质量问卷，其追踪四个方面：①生活方式（10 条）；②心理应付/行为（9 条）；③抑郁/自我感受（7 条）；④窘迫尴尬（3 条）。对每一个特异项目的反馈都有其特定值，从理想生活质量到最差生活质量，然后计算总分，可间接评估肛门功能的变化。目前，FIQL 被广泛研究并且具有一定的实用价值，还具有一定的有效性和敏感性，因此推荐使用。

◆ 参考文献 ◆

［1］ 高野正博著.史仁杰编译.肛肠病诊疗精要.北京:化学工业出版社,2009.

［2］ 曹吉勋.中国痔瘘学.成都:四川科学技术出版社,2015.

［3］ 黄乃健.中国肛肠病学.济南:山东科技出版社,1996.

［4］ 朱锐,张平生,沈霖,等.肛瘘诊治研究进展.中西医结合研究,2011,03（3）:156-161,166.

［5］ 史仁杰,谷云飞,李国年,等.经肛超声波检查肛瘘与肛周脓肿20例临床报告.中国肛肠病杂志.2004,24（12）:28.

［6］ 赵泽华,李铭,王伟忠,等.体部表面线圈磁共振成像对肛瘘的术前诊断价值.中国医学计算机成像杂志,2007,（6）:440-443.

［7］ 杨柏霖,谷云飞,祝新,等.磁共振成像在复杂性肛瘘诊断中的应用.中华胃肠外科杂志,2008,11（4）:339-342.

［8］ 张得旺,李欣,唐光健,等.肛瘘术前MRI征象与手术病理结果对照研究.中国医学影像学杂志,2014,22（6）:441-445.

［9］ 曹亮,杨柏霖.影像学检查在肛瘘诊断中应用的研究进展.南京中医药大学学报,2012,28（2）:198-200.

［10］ 吴燕兰,王业皇.影像学检查在肛瘘诊断中的研究进展.河北医药,2015,37（11）:1715-1717.

［11］ 冯群虎,冯桂成,林鸿成,等.多层螺旋CT对肛门直肠周围脓肿、肛瘘的诊断价值.陕西医学杂志,2014,（3）:346-347.

［12］ 马海峰,王嵩,王夕富,等.肛瘘术前评估新方法:多层螺旋CT直肠填塞瘘管造影三维重组技术临床应用探讨.临床放射学杂志,2007,26（6）:605-608.

［13］ 李文儒,袁芬,周智洋,等.克罗恩病肛瘘的影像学诊断.中华胃肠外科杂志,2014,17（3）:215-218.

［14］ 关瑞剑,袁汉雄,任东林.肛门直肠周围脓肿的细菌性因素及脓肿与肛瘘的关系.中国中西医结合外科杂志,1996,2（6）:437-438.

［15］ 万星阳,林晓松,胡邦,等.肛门良性疾病术前全结肠镜检查的临床意义.中华消化外科杂志,2014,13（1）:47-50.

［16］ 张波,王凡,陈文平,等.盆底肌电图在出口梗阻性便秘中的诊断价值.结直肠肛门外科,2007,13（2）:68-70.

［17］ 陈金萍,刘宝华,罗东林,等.肌电图对耻骨直肠肌综合征诊断价值的评估.重庆医科大学学报,2007,32（11）:1185-1188,1192.

［18］ 中华医学会小儿外科分会肛肠外科学组.肛门直肠功能客观检测方法推荐.中华小儿外科杂志,2011,32（8）:633-634.

［19］ 王智凤,柯美云,孙晓红,等.功能性便秘患者肛门直肠动力学和感觉功能测定及其临床意义.中华消化杂志,2004,24（9）:526-529.

［20］ 黄妍,金先庆,李晓庆,等.肛管内超声及肛直肠测压在肛门闭锁术后肛门功能评估的意义.重庆医学,2014,（28）:3704-3707,3712.

［21］ 龚笑勇,金志明,郑起,等.低位直肠肿瘤术后肛门及直肠功能评估进展.上海医学,2010,33（11）:1057-1061.

［22］ 尹万斌,赵晓堂,戴雷,等.肛门括约肌功能测定方法的研究进展.国际外科学杂志,2015,42（8）:567-570.

第六章　肛瘘的分类和诊断

第一节　肛瘘的分类

一、中医的肛瘘分类法

肛瘘的分类较为复杂，我国古代医家多依据瘘管的部位、形态、特征等进行分类。如《外科大成·卷二》中云："漏有八，肾俞漏，生肾俞穴；瓜瓣漏，形如出水西瓜瓣之类；肾囊漏，漏管通入于囊也；缠肠漏，为其管盘绕于肛门也；屈曲漏，为其管曲屈不直……串臀漏，蜂窠漏，二症若皮硬色黑，必有重管……通肠瘘，惟以此漏，用挂线，易于除根。"

二、西医的肛瘘分类法

（一）全国肛肠外科会议（1975 年）制订的肛瘘分类法

该法自 1975 年以来一直是国内普遍采用的肛瘘分类法。2012 年 7 月国家中医药管理局制订出版的《中医肛肠科常见病诊疗指南》采用的依然是该分类法，虽然表述上略有差异，但内容基本相同。

该分类法以外括约肌深部划线为标志，瘘管经过此线以上为高位，在此线以下为低位，只有单一的内口、瘘管、外口称单纯性。有两个或两个以上内口、瘘管、外口者称为复杂性。此分类法目前仍在国内普遍使用。

（1）低位单纯性肛瘘　内口在肛隐窝，仅有一个瘘管通过外括约肌皮下部或浅部与皮肤相通。

（2）低位复杂性肛瘘　有两个以上内口或外口，肛瘘瘘管在外括约肌皮下部或浅部。

（3）高位单纯性肛瘘　内口在肛隐窝，仅有一个瘘管，走行在外括约肌深层以上。

（4）高位复杂性肛瘘　有两个以上外口，通过瘘管与内口相连或并有支管空腔，其主管通过外括约肌深层以上。

（二）Parks4 类法（1976 年）

按瘘管与括约肌的关系，将肛瘘分为 4 类（图 6-1）。这是目前国外普遍采用的、主要的肛瘘分类法。

（1）括约肌间瘘（低位肛瘘）　最常见，约占 70%，为肛门直肠周围脓肿的后果。瘘管只穿过内括约肌。外口常只有一个，距肛缘较近，3～5cm。少数瘘管向上，在直肠环肌和纵肌之间形成盲端或穿入直肠形成高位括约肌间瘘。

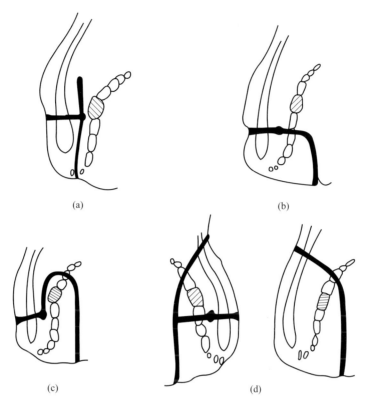

图 6-1　Parks 的肛瘘分类法

（a）括约肌间瘘；（b）经括约肌瘘；（c）括约肌上瘘；（d）括约肌外瘘

（2）经括约肌肛瘘（低位或高位肛瘘）　约占 25％，为坐骨直肠窝脓肿的后果。瘘管穿过内括约肌、外括约肌浅部和深部之间，外口常有数个，并有支管互相沟通。外口距肛缘较远，约 5cm。少数瘘管向上穿过肛提肌到直肠结缔组织内，形成骨盆直肠瘘。

（3）括约肌上肛瘘（高位肛瘘）　少见，约占 5％，瘘管向上穿过肛提肌，然后向下至坐骨直肠窝而穿透皮肤。由于瘘管常累及肛管直肠环，故治疗较困难，常需分期手术。

（4）括约肌外肛瘘（高位肛瘘）　最少见，约占 1％，为骨盆直肠间隙脓肿合并坐骨直肠窝脓肿的后果。瘘管穿过肛提肌直接与直肠相通。这种肛瘘常由于克罗恩病、肠癌或外伤所致，治疗要注意其原发病灶。

Marks 及 Ritchie（1977 年）研究指出括约肌间瘘临床表现单纯；而后三种肛瘘病史长，手术及脓肿引流次数多，马蹄形或蔓延多见，外口在侧方及有多个外口也多见。

（三）隅越幸男肛瘘分类法

这是 1972 年日本学者隅越幸男以肛瘘与各括约肌间的关系为依据提出的肛瘘分类法（图 6-2），该方法在日本受到广泛推崇和运用，基本上是日本的国家统一的肛瘘分类法。日本

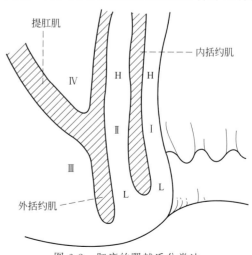

图 6-2　肛瘘的隅越氏分类法

著名肛肠病学家高野正博评价说，除了少数的特殊的变异病例，该法称得上是遵照解剖学制定、理论性强、符合临床实际且很实用的分类法。宇井丰也评价说"在所有的分类法中，仅有隔越氏分类法能够完整显示立体形态、简单显示肛瘘的部位、方向、复杂性。"

隔越氏分类法将肛瘘分为四大类，再分为 11 个小类，用记号显示，简单易记。以内外括约肌、肛提肌为基准，把黏膜或肛门上皮与内括约肌间的腔隙作为Ⅰ，内外括约肌间的腔隙作为Ⅱ，肛提肌下的腔隙作为Ⅲ，肛提肌上方的腔隙作为Ⅳ；把在齿线下方行走的称为低位 L，在齿线上方者称为高位 H；行走于一侧者用 U（unilateral）表示，行走于两侧者用 B（bilateral）表示。再把走向单纯的瘘管称为单纯性 S（simple），把走向复杂的称为复杂性 C（complicated），见表 6-1。

表 6-1　肛瘘的隔越氏分类

Ⅰ：皮下或者黏膜下瘘		记号
L　皮下瘘		ⅠL
H　黏膜下瘘		ⅠH
Ⅱ：内外括约肌间瘘		
L　低位肌间	S　单纯的	ⅡLs
	C　复杂的	ⅡLc
H　高位肌间	S　单纯的	ⅡHs
	C　复杂的	ⅡHc
Ⅲ：肛提肌下方瘘		
U　单侧的	S　单纯的	ⅢUs
	C　复杂的	ⅢUc
B　双侧的	S　单纯的	ⅢBs
	C　复杂的	ⅢBc
Ⅳ：肛提肌上方瘘		Ⅳ

高野正博根据脓肿与括约肌的关系，参照肛瘘的隔越氏分类法（图 6-3），将肛周脓肿分为皮下脓肿、黏膜下脓肿、低位肌间脓肿、高位肌间脓肿、坐骨直肠窝脓肿、骨盆直肠窝脓肿 6 类，分别用ⅠLA、ⅡHA、ⅡLA、ⅡHA、ⅢA、ⅣA 表示，其中 A 是脓肿（abscess）的简称。

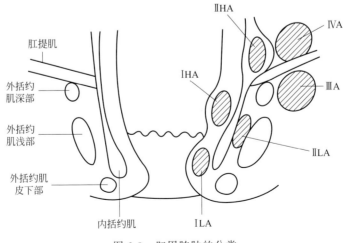

图 6-3　肛周脓肿的分类

（四）其他分类法

1. 按内外口特点分类

（1）单口内瘘　又称为内盲瘘，只有内口与瘘管相通，无外口。

（2）内外瘘　是最为多见的肛瘘类型。瘘管既有内口，又有外口。外口在体表，内口一般在肛窦，内外口之间通过瘘管相连通。

（3）单口外瘘　又称为外盲瘘。只有外口与瘘管相连，没有内口。此型肛瘘临床上很少见。

（4）全外瘘　瘘管有两个以上外口，相互之间有管道连通，无内口。此种肛瘘临床上也很少见。

2. 按肛瘘的形态分类

（1）直瘘　管道较直，内外口相对，临床较为见，占 1/3 以上。

（2）弯曲瘘　管道行径弯曲，内、外口多不在同一方位上。

（3）后马蹄形肛瘘　瘘管行径弯曲，呈铁蹄形，在肛门后位，内口在后方正中处。

（4）前马蹄形肛瘘　瘘管行径弯曲，呈铁蹄形，在肛门前方，较为少见。

（5）环形瘘　瘘管环绕肛管或直肠，手术较困难而复杂。

3. 按瘘管与括约肌的关系分类

（1）皮下瘘　在肛门皮下，较浅，位置较低。

（2）黏膜下瘘　在直肠黏膜下，不居体表。

（3）外括约肌浅部与皮下部间瘘。

（4）外括约肌深部与浅部间瘘。

（5）肛提肌与外括约肌深部间瘘。

（6）肛提肌上瘘。

4. 按内外口、瘘管的数量分类

（1）单纯性肛瘘　只有一个内口、一个外口，内、外口之间只有一条瘘管连通。

（2）复杂性肛瘘　有两个或两个以上内口或外口，有两条以上瘘管，或有支管、盲管。

5. 按肛瘘的病因和病理性质分类

（1）非特异性肛瘘　一般多为大肠埃希菌、葡萄球菌、链球菌等混合感染，引起肛门直肠脓肿，溃破后形成肛瘘。临床上最为常见。

（2）特异性肛瘘　包括结核性肛瘘、克罗恩病肛瘘等。

6. Eisenhammer 3 类 5 型法（1966 年）

Eisenhammer 根据肌间瘘管性脓肿理论，将肛瘘分为内群、外群和内外合并群，群或分数量不等的亚型。

（1）内群　指感染源自肛管内侧的肛隐窝的肌间瘘管性脓肿及黏膜下瘘。有以下三种类型：①高位内、外括约肌间瘘；②低位内、外括约肌间瘘；③黏膜下瘘。

（2）外群　指感染源自肛管外侧的非肛隐窝腺感染性瘘管性脓肿，如血行感染、外伤等引起的坐骨直肠窝脓肿等。可分为两型：①坐骨直肠窝瘘；②皮下瘘；

（3）内外合并群　指感染源自内、外两侧的不规则型，有多种情况。

7. Goligher 分类法（1975 年）

Goligher 分类法是在 Milligan-Morgan 分类法基础上加以修改而制定的。分为以下几类。

（1）皮下肛瘘　占 10%～15%，瘘管在肛周皮肤下部，内口在齿线处，较表浅，有时可呈盲端皮下外瘘（窦道）。

（2）低位肛瘘　最常见，占 60%～70%，瘘管经过外括约肌皮下部或内括约肌下缘，内口常在齿线附近，有时可以是盲端外瘘（窦道）。

（3）高位肛瘘　占 15%，瘘管位置较高，与肛管直肠环接近，但不超过此环。内口常在齿线附近。瘘管可穿过内、外括约肌，成斜行。有时无内口，呈盲端高位外瘘。

（4）肛管直肠瘘　临床上较为少见，约占 5%，有两种类型。一种是坐骨直肠窝型，瘘管在肛提肌之下，由于肛提肌是斜行，因此瘘管开始处在肛管直肠环之上，内口可以是单个或多个，常在肛管直肠环之下。另一种是骨盆直肠型，瘘管在肛提肌之上。内口可在肛管直肠环下或环上，也可是盲端外瘘，瘘管不与直肠相通。Goligher 认为肛管直肠环以上的内口常由于人工造成，如探针检查不恰当造成人工内口，或错误地切开骨盆直肠间隙脓肿或坐骨直肠窝脓肿后所致。

（5）高位肌间型肛瘘　临床极少见，常为盲端窦道，自齿线向上伸展，瘘管在环肌与纵肌之间，有时可在黏膜下，皮肤无外口，有时表现为一种内瘘形式。

第二节　肛瘘的诊断

一、肛瘘的诊断方法

诊断肛瘘并不困难，根据肛门肿痛、流脓间歇发作的病史，结合肿痛、流脓等症状特点，再根据肛肠专科检查，如查到外口、瘘管、内口等特征性变化，便可确诊肛瘘。诊断肛瘘后，还需进一步明确肛瘘内口的位置、肛瘘是单纯性还是复杂性、是高位还是低位以及瘘管的形态、瘘管与括约肌的关系等。

一般单纯性肛瘘只有一个外口、一个内口和一个瘘管，而复杂性肛瘘可形成多个支管和外口、内口相通。但有人认为，复杂性肛瘘也不应以外口的多少划分，有时肛瘘虽有多个外口，但治疗并不困难。主要管道累及肛管直肠环或肛管直肠环以上的肛瘘，尽管可能只有一个外口和一个内口，但治疗难度较大，却应属复杂性肛瘘。

关于肛瘘的高低位分类，目前临床上多采用 Parks（1967 年）提出的以瘘管是否越过最高的自控肌层为界的肛瘘高低位分类法，他给高位肛瘘所下的定义是："高位肛瘘是指一个瘘管越过最高自控肌肉上方的肛瘘"。如瘘管越过肛提肌（主要是耻骨直肠肌）为高位肛瘘，在肛提肌以下的称为低位肛瘘。Milligan-Morgan（1934 年）则将瘘管行经齿线平面以上的称为高位肛瘘，瘘管行经齿线平面以下的称低位肛瘘。

瘘管的形态有直瘘、弯曲瘘、马蹄形瘘等。直瘘的外口和内口在对应位置，管道直或略有弯曲，常常较短。直瘘可以是低位，也可以是高位。直瘘也有多个在一条线上或一条线附近，治疗相对容易。弯曲瘘的外口和内口常不在同一方位，弯曲的情况差异很大，有的弯曲度很小，有的弯曲度很大，马蹄形肛瘘多为后马蹄形，一般内口在后方，瘘管在肛门后方呈铁蹄形。偶尔也有前马蹄形肛瘘甚至全马蹄形肛瘘。

诊断肛瘘时还需明确肛瘘的性质。一般肛瘘是指由普通肠源性细菌或皮肤源性细菌感染形成的、非炎症性肠病等病伴发的肛瘘。特异性肛瘘是指结核性肛瘘、克罗恩病并发的肛瘘等。

在诊断肛瘘时，应在详细采集病史的基础上，进行全面检查，明确全身情况，了解有无糖尿病、白血病、克罗恩病、溃疡性结肠炎等疾病，有无手术禁忌证等。这对治疗决策和治疗方法的选择很重要。

此外，还应根据临床症状和体征，判明肛瘘所处的病程期是静止期还是慢性活动期或急性炎症期。这些也与选择合适的治疗方法密切相关。

二、肛瘘术前诊断的重要性

对肛瘘做出初步诊断并不难，但对一些高位复杂性肛瘘来说，在手术前准确知道其瘘管的数量、分布、走向以及内口的位置等，仍有一定的难度。术前精确诊断对于制定手术方案，减少手术过程中的可变性、随意性，提高肛瘘的治愈率，减少术后并发症和后遗症具有重要意义。为了提高诊断的精确性，必须注意以下几方面。

1. 利用好各种检查手段和检查技术

目前运用于肛瘘诊断的各种手段各有其优点，也都有一定的局限性，通过综合运用直肠指检、经肛超声波检查技术、直肠和盆底磁共振检查等有助于肛瘘的精确诊断，从肛瘘的立体定位、形态学等方面对肛瘘的内口、走向、形态、与括约肌的关系有全面、准确的了解。随着 MRI 等肛瘘检查技术的完善，目前似乎可以基本做到对复杂性肛瘘从形态、走行进行精确定位，但并非所有临床医生都能看懂 MRI 图像所反映出来的信息，准确理解形态结构及其与括约肌的关系等。因此，结直肠肛门外科医师应学习并掌握肛管 MRI 的阅片，有助于进一步提高自己的诊疗水平。

2. 尽可能在肛瘘术前做好结肠镜检查

目前克罗恩病和溃疡性结肠炎的发病率有增高的趋势，复杂性肛瘘术前行肠镜检查以排除肛周克罗恩病的观念已经得到更加广泛的支持。有报告称，有 10% 以上的复杂性肛瘘其实是炎症性肠病的肛周成瘘性改变，这意味着术前结肠镜检查可以使约十分之一的复杂性肛瘘患者避免接受不适当的手术，而得到更为恰当的治疗。

尽管目前所发表的肛瘘（包括克罗恩病肛瘘）的治疗指南未将结肠镜检查纳入推荐行列，我们依然建议尽可能对所有肛瘘患者、特别是对高位复杂性肛瘘患者在术前做好结肠镜检查。肛瘘术前做结肠镜检查除了能排除肛周克罗恩病外，还可以排除肠道恶性肿瘤、肠道结核等情况，并不会增加患者额外的诊疗风险。

3. 做好术前的肛门功能评估有助于制定个体化治疗方案

术前患者肛门控便功能下降是术后出现肛门失禁的危险因素。可通过肛门直肠指检等检查了解肛门的缺损情况和肛管直肠环的完整性、肛管肌肉的舒缩功能；应用合适的评分量表对术前肛门功能进行评价；运用 MRI 检查和肛门直肠彩超明确有无肛门括约肌的微小损伤、通过肛门直肠测压检测评估肛门肌肉收缩和感觉功能，然后根据每个患者的不同情况制定针对性的手术方式，对于提高肛瘘的一次性治愈率、更好地保护患者的肛门功能甚至预防医患纠纷都具有重要意义。

肛门直肠测压是目前术前做肛门功能评估常用的手段之一。虽然在文献中多有报告，认为该检查有重要的意义，但由于该项检查所得数据稳定性差、没有公认的标准值，易受体位、检查者甚至患者配合等影响，其检查结果并不一定能真实反映患者术前最真实的肛门功能状态。笔者因此认为，肛管直肠测压在肛门功能评价中目前只能作为一个参考。在肛瘘术前功能评价中，患者的主诉、肛门功能评分、肛门直肠指检和 MRI 检查等，较肛门直肠测压在某种程度上更为有用。要学会综合运用各种可能的检查手段和功能评价手段，以更全面、更具针对性地制定治疗方案。

4. 必要时做好术前的病理检查诊断

对于临床高度怀疑癌变、结核性、克罗恩病并发的肛瘘；看似简单但经多次手术却未治愈、创面延迟愈合或难以愈合的患者，都有必要做病理检查。各种肛瘘手术，原则上均应在术中取标本做病理检查。

第三节　肛瘘的鉴别诊断

在肛门周围和骶尾部也有其他疾病，或有瘘管，或有溃口与分泌物，容易与肛瘘混淆，需要加以鉴别。

（1）化脓性汗腺炎　化脓性汗腺炎是一种皮肤及皮下组织的慢性化脓性疾病。其病变范围常较广泛，可呈弥漫性或片状分布，溃口较多，脓液或有特殊臭味，病变区皮肤常因色素沉着而发黑。化脓性汗腺炎病变多较表浅，一般仅在皮肤和皮下组织，大多不与肛管相通。但有时也可以与肛管、直肠相通，形成复杂性肛瘘或多发性肛瘘，需要加以注意。

（2）肛门周围毛囊炎和疖肿　肛周的毛囊炎和疖肿最初局部发现红、肿、痛的小结节，以后逐渐肿大隆起。数日后，结节中央组织坏死而变软，出现黄白色脓栓，红、肿、痛范围扩大。脓栓脱落，排出脓液，炎症逐渐消失获愈。偶有疖肿的感染扩散，引起淋巴管炎、淋巴结炎的情况。若多个疖肿同时或反复发生，称为疖肿病。

肛周的毛囊炎或疖肿病变范围小、浅而局限，不与肛管相通，做滑动触诊时很容易触知其局限与表浅的特点，很容易与肛瘘鉴别。

（3）肛门周围窦道　肛门部外伤或感染时可形成窦道，因为不与肛门相通，一般换药后可以痊愈。若窦道有异物存留，虽引流通畅，也难以愈合，临床必须加以注意。病史是重要的鉴别诊断依据，再结合不与肛管相通的临床特点，一般容易与肛瘘相鉴别。

（4）骶尾部囊肿　骶尾部囊肿是一种先天性疾病，一般认为是因胚胎发育异常引起的。常见为表皮囊肿和皮样囊肿。位于骶骨前直肠后间隙。囊肿呈单囊性、双囊性或多囊性，大者如鸡蛋，小的如蛋黄，腔内可有胶冻状黏液。多在 20～30 岁发病。无感染时常无症状，或有骶尾部轻度胀痛。若囊肿长大或继发感染，则可出现发热、局部红肿、疼痛等症状，溃破或切开引流后，可形成瘘管，但无内口。其鉴别要点是：囊肿常有骶尾部胀痛。其瘘口多在臀中缝或附近，距肛缘较远而离尾骨尖较近，有上皮组织向瘘口内延伸，瘘口凹陷，不易闭合。若囊肿较大，直肠指诊时可发现骶前膨隆，可触到囊性肿物，表面光滑，界限清楚。CT 或 MRI 检查可见骶尾部囊肿性病变，常有明显的囊壁与外膜。

（5）会阴部尿道瘘　这种瘘管是尿道球部与皮肤相通，瘘口常在会阴部尿生殖三角内。排尿时有尿液从外口流出。多为先天性异常，也有因外伤、肿瘤等所致。需要通过局部专科检查，结合 CT 与 MRI 等检查，方能作出诊断和鉴别。

（6）骶尾部骨髓炎　骶骨骨髓炎可造成骶骨与直肠之间的脓肿，脓液由尾骨附近穿破，形成瘘管。瘘口常在尾骨尖的两侧，并与尾骨尖平齐，有时有两个对称、距离相等的瘘口。探针可探入数厘米，瘘管与直肠平行，位于骶骨前凹内，瘘口与肛管之间无变硬组织，不与直肠相通。盆底 MRI 检查等是重要的鉴别诊断依据。

（7）骶髂骨骨结核　骶、髂、髋、耻骨骨结核可以形成脓肿，脓液在臀部或会阴部或腹股沟穿破，形成瘘管，需要与肛瘘鉴别。骨结核发病缓慢，多无急性炎症表现，破溃后流清稀脓液，久不收口，疮口凹陷，瘘口距肛门较远，与直肠不通。常有低热、盗汗、纳差等结核病表现，CT 或骶尾部的 X 线片检查能发现骶尾骨的骨质破坏等骨结核的表现。

（8）骶前畸胎瘤溃破　骶前畸胎瘤是胚胎发育异常的先天性疾病。多在青壮年时期发病，初期无明显症状，如肿瘤增大压迫直肠可发生肛门坠胀或排便困难等症状。肛门指诊常可触及骶前有囊性肿物感，一般查不到内口。骶前畸胎瘤继发感染时，有时可从肛门后方溃破。影像学检查是重要的鉴别诊断手段，常可在影像学检查中或手术中发现瘤体内有牙齿、骨质等。手术中摘除的囊肿内常可见到毛发、牙齿等组织结构。

（9）肛管直肠癌　肛管癌或低位直肠癌溃烂后也可以并发肛瘘，可以发现肛管直肠有坚硬肿块，基底多较固定，脓腔不大。有时可见肿物表面呈菜花样变化，可有脓血、黏液等分泌物。虽然根据临床特征也容易鉴别，但明确诊断依然需要依靠病理检查。

◆ 参考文献 ◆

［1］高野正博著.史仁杰编译.肛肠病诊疗精要.北京：化学工业出版社，2009.

［2］曹吉勋.中国痔瘘学.成都：四川科学技术出版社，2015.

［3］黄乃健.中国肛肠病学.济南：山东科技出版社，1996.

［4］王峰，龚旭晨，阿力马斯等.肛瘘诱因、分类及诊断方法研究荟萃.新疆医学，2007，37（5）：271-274.

［5］钱群.肛瘘的诊断.临床外科杂志，2011，19（4）：224-225.

［6］徐孟廷，陈富军.肛瘘的诊断现状.现代中西医结合杂志，2009，18（8）：936-938.

［7］袁和学，曾宪东，殷志韬，等.复杂性肛瘘的治疗进展.中国临床医生，2014，（2）：17-20.

第七章　肛瘘的治疗原则

肛瘘一旦形成，大多不能自愈，原则上必须通过手术治疗才能治愈。在治疗肛瘘时，必须遵循治疗原则，采取合理的技术方法才能达到较理想的临床疗效。肛瘘手术的基本原则如下。

一、治愈肛瘘与保护肛门功能并重

肛瘘手术的目的是解除肛瘘带来的病痛与生活质量的降低，手术是治疗肛瘘的必要手段，但手术作为一种带有破坏性的手段，也必然造成一定程度的损伤，带来一定的痛苦。在治愈肛瘘的同时，最大限度地保护好肛门功能，是肛瘘手术治疗中一直要面对的课题。所谓治愈肛瘘与保护肛门功能并重，就是在手术中采取必要措施，既使肛瘘得到治愈，又能最大限度地保护好肛门功能。

治愈肛瘘与保护肛门功能并重，这是肛瘘手术中必须严格把握的最基本、最重要的原则。不然，即使肛瘘被治愈了，但如果肛门功能被严重破坏，甚至造成失禁，术后生活质量大幅度降低，那样的话，肛瘘手术的益处就被抵消，甚至术后痛苦较术前还大，那就得不偿失了。

肛瘘手术较严重的并发症和后遗症有肛门失禁、肛门狭窄、肛门畸形等，为了避免这些并发症和后遗症的发生，最大限度地保护好肛门功能，需要选择合适的手术方式和措施。在手术中最大限度保护好肛门内、外括约肌和肛门直肠部的组织结构，从而尽可能地减少和避免肛门失禁、肛管缺损等，提高术后生活质量。

国内外肛肠界围绕肛门括约肌的损伤与保留问题曾有过长期的争论。现代研究证明，影响肛门节制功能的重要因素有：肛管外括约肌的完整性、内括约肌反射的完整性、肛门局部上皮电生理感觉以及肛管缺损等。需要指出的是，肛瘘括约肌保留术式并非完全不破坏肛门括约肌的术式，也会多多少少造成肛门括约肌的损伤，只不过在理念和措施上尽力保护了肛门括约肌。

对于高位复杂性肛瘘、克罗恩病肛瘘、多次手术后复发而复发原因不明的肛瘘，在无法治愈或治愈率低或者不能保证肛门功能得到有效保护时，可以暂时不手术或永久不手术，以避免手术失败或造成创面长期不愈合、肛门失禁等不良预后。对于这些疑难复杂病例，可以采取扩创引流、药线引流、中药内服外敷治疗等方法，以达到缩小炎症范围、减少反复感染概率、保护肛门控便功能、减轻局部症状、改善患者生活质量的目的。这种"带瘘生存"也是肛瘘治疗中的一种合理的治疗选择和方法。这种做法被国内外普遍认同，目前在克罗恩病肛瘘和高位复杂性肛瘘的治疗中被广泛采用。

二、对于内口与原发病灶的处理要干净彻底

绝大部分肛瘘源于肛门腺的感染，因此对于绝大部分肛瘘来说，彻底处理好内口与肌间原发病灶是治愈肛瘘的最基本、最必要的条件。如果内口处理与肌间原发脓肿处理不彻底就容易导致肛瘘复发。大部分复发的肛瘘都与内口或原发脓肿灶处理不得当、不彻底有关。

正确寻找到内口是处理内口的前提。对于内口的处理措施通常是切开或切除或结扎切除。

原发脓肿灶是肛门腺感染后引起的最初的病灶，包括肛门腺管和在内、外括约肌间形成的肛门腺脓肿。原发脓肿灶在指诊时表现为内口部黏膜下的硬结，在术中表现为括约肌间变硬的管壁或脓壁。对这些组织需要在手术时予以彻底切除，原则上不能残留。

三、尽可能保护好肛门括约肌

由于肛瘘贯穿于肛门内、外括约肌中，或者走行于肛门内、外括约肌间，与肛门括约肌存在着密切关系。处理瘘管时，会或多或少地损伤肛门括约肌。因此，肛瘘中手术中必须尽可能保护好肛门括约肌。

所谓尽可能保护好肛门括约肌，就是在手术中对肛门括约肌能不切断就不切除，能少切断就少切断。这要求在肛瘘手术中必须遵循一定的原则，并采用一定的措施。

在肛瘘手术中，允许切开括约肌的范围为：①内括约肌下半部1～2处；②外括约肌皮下部1～3处；③外括约肌浅部1～2处；④外括约肌深部仅后方1处。在此范围内切开括约肌，一般不会导致严重的肛门失禁。

在肛门手术中，不可以切开括约肌的范围是：①内括约肌的全长；②3处以上的外括约肌浅部；③外括约肌深部（除了肛门后方）；④全部的肛提肌。

切开内括约肌直到深部时，或在2～3处同时切开内括约肌时，因为内括约肌的持续闭合功能的作用消失，肛门就不能持续、完全地闭锁，虽然外括约肌有一定的代偿作用，但由于外括约肌容易疲劳，不可能持续地闭锁肛门，当其疲劳时就容易导致稀便和气体外溢，这是肛瘘术后肛门潮湿、溢液、内裤粪污的主要原因。

切断外括约肌对肛门功能的影响相对较肛提肌要小，但切得太深或多处切开时，也会导致肛门失禁。此外，在肛门侧方切开括约肌时，容易导致肛门变形。

肛提肌位于肛门最深处，具有从后方向前方持续而有力地闭锁肛门的作用，只要保留肛提肌就能保存肛门基本的括约功能，最起码能保持对固体粪便的控制。因此，除了肛管直肠环已经僵硬等极个别的情况，一般情况下，切断肛提肌就会导致肛门失禁。所以肛提肌原则上是不能一次性切断的，除非是肛管直肠环已经僵硬的情况下方能一次性切开肛提肌。

对能否一次性切开肛提肌目前个别学者对此有不同看法。Hill报告3例切开包括肛提肌在内的全部肛门括约肌，术后对固体成形便均能控制。他报告的3例患者都切开了全部的括约肌，但均无腹泻、软便的情况发生，每日排出1次有形便。而在仅轻中等度切开括约肌的患者中，也有重度肛门失禁症状的情况发生。调查发现，这类患者有非肛门局部因素存在，如心理性因素、有功能性或器质性大肠疾病等情况存在。因此，肛瘘术前了解患者的心理状态和排便情况，有无大肠肛门的功能性或器质性病变也很有必要。

另一方面，肛门功能的完整性，除了与肛门括约肌有关外，与肛门部的软组织也有一定的关系，当肛瘘手术导致的肛管软组织缺损过大时，肛门也不可能完全紧闭。因此，肛瘘手

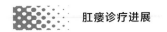

术中也要注意尽可能地保护好肛管直肠部位的软组织。

四、瘘管、外口及创面的处理要适当

肛瘘的瘘管、外口都需要加以适当的处置，才能保障创面顺利愈合。如果在术中处理不到位，肛瘘就很难顺利愈合。临床常见有虽然对原发病灶的处理正确，但因术中对瘘管、外口及创面的处理不到位，而导致肛瘘复发或部分复发者。

对于瘘管内的脓腐组织必须搔刮干净，对硬而厚的管壁必须予以全部或适当切除。外括约肌浅部及以下的瘘管一般采用切开或切除的方法。但前方及前侧方的瘘管，特别是在女性患者和前方括约肌特别薄弱的患者，在切开前方瘘管时仍要慎重，一般主张采用挂线勒割的方法处理。向上走行于外括约肌深部以上的括约肌间或括约肌中的瘘管，可以挂线勒开或挂线引流或置管引流。

创面的引流要充分而适当。肛瘘的创面大多采用开放引流的方法，肛门内的创面常为大便、黏液、渗出液等污染，又因为括约肌所束缚的影响，有时创面难以愈合。为了创面的引流，有必要将创面向肛门外延长，做成让创面表面的污物易于向肛门外流出的形态。引流创面的大小取决于创面的大小、深度、病灶在肛门内的行径。通常瘘管越深、行径越长，其引流创面必须越大、越长。

沿肛周环行的浅部瘘管如较长，为了保证管腔引流的通畅，必须在瘘管的中间每间隔2～3cm做一处切开，相邻切口间予以松弛挂线引流。

目前在肛瘘的治疗中常常采用袋形缝合术，对创面边缘加以处理，这样既有利于创面引流，也可缩小创面，有可能缩短创面愈合时间。

对于外口，通常不论外口的数量多少，原则上都将其切除后形成开放创面敞开引流。

五、肛瘘治疗方案的选择和个体化

没有一项技术适用于治疗所有肛瘘，肛瘘治疗方案一定要根据病因、解剖、病情轻重、是否有合并症以及外科医师的治疗经验来确定。应该权衡括约肌切断范围、治愈率和肛门功能损伤之间的利弊，制定合理的治疗方案。同时，对于一个具体的肛瘘病例，也应根据患者肛瘘的局部情况结合其身体状态、心理等制定针对性的治疗方案，即具体病例治疗方案的选择应在遵循总的原则下，也切合个体的特殊性。

（一）单纯性肛瘘

1. 肛瘘切开术

在特定患者中，肛瘘切开术的治愈率可达 92％～97％。复发往往与下列原因有关：①复杂性肛瘘；②瘘管内口不明确；③克罗恩病。

目前，关于切断多少肛门括约肌而不会明显影响肛门功能，尚无统一结论。肛瘘切开术后的肛门失禁率为 0～73％。失禁率之所以存在这么大的差异，与肛门失禁的定义、随访时间、括约肌的损伤程度的不同有关。术前肛门失禁、复发性肛瘘、复杂性肛瘘、既往肛瘘手术史，甚至女性前方肛瘘都是造成肛瘘术后肛门失禁的危险因素，对这类病例做肛瘘切开术时一定要慎重。

在做肛瘘切开术时，同时采用袋形缝合术可以减少术后出血和缩短伤口愈合时间（缩短4 周）。肛瘘切除术与肛瘘切开术的愈合率相似，但前者的伤口愈合时间较长、创口较大和肛门失禁率较高。

2. 一期切开引流术和肛瘘切开术

肛瘘合并肛周脓肿时，对于内口明确的部分患者可以做一期切开引流术和肛瘘切开术。这样基本上能避免两次手术。一项纳入 5 项研究共 405 例患者的 Meta 分析指出，切开引流的同时切断括约肌（肛瘘切开术或肛瘘切除术），可以明显降低复发率。

但对于肛周脓肿在切开引流的同时行肛瘘切开术仍有争论，有人认为一期手术增加了肛门失禁率，部分患者做切开引流就可以获愈，可能本来不需要接受该手术，同时接受该手术后仍有复发。因此，医生应当权衡复发率的降低与肛门失禁率的升高之间的利弊再作决定。

3. 瘘管清创和纤维蛋白胶注射

纤维蛋白胶注射治疗肛瘘具有方法简便、可重复性好、避免括约肌损伤的优点。特别是对于易发生肛门失禁的高风险人群，纤维蛋白胶注射疗法较为合适。但纤维蛋白胶注射治疗的复发率非常高，失败者较多。

回顾性和前瞻性研究表明，纤维蛋白胶注射治疗单纯性肛瘘的愈合率为 40％～78％。有对照研究显示，纤维蛋白胶治疗单纯性低位肛瘘的愈合率为 50％（3/6），而肛瘘一次性切开术的治愈率为 100％（7/7），两组患者肛门失禁发生率都较低。提示对于低位单纯性肛瘘纤维蛋白胶注射疗法并无明显优点。

（二）复杂性肛瘘

1. 瘘管清创和纤维蛋白胶注射

在 Lindsey 等发表的一项随机对照研究中，29 例复杂性肛瘘患者随机接受挂线引流后黏膜瓣转移覆盖和纤维蛋白胶注射，纤维蛋白胶组的愈合率较高［69％（9/13）：13％（2/16），$P=0.003$］，两组的肛门失禁率相似（0/13：2/16）。在非随机对照研究中，纤维蛋白胶治疗复杂性肛瘘的愈合率为 10％～67％。虽然纤维蛋白胶治疗复杂性肛瘘的愈合率较低，但由于并发症少，可以考虑作为初始治疗。

2. 肛瘘栓疗法

生物材料肛瘘栓可以封闭瘘管内口和填充瘘管。部分研究报告，肛瘘栓治疗低位肛瘘的愈合率可达 70％～100％，但对复杂性肛瘘的疗效较差。早期的文献报道肛瘘栓治疗克罗恩病肛瘘的愈合率达 80％，包括所有类型复杂性肛瘘的同一组患者，平均随访 12 个月的治愈率为 83％。但多数研究报告未能重复上述结果，大多数肛瘘栓治疗肛瘘研究的治愈率低于50％，治愈率降低可能与随访时间延长有关。由于肛瘘栓的并发症少、可重复性好和缺乏其他的理想治疗方法，可以考虑用于治疗复杂性肛瘘。

3. 直肠黏膜瓣转移覆盖术

直肠黏膜瓣转移覆盖术是一种保护括约肌的技术，具体操作包括：搔刮瘘管，游离一段正常的近端黏膜瓣（包括肛管直肠黏膜、黏膜下层和肌层）来覆盖缝合的瘘管内口。该术式的术后复发率为 13％～56％。联用纤维蛋白胶未能提高治愈率。治疗失败的相关因素有放射治疗后、合并克罗恩病、活动性直肠炎、直肠阴道瘘、恶性肿瘤和既往修补手术的次数。虽然该术式没有切断肛门括约肌，但轻中度肛门失禁率仍达 7％～38％，术后肛门压力测定提示静息压和收缩压均降低。

4. 挂线和（或）分期肛瘘切开术

挂线目的是穿过瘘管，将炎性进程转变为异物反应，引起括约肌周围的纤维化。挂线分为切割挂线、松弛挂线和虚实结合挂线。切割挂线逐步收紧挂线，在几周内逐渐勒割切开瘘管，局部形成瘢痕而愈合；松弛挂线起到引流和减少复发的作用，可长时间保留或在下一步治疗时去除。虚实结合挂线则是切割挂线与松弛挂线的结合，第一周切割挂线，逐渐勒割并切开部分高位瘘管，第2～3周松弛挂线起到引流作用，20天拆线直至愈合。目前仅有的4项随机对照研究，但结果各不相同。

挂线治疗复杂性肛瘘通常采用分期操作：一期挂线控制感染，几周后二期操作（如黏膜瓣转移覆盖术、纤维蛋白胶注射和肛瘘栓填塞），可以避免切断括约肌。因二期操作的技术不同，挂线治疗的治愈率为62%～100%。分期挂线和切割挂线治疗的肛门失禁率为0～54%。发生肛门失禁时，对气体的控制功能明显差于对液体或固体粪便的控制。

5. 括约肌间瘘管结扎术（LEFT）

肌间瘘管结扎术是操作要点是在肛管括约肌间结扎和切断瘘管。经典的描述包括：挂线引流超过8周，以促进瘘管的纤维化；行括约肌间切开，分离出瘘管，结扎两端后切除；尽可能闭合内口，扩大外口以利引流。

该技术在理论上没有切断括约肌，不会损伤肛门括约肌功能。文献报道，平均随访3.8个月，治愈率为57%～94%，复发率为6%～18%。已报道的3项主要研究中，无严重术后肛门功能改变和并发症发生。对于LEFT手术尚存在着一定的争议，虽然在国外的指南中推荐使用该术式，但该术式的复发率较高，且对适应证有一定的要求。

（三）克罗恩病肛瘘的治疗

克罗恩病肛瘘患者的肛周疾病发生率为40%～80%。克罗恩病肛瘘首选药物治疗；手术治疗是为了控制感染，偶尔选作治疗措施。抗生素治疗尤为有效。90%的患者对甲硝唑联合喹诺酮类抗生素治疗有效（至少是暂时性改善）。有限的数据显示，硫唑嘌呤、巯嘌呤、环孢素和他克莫司也能治愈克罗恩病肛瘘。英夫利昔单抗是一种特异性阻断肿瘤坏死因子 α（TNF-α）的人鼠嵌合型单克隆抗体，研究证实可以使肛瘘的治愈率提高至46%。

手术治疗克罗恩病肛瘘必须遵循个体化原则，根据疾病程度和症状轻重做出判断。尽管采取了各种治疗措施，严重的克罗恩病肛瘘患者仍可能需要接受直肠切除或永久性肠造口手术。

1. 无症状的克罗恩病肛瘘不需要手术治疗

克罗恩病肛瘘可能继发于克罗恩病或隐窝感染。无论何种病因，无症状和局部感染体征的肛瘘可以长时间保持静止状态，无须接受手术治疗。

2. 有症状的单纯性低位克罗恩病肛瘘可以接受肛瘘切开术

所有涉及或很少涉及肛门外括约肌的低位单纯性克罗恩病肛瘘，可以安全、有效地接受肛瘘切开术。鉴于该病的慢性病程和高复发率，应尽可能保留括约肌功能。在切开前，应该考虑到所有的危险因素，尤其是肛门直肠疾病的严重程度、括约肌功能、直肠的顺应性、是否存在活动性直肠炎、有无肛门直肠手术史和排便协调性。适当选择患者的手术治愈率为56%～100%，轻度肛门失禁率为6%～12%，伤口愈合时间需要3～6个月。肛门失禁可能与既往肛瘘手术史相关。

3. 复杂性克罗恩病肛瘘可以接受长期挂线引流的姑息性治疗

克罗恩病伴复杂性肛瘘的患者，长期（通常大于 6 周）挂线的目的是持续引流和防止肛瘘外口闭合，以求通畅引流和控制炎症发展。即便如此，患者肛瘘的反复感染率仍达 20%～40%，8%～13% 的患者有不同程度的漏便。最近有数据显示，在诱导治疗后，挂线引流联合英夫利昔单抗治疗的愈合率为 24%～78%，其中 25%～100% 的患者对英夫利昔单抗维持治疗有效。

4. 如直肠黏膜大体正常，复杂性克罗恩病肛瘘可以接受黏膜瓣转移覆盖术

无活动性直肠炎的复杂性克罗恩病肛瘘可以接受黏膜瓣转移覆盖，短期治愈率为 64%～75%，复发率与随访时间呈正相关。克罗恩病并发直肠阴道瘘接受该手术的短期治愈率为 40%～50%。活动性直肠炎可以首先接受生物制剂治疗，待症状缓解一段时间后再接受该手术治疗。

5. 无法控制症状的复杂性克罗恩病肛瘘可能需要接受永久性造口或切除直肠

少数广泛进展型复杂性克罗恩病肛瘘，药物和挂线引流治疗无效，为控制肛周感染，需接受肠造口术或直肠切除术。有 31%～49% 的复杂性肛周克罗恩病患者需接受肠造口术。永久性造口和直肠切除的危险因素有：伴有结肠疾病、持续性肛周感染、既往临时性造口、排粪失禁和肛管狭窄。尽管接受了恰当的药物和微创治疗，仍有 8%～40% 的患者需要接受直肠切除术来控制顽固症状。

六、对于某些患者应采用非根治性的引流术或药物治疗

并非所有患者都适合做根治性手术治疗，有时采用非根治性的治疗或保守治疗缓解症状、控制病情发展，可能更有利于患者。保守治疗适合于下列患者：

① 有心、脑、肺、肝、肾等重要脏器疾病或有其他手术禁忌证。

② 克罗恩病和溃疡性结肠炎伴发的肛瘘。

③ 肛瘘位置过高、走向过于复杂、手术失败率大于成功率的高位复杂性肛瘘。

④ 肛瘘多次手术未治愈但肛门功能已经轻中度失禁，再次手术可能会导致肛门功能进一步低下甚至严重失禁。

⑤ 患者要求保守治疗。

◆ 参考文献 ◆

[1] 高野正博著. 史仁杰编译. 肛肠病诊疗精要. 北京：化学工业出版社，2009.

[2] 曹吉勋. 中国痔瘘学. 成都：四川科学技术出版社，2015.

[3] 黄乃健. 中国肛肠病学. 济南：山东科技出版社，1996.

[4] 美国结直肠外科医师协会. 2011 版美国肛周脓肿和肛瘘治疗指南. 中华胃肠外科杂志，2012，15（6）：640-643.

[5] 曹永清. 肛瘘诊疗规范化研究的几点设想. 中医杂志，2003，44（z1）：85-86.

[6] 任东林，张恒. 复杂性肛瘘诊治中需要注意的几个关键问题. 中华胃肠外科杂志，2015，18（12）：1186-1192.

[7] 曹永清，潘一滨，郭修田，等. 肛瘘临床治疗策略. 世界中医药，2010，05（4）：275-277.

第八章　肛瘘的手术治疗

肛瘘原则上需要手术才有可能获得根治。肛瘘手术的疗效与并发症的发生率等与术式相关，并依赖于术者的手术技巧和经验。

第一节　肛瘘手术的基本技术

一、术中寻找和处理内口的技巧

1. 术中查找内口的技巧

准确寻找到内口是根治肛瘘的第一个重要条件。如内口定位不准就会导致内口处理不到位，导致肛瘘手术完全失败。手术时寻找内口的能力在很大程度上依赖于施术者的技巧与经验。

内口多位于齿线上的肛窦处，马蹄形肛瘘的内口多位于肛门后方的齿线部，单纯性肛瘘的内口多位于与瘘管外口同位的齿线部。虽然根据哥德索规则或索罗门定律，可从外口的位置推测内口的大致方位，但这种推测准确性差。所以哥德索规则多用于指导术前检查，很少用于指导术中检查。术中检查内口主要依靠的手段还是触诊、亚甲蓝、探针等。

指诊检查时，典型的肛瘘内口表现为触诊时齿线部黏膜下可触及的小硬结。做肛门镜检查该处时可见到凹陷加深的肛隐窝，用隐窝钩探查，如果隐窝较深的话，则该处为内口的可能性极大。

但有时肛瘘患者的内口部特征并不明显，在术前和术中都找不到典型的内口特征。对这样的患者在术中做探查时，可从外口开始剥离瘘管，剥离出一段瘘管后夹住外口向外牵拉，相应的内口所在处就会有明显的凹陷，据此可推断内口所在。还可以在术中先切开内外括约肌间找到原发脓肿，再通过肛门腺管找到与原发脓肿相连的内口。

2. 处理内口的技巧

内口的处理方式取决于术式。绝大部分现有的肛瘘术式都要将内口切开并切除，并分别将内口切开，将两侧创缘与邻近的肛窦一并结扎，这样可提高内口处理的彻底性，同时防止创缘黏膜术后出血，有利于创面引流。

当内口处有很大的硬结或炎症明显时，有必要将硬结与重度炎症的组织切除。但切除这些组织又容易导致内口部产生较大的缺损，使创面愈合时间延长。对此，有的术式主张将内口部创面缝合，或者用黏膜瓣或皮瓣推移覆盖。对缝合创面和缝合推移瓣时，消除张力非常重要，转移瓣必须保持良好的血供并防止血肿形成。

若内口部处理不到位，就容易导致肛瘘复发。在肛瘘保留括约肌术式，常采用剜除内口处瘘管的处理方式，如果处理不好，就容易导致部分瘘管残留，这也是肛瘘保留括约肌术式复发率高于切开术式的主要原因。

二、处理内、外括约肌间原发病灶的技巧

原发脓肿处理不当是最常见的肛瘘复发原因，处理好原发脓肿和原发瘘管是治愈肛瘘的第二个重要条件。

1. 寻找原发病灶的技巧

可分别从内口或外口入手寻找肌间原发病灶。从外口开始寻找原发病灶的方法是：沿外口周围切开瘘管，夹住外口处瘘管后沿瘘管外壁开始剥离，一直剥离到内、外括约肌间，再找到肌间原发脓肿灶。从内口处开始寻找原发病灶的方法是：处理内口后，沿原发瘘管向外分离，分离开内、外括约肌间，即可暴露原发脓肿灶。也可以综合运用上述两种方法寻找到原发病灶。

2. 原发脓肿的处理技巧

处理原发病灶的基本原则是将原发脓肿尽可能予以彻底切除。建议将肌间变硬的组织充分切除，直至摸不到变硬的组织为止。但要防止组织切除过多导致不必要的损伤，并导致内外括约肌间组织缺损过大。如原发脓肿切除后在内外括约肌间产生的腔隙较大，可以用外括约肌断端、外括约肌皮下部或臀大肌等组织制作带蒂肌瓣充填到创腔后再缝合固定。

新形成的肛瘘，肌间无明显变硬的组织时，可以仅做搔刮，将局部的脓腐组织搔刮干净，然后将创腔敞开引流。如果瘘管较细小、原发脓肿灶较小时，可将瘘管切开或切除，创面敞开引流，对原发脓肿不做特殊处理。

三、肛门括约肌的处理技巧

肛瘘手术大多涉及肛门括约肌的处理。处理肛门括约肌时要注意适度和必要性。对肛门括约肌做不适当的切开或切除会增加肛门功能的损伤，但因过于担心损伤肛门括约肌，在术中该切未切的话，就有可能影响对病灶的处理，因病灶处理不彻底或因影响引流，也会导致肛瘘复发或延迟愈合。

肛瘘手术中切开肛门括约肌程度的把握技巧：①皮下瘘因不涉及肛门括约肌，可以直接切开。②外括约肌皮下部和浅部一般可以直接切开，但对前侧肛瘘和括约肌特别薄弱者，即使只切开外括约肌皮下部或浅部也要慎重。③外括约肌深部及耻骨直肠肌原则上不能直接切开。如有必要切开，一般也采用挂线的方法慢性勒割开，以保持肛管直肠环的完整性。④相对于肛门后方的切开，在肛门前方和侧方切开括约肌时更容易导致术后肛门变形和闭合不严，需要注意。特别是女性，要尽可能避免在肛门前方或侧方直接切开肛门括约肌，建议采用勒割挂线法慢慢勒割开。⑤对肛门内括约肌不能同时做 3 处以上的切断。因肛门内括约肌具有持续闭锁肛门的作用，切断后容易导致术后持续闭合肛门的功能差，有些患者会出现肛门潮湿、溢液等后遗症。

切开括约肌的多少与必要性，既与术式有关，也与术者的理念和临床经验密切相关。即使是同样的肛瘘，采用不同的术式或者由不同的术者实施手术，括约肌损伤的程度常有很大的不同。作为术者应提高理论与临床素养，积累更多的经验与技巧，在面对具体病例时要全面权衡利弊，在确保治愈的同时，尽可能地采用对肛门功能保护得更好的术式，在术中注意

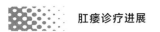

保护好肛门括约肌。

四、处理瘘管的技巧

处理瘘管时，主管道的处理是关键。主管道的处理要彻底，并注意保持创面引流通畅。细小的支管可以在做搔刮后，用橡皮筋等松弛挂线引流。表浅而明显的瘘管很容易扪及整条瘘管的走向，但较深的瘘管就有赖于术者的触觉和经验。

一般在做肛瘘切开术时，当管腔较小或管壁组织较柔软时，对瘘管只做切开或部分切除。但当瘘管走向复杂、管道粗大或深在、管腔内容物污浊、周围组织炎症严重时，则有必要将瘘管腔内的脓腐组织清除，瘘管壁尽可能切除。

对主管或支管全部切除后的创面，必要时也可以缝合，关键是要保证将病灶切除干净，严密缝合不留死腔。

瘘管在直肠黏膜下或在高位肌间环行可能会导致直肠狭窄，对这样的瘘管，难以全部切除干净。在内口和原发病灶处理彻底的提前下，只要将管腔搔刮干净，再选择1～2处将瘘管纵行切断，能解除直肠狭窄就可以了。

五、创面的处理技巧

肛门部创面有易被粪便污染、分泌物多、暴露不好、引流不畅的特点，针对这些情况的有效对策是使肛门创面引流通畅。引流通畅是肛门部创面能够顺利愈合的必要条件。

为了使肛门部创面通畅引流，制作好引流创面很重要。制作引流创面时，一般都要将肛内创面适当向外延长、扩大。引流创面的大小要根据肛内创面的大小、深度、长度而定，一般情况下，肛瘘越深在、瘘管越长，引流创面也要相应变深、变宽、变长。我们的经验是引流创面的宽度和深度与创面的愈合时间密切相关，创面越深、越宽则相应的愈合时间就越长。但创面的长度并不会影响创面的愈合时间，所以我们通常采用延长引流创面、尽可能不增加创面宽度的方法来制作引流创面，这样既可以有效改善引流，同时又有利于创面早期愈合。

一般情况下，瘘管在肛外延伸较长时，只要切开瘘管，引流创面的长度就够了。但如瘘管短而深，就需要将创面向外延长、扩大，使整个创面呈水滴状。马蹄形瘘时，因受尾骨的影响，向外延长做引流创面时，常将创面做成箭尾状。肛外的引流创面即使看起来较大，但因引流通畅，愈合较肛内创面要快得多。所以，一般情况下引流创面必须做成肛内部分小、肛外部分大的形状。这样有望达到使创面由内向外逐渐愈合或内外同时愈合的目标。

引流创面的表面必须光滑、无凹陷才能保障引流通畅。创面如有凹陷，分泌物就容易潴留，从而影响创面顺利愈合。因此，术中要将创面底部及边缘修剪平整，保障创面通畅引流。

六、软组织的处理技巧

肛门完整的舒缩功能不仅与肛门括约肌有关，也与肛管内外的软组织密切相关。肛管内的软组织缺损时，即使肛门括约肌保留得很好，也可能会发生肛门闭合不严，容易出现肛门潮湿、漏液等。所以，肛瘘手术中要尽可能减少对肛瘘周围软组织的损伤，尽量保留肛门部的软组织。

七、并存的其他肛门病变的处理技巧

肛瘘常合并内痔和外痔、肛乳头肥大、肛裂等，这些并发病变有的有症状，有的一直无症状。肛瘘手术时不同时处理这些并存病变，这些病变容易在术后发展，出现疼痛、出血等症状。创缘的外痔、肥大肛乳头等还会影响肛瘘创面的引流，或直接盖压在创面上使肛瘘创面难以愈合。因此，在肛瘘手术时，对这些创面边缘病变，即使没有症状也主张同时处理，以消除对创面引流和愈合的影响，防患于未然。

在处理并存病变的方式上，内痔或外痔可以采用切除或结扎的方法；肛乳头肥大采用结扎切除或直接切除的方法；肛裂则切除皮赘和肛乳头肥大，切除裂创的硬变组织，但不必做切断肛门内括约肌的肛管松解术。

八、直肠穿孔的处理技巧

直肠穿孔主要发生在高位肌间瘘和骨盆直肠窝瘘的病例。对于直肠穿孔，原则上只要处理好内口和原发脓肿，穿孔部搞好引流就可以了，必要时予以短暂挂线引流，待穿孔部缩小后撤除引流挂线就行了。也可以通过禁食、采用中心静脉营养以控制排便来治疗，一般无须造设临时性的人工肛门。

第二节　肛瘘术式分类及术式

肛瘘的根治手术基本上都是以"肛门隐窝腺感染理论"为理论依据的，手术关键包括三个方面：一是内口和原发病灶的处理；二是括约肌的处理；三是创面的引流。

关于内口和原发病灶的处理方式，大多数术式采用的都是切开或切除的方法。仅有守谷孝夫的Coring-out术和山本八洲夫的黏膜下原发病灶切除术、住江正治的皮下原发病灶切除术、Arun的括约肌间瘘管结扎术（LIFT术）在处理内口的方式上较为特殊（在后面的相应术式中有详细论述）。

关于括约肌的处理方式，主要区别点在于切开及处理的方式。笔者认为，根据对括约肌处理方式的不同，可将肛瘘的根治性手术分为肛瘘切开术、挂线术、肛瘘保留括约肌术三大类。至于在术中对创面采用开放、部分缝合和全部缝合、袋形缝合、推移皮瓣或黏膜瓣覆盖、生物材料填充、肛瘘镜视频辅助治疗等技术，针对的基本上是创面愈合的条件。笔者认为这些技术不是治疗肛瘘的核心技术，本质上是治疗肛瘘的辅助技术。因此，在本书中笔者根据对肛门括约肌的处理方式的不同，将肛瘘手术分为切开术、挂线术、保留括约肌术三大类。

一、肛瘘切开术

（一）肛瘘切开（切除）术

主要适用于低位单纯性肛瘘，也适用于部分肛管直肠环已经僵硬的高位肛瘘。但对前方的肛瘘、括约肌薄弱的肛瘘，特别是女性患者的肛瘘，在做肛瘘切开术时要特别慎重，建议采用勒割挂线术式或保留括约肌术式。

操作要点：术野常规消毒，局麻或腰麻。如有外口，可先从外口注入少量亚甲蓝，看肛管内预置纱布有无染色及染色位置，以确认瘘管是否贯通以及内口位置。将探针自外口探入，沿管道轻轻探查，在肛内手指引导下，从内口穿出后拉紧，沿探针切开全部瘘管（图8-1）。如管道弯曲或管腔较细小时，可边探查边切开，向内口方向前进，直至将全部瘘管均切开。

如无外口或外口闭合，可在管道外端的顶端或闭合外口处切开一小切口打开瘘管，将探针由此探入管道，从内口探出后再切开全部瘘管。

如果无外口，但内口处有溢脓时，可将探针的一端弯成钩状，在隐窝钩引导下，将探针探入内口及管道，沿探针或由内而外将全部瘘管切开。

切开内口后，需要将内口两侧的创缘包括邻近的肛窦分别同时结扎（图8-2），既可预防术后内口处创缘出血，也有利于创面引流和肛瘘创面的生长愈合。如边缘相邻处有内痔核、变深的肛窦、肥大的肛乳头等也要同时处理（切除或结扎后扎除）。

瘘管切开后要对管壁予以搔刮和修整，刮除腐败组织，剪除很粗硬的管壁和不平整的组织（图8-3）。一般无须切除全部管壁，以减少组织缺损，并缩短疗程。术中要仔细探查支管。如有支管，对支管较短者可以将支管切开，支管较长或弯曲时可按肛瘘切开对口引流术处理。

术毕前做好创面的止血处理，修整创缘创底，使创面横截面呈"V"字形、内侧小而外侧大的形状，使创面平整以利引流，为创面顺利愈合创造有利条件。

（二）肛瘘切开对口引流术

肛瘘切开对口引流术又称肛瘘切开旷置术。主要适用于低位、管道较长或弯曲肛瘘的处理。

操作要点：主管道、内口等的处理同低位肛瘘切开术。对弯曲的瘘管，为了减少括约肌损伤，不宜斜行切开瘘管。其涉及括约肌的主管部分做放射状切开，并向外延长引流。

术中仔细探查支管，逐条处理所有瘘管。如瘘管较长但不超过3cm者，可在管道末端做一放射状切口，与主管切口间穿橡皮筋或皮片、丝线等松弛结扎，以利引流；如管道长度超过3cm者，可顺管道每隔2~3cm做一切口，每相邻切口间松弛挂橡皮筋或皮片引流（图8-4）。

（三）肛瘘切除缝合术

肛瘘切除术主要用于无明显感染征象的直型低位单纯性肛瘘的治疗。

操作要点：在将瘘管切开并切除全部管壁组织后，使创面新鲜柔软。然后彻底止血、冲洗伤口，将切开创面做全层缝合。缝合时注意不留死腔，尽量做到无张力。术后3~5天内控制排便，1周后拆线。

肛瘘切除缝合术易因术后感染而导致肛瘘复发、手术失败，并可能使病情复杂、疗程延长，所以要严格选择好适应证，并做好充分的医患沟通。为防止术后感染，要做好手术前的肠道准备，手术后3~5天要适当使用抗生素预防切口感染。

（四）肛瘘切除半缝合术

肛瘘切除半缝合术适用于瘘管较长或支管较多的低位肛瘘的治疗。

操作方法：主管道按肛瘘切开术处理后开放引流，对主管道以外的瘘管或支管采用切除缝合的方法处理以缩小创面并缩短创面愈合时间。这样处理的创面呈一半敞开一半缝合的状态。

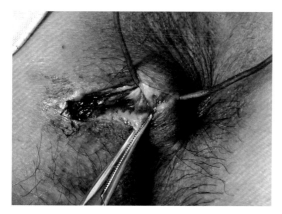

图 8-1 肛瘘切开术

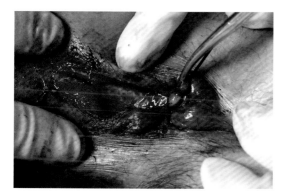

图 8-2 肛瘘切开术结扎内口两侧创缘

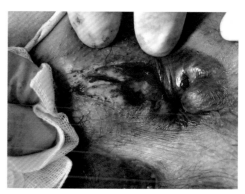

图 8-3 肛瘘切开术切除部分管壁后

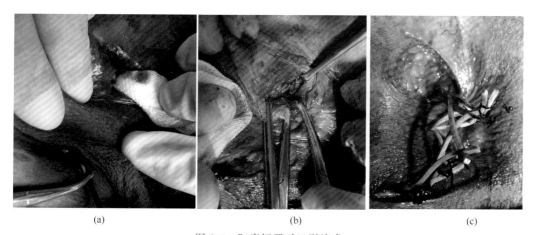

(a)　　　　　　　　　　(b)　　　　　　　　　　(c)

图 8-4 肛瘘切开对口引流术

（a）从左前方外口注入亚甲蓝后后侧齿线部有亚甲蓝溢出；（b）后侧做主切口，打开后侧瘘管看到了染色的瘘管；（c）前后切口间予橡皮筋挂线对口引流

（五）Hanley 法

又称内口引流瘘管旷置术，主要适用于内口在肛门后侧的坐骨直肠窝瘘或后马蹄形瘘。Hanley 术式适用于两侧支管细小的肛瘘，不适合两侧支管粗大者。

操作要点：切除内口后制作向外延长创面，切开部分内括约肌和外括约肌，暴露肛门后间隙处理原发病灶，经搔刮、修剪瘢痕组织后，将创面向外延长，使其引流通畅。清除向两侧延伸的瘘管内的坏死组织，一般不切开处理，但必要时也可在瘘管的末端做小切口引流（图 8-5）。

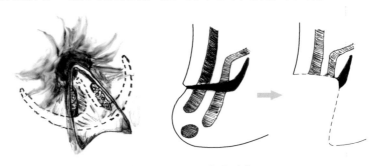

图 8-5　Hanley 术式示意

（六）Goligher-宇井法

Goligher-宇井法又可称为肛瘘挖除支管旷置术。1970 年 Goligher 针对马蹄形肛瘘设计了这种手术，1982 年宇井对 Goligher 法做了改良，故在日本该术式被称为 Goligher-宇井法。适用于全马蹄形的坐骨直肠窝瘘等复杂性肛瘘的治疗。

操作要点：内口的处理、肌间原发病灶的处理、引流创的处理方法同 Hanley 法。在肛门后方做成外宽内窄的开放性创面，清除感染坏死组织，切除瘢痕，搔刮创面。对两侧的支管，Goligher 采用的是切开向两侧扩展的瘘管的方法，宇井对 Goligher 法进行的改良是在向两侧扩展的瘘管的中段做三角形切开创面，以减少损伤，对瘘管进行搔刮处理，创面开放引流（图 8-6、图 8-7）。

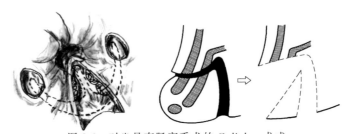

图 8-6　对坐骨直肠窝手术的 Goligher 术式

向两侧扩展的瘘管粗大时，切除内口和原发脓肿后创面开放引流，两侧切开引流

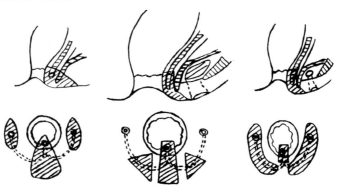

(a) Hanley术式　　(b) 宇井改良Goligher术式　　(c) Goligher术式

图 8-7　Hanley 术式、Goligher 术式及宇井改良术式的比较

二、肛瘘挂线术

（一）挂线疗法的源流

1. 挂线疗法最早记载于明代

我国的挂线疗法最早记载于明代医家徐春甫所著的《古今医统》（公元 1556 年成书）中，书中载述"春甫每用治漏之法……其深远者，必是《永类钤方》挂线治法，庶可通达而除根矣。"因此，"挂线"一词最早是在《永类钤方》中提出的，《永类钤方》可能是我国最早记载挂线疗法的医著。

以前我国几乎所有的中医肛肠病著作中，都认为《永类钤方》已经佚失，实际上该书没有佚失，目前有人民卫生出版社和医药科技出版社的两个版本。但是，笔者查阅了该书的两个版本，内容基本相同，未能在这两个版本书中找到《永类钤方》中所讲肛瘘挂线的相关内容，只有芫花根煮线结扎痔疮的内容。是否是原书的相关卷页或内容已经佚失？有待进一步考证。

2. 明代的肛瘘挂线疗法已经相当成熟

《古今医统》中对挂线疗法的来源、药线的制作方法、挂线操作的方法，挂线疗法的适应证，挂线后的病情变化、疗程、疗效，甚至治疗机理介绍得非常全面。该书介绍的药线的制作方法为："治外痔并漏、囊痈、悬痈、臀痈。芫花入土根（不拘多少，捣自然汁于铜铫内，慢火熬成膏，以生丝线入膏再熬良久，膏浓为度，线阴干，膏留后用）。"适应证为："成漏穿肠串臀，支分节派，中有鹅管，年久深远者，卒未可以易窥也。虽有三品锭子溃烂生肌，亦皆治其近浅之漏耳。其深远者，必是《永类钤方》挂线治法，庶可通达而除根矣。"挂线操作方法为："不拘数疮，上用草探一孔，引线系肠，外坠铅锤，悬取速效。"预期疗程为："在疮远近，或旬日半月，不出二旬"。疗效为："线既过肛，如锤脱落，百治百中，未穿疮孔，鹅管内消，七日间肤全如旧。"治疗机理为："药线日下，肠肌随长，僻处既补；水逐线流，譬筑堤防决，水既归潜，众流具涸，有何汛滥"。

同时该书将临床运用时如何挂线、挂线后如何打结、遇到穿不动怎么办等细节也介绍得非常清楚。如"一漏并三痈，不论疮孔数十，但择近肛者，以马莲草探之。若一孔通肠者，先将银条曲转，探入谷道钩出草头，将线六七寸一头挽成活套扣，以不挽线头系草上引过大肠，解线头穿活扣内出寸长，系三钱四五分铅锤悬空坠之，坐卧方便使不粘衣，可取速效。每日早将线洗净，约日长五分，仍要收上止留一寸，线穿七日，线下三寸之余，僻处补完。源头既塞，未穿漏孔及三痈脓水再无，鹅管化尽，俱先平复，疮近肛十日半月线过肛门即下，疮隔远者，二十日后即落。若七日及落线后，旁疮有未干，此原肠非止一口，仍要再穿。若穿不动者，以纸捻蘸代针散顶至痛，即曲折处三二次通即穿线，其线落下，再用生肌散。"相关内容细节描述得如此清楚，若非熟练使用和经常使用肯定难以做到，必定有大量病例的实际使用经验，说明当时该疗法在临床运用已经相当成熟。

《古今医统》有关挂线疗法的记载之所以这么详细，主要是因为作者本身就是肛瘘患者，是挂线疗法的获益者。书中记载："予患此疾一十七年，遍览群书，悉遵古法，治疗无功，几中砒毒，寝食忧惧。后遇江右李春山，只用芫根煮线，挂破大肠，七十余日，方获全功。"从中可知徐春甫的挂线疗法是通过李春山学到的，并有切身的运用体会。

3.《古今医统》后对挂线疗法的内容有所丰富，但无突破性进展

《外科大成》："凡用挂线，孔多者，先治一孔，隔几日再治一孔。"讲述的是多个外口或多个瘘管的挂线治疗方法。

《医门补要》提出："如虚人不可挂线，易成劳不治"，提出"虚人"是挂线的禁忌证。这一点至今仍有重要意义，目前对克罗恩病性肛瘘、结核性肛瘘等切口愈合不正常的患者，原则上是禁止采用挂线治疗的。

《外科图说》载有"探肛筒""过肛针""镰状刀"等图谱，使后人对当时医生所用的肛肠手术（包括挂线）的器械第一次有了直观的认识。

4. 挂线疗法的真正变革出现在新中国成立后

新中国成立以来，挂线疗法经我国肛肠专科工作者不断改革与创新，其治疗病种从单一的肛瘘扩展到肛周脓肿、直肠狭窄、便秘、肛裂等病，其治疗机理得到了进一步认识。并在使用过程中得到不断改进，从最初的药线重力挂线经过橡皮筋挂线、低位切开高位挂线、虚挂线、虚实挂线等一系列变革，已经成为目前肛肠科临床应用最普遍的传统特色疗法。

（二）挂线疗法的变革

自明代挂线疗法有记载以来，挂线疗法就一直在临床应用，并在历代医籍中得到记载。但目前使用的挂线疗法已经与徐春甫所讲的挂线疗法有很大的不同。笔者认为，目前使用的挂线疗法与徐春甫所讲的最传统的挂线疗法相比，至少有六次（或者说六个）重大的变革。

1. 重力挂线向每日紧线的变革

因为目前无从考证《永类钤方》的挂线疗法，只能对照《古今医统》的挂线疗法来进行分析。《医门补要》记载"用细铜针穿药线，右手持针插入瘘管内，左手执粗骨针插入肛门内，钩出针头与药线，打一抽箍结，逐渐抽紧，加纽扣系药线稍坠之，七日管豁开，掺生肌药，一月收口"，表明所其用是每日紧线的挂线疗法，已经不同于《古今医统》的重力挂线，可视为对挂线疗法的最早变革。

2. 由药线挂线向橡皮筋挂线的变革

传统挂线疗法（图 8-8）所采用的挂线材料为药线，所谓药线就是用芫花根煮泡过的生丝线。使用过程中或在药线上撒以九一丹等药物。药线本身带有药物或可以沾附药物是其特点。

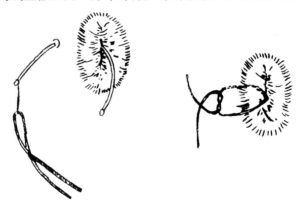

图 8-8　肛瘘的传统药线挂线疗法示意

使用药线挂线时，将药线由外口穿入瘘管，从内口穿出后，打一个活结使呈环状。由于药线本身不具收缩力，因此挂药线后还要在药线环上挂以铜钱或铁块等重物，以慢慢勒开瘘管。此法从内向外慢慢勒开瘘管，创面由内向外生长，成功率高，对肛门功能保护好，愈合后外观较美观，这是传统挂线疗法的优点。传统挂线疗法常常需要1个半月以上时间方能勒开全部瘘管，因此传统的药线挂线存在疗程较长的不足；同时药线挂线后需要多次紧线，平时在药线上挂重物后，疼痛较大，并给患者的生活、行走等带来不便，这些都是传统挂线疗法的缺点。

为此，自20世纪60年代后，逐渐改用橡皮筋替代药线。因橡皮筋成本低、容易取得，且本身具有收缩力，挂线后通过收紧橡皮筋，利用橡皮筋自身的收缩力，不需要在线上挂铁块就能慢慢勒开瘘管，而且慢性切割作用持续、可控、迅速，大大缩短了挂线勒开瘘管的时间，也简化了手术及后处理过程，方便患者活动。这样的挂线也称为弹力挂线。但笔者认为用橡皮筋替代药线并不是完美无缺，最明显的不足是橡皮筋挂线疗法的勒割作用并非由上行下、由深及浅地进行，而是由四周向中央进行勒割，瘘管和括约肌被勒割断后，肌肉断端间的间距大，对肛门功能的保护不如传统的药线挂线治疗好。

用普通手术丝线替代药线挂线也可说是药线的另一种变革，但目前这样的挂线几乎不用于实挂线（紧线挂线），主要用于挂线引流，多采用10~20根丝线穿挂在瘘管中，为防止滑脱打结成环状。这种松弛挂线并无药线本身的作用，换药时虽可在潮湿的丝线上沾附九一丹等药物，但丝线的吸附作用明显不及传统药线，且转动线环时不如传统药线或者橡皮筋畅快。

3. 由单纯挂线向切开挂线疗法的变革

最初运用挂线法治疗肛瘘时并不切开皮肤，而是将内口与外口间的整条瘘管都挂以药线并收紧，悬挂重物加强勒割作用。在挂线慢慢勒割开皮肤、肌肉等的过程中，患者疼痛难忍，痛苦较大，同时挂线过程较长，恢复时间较长。

由于认识到挂线时先切开皮肤及外括约肌深部以下瘘管对肛门功能几乎没有影响，所以，将原来的全层挂线改为切开皮肤及外括约肌深部以下的瘘管部分，仅对外括约肌深部以上的瘘管进行勒割挂线（图8-9）的方法。这样做并不会增加括约肌的损伤，但可大大减轻患者的痛苦，缩短疗程。这种低位切开、高位挂线的处理方法目前仍是高位肛瘘挂线治疗中的主流术式。

4. 由实挂线向虚挂线的变革

受Parks"肛门隐窝腺感染理论"及肛瘘保留括约肌术式的启发，认识到彻底清除内口、肛门腺管、肛门腺脓肿，保持引流通畅是治愈肛瘘的必要条件，切开括约肌并不是治愈肛瘘的必需条件，即肛瘘可以在不切断括约肌的情况下得到治愈。因此，自20世纪90年代后期起，开始采用挂线后不紧线的"虚挂线"（又称浮挂线、松弛挂线）方法治疗肛瘘。虚挂线就是在瘘管中挂线后不收紧橡皮筋，不勒割瘘管，仅利用橡皮筋的引流作用治疗肛瘘（图8-10）。一般在瘘管腔中分泌物逐渐减少，无脓性分泌物，脓腔缩小时逐渐拆除松弛挂线的橡皮筋。

采用虚挂线的方法可以较好地保护肛门括约肌及其功能，减少切开，减少组织损伤，患者痛苦轻，恢复快。但部分患者在虚挂线拆除后肛瘘仍得不到治愈，其复发率较实挂线要高，即虚挂线疗法的主要缺点是治愈率不及实挂线高。

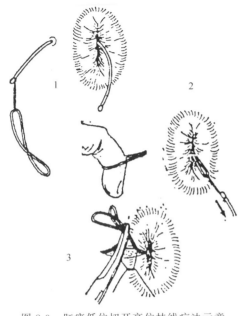

图 8-9　肛瘘低位切开高位挂线疗法示意
1—探针进入瘘管；2—拉出橡皮筋；
3—皮肤切开，收紧结扎橡皮筋

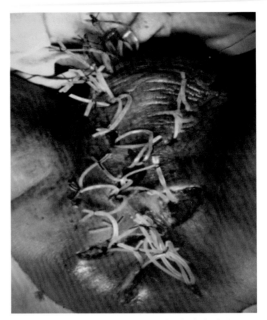

图 8-10　肛瘘的挂线引流与虚挂线疗法

5. 由挂线向置管的变革

　　在运用挂线疗法的过程中，发现有一些病例的瘘管位置高，瘘管甚至延伸到难以进行挂线操作的平面（如前列腺甚至更高的平面），或者瘘管与直肠间的距离过大，其间组织厚，此时

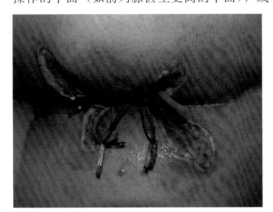

图 8-11　肛瘘的置管疗法

挂线的难度与造成的损伤均较大。此时，挂线操作的最大困难是高位挂线后无法从直肠腔引出挂线，即使能够引出挂线，还存在如果人工内口处发生出血的话，止血将会极其困难的担忧。对于这样的肛瘘，一般采用在高位瘘管中放置导尿管或输液皮条等引流（图 8-11）的方法，每日便后换药时，先用生理盐水或甲硝唑液冲洗创腔，待瘘管腔内分泌物变少、变清时，将所置引流管逐日向外少量（0.3～0.5cm）退出，直至全部退出。结果，这种做法取得了成功，后来在同类瘘管的处理中普遍采用此法治疗，成功率也非常高，逐渐成为治疗肛瘘的一种常规做法。

　　笔者认为置管法的本质是虚挂线法，其原理是通过引流作用为高位瘘管的愈合创造必要的条件。用该方法治疗肛瘘时，基本不损伤肛门括约肌，不切开正常组织，减少了对肛门功能的破坏。但也存在松弛挂线疗法本身存在的治愈率低于实挂线疗法的缺点。选择好适应证，术中尽可能切除变硬的瘘管壁，改善组织的血运和修复能力等，有助于提高置管疗法的成功率。

6. 由置管向虚实挂线的变革

　　置管法的本质是虚挂线法，虽然减少了对肛门功能的破坏，但也存在松弛挂线疗法本身存在的治愈率低于挂线疗法的缺点。

郑丽华根据多年临床经验总结出一套虚实结合挂线治疗高位肛瘘的方法。该方法主要针对于瘘管位置高于肛直环或者高位肛瘘盲端位置较高的高位肛瘘。采用术中对内口以上及肛直环感染范围内的瘘管使用丝线结扎实挂线，利用丝线的勒割力量，部分切断直肠环上方高位感染病灶。术后 7 天左右，高位部分感染病灶被勒断后，结扎线结松动，利用丝线继续引流坏死感染组织，肉芽填充生长。此法创新，彻底解除了患者术后紧线痛苦。

同时，采用丝线勒割代替橡皮筋挂线，多股丝线较橡皮条引流作用更通畅，切割力度更强，速度更快，同时患者勒割痛苦程度明显减轻。并针对挂线操作的最大困难——高位挂线后无法从直肠腔引出挂线，郑丽华采用食指肠腔指引、橡皮筋牵出丝线的方法，准确定位挂线部位。术中实挂线，外科结打紧后可避免人工造口处出血的发生。虚实结合挂线的临床应用简化了手术过程，并在高位及复杂肛瘘的治疗中取得了成功，成功率较高。

（三）挂线疗法的治疗原理

目前认为，挂线疗法的治疗原理主要有五个方面（图 8-12）。

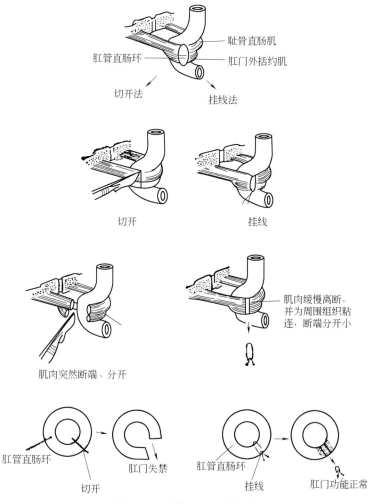

图 8-12　挂线疗法原理示意

（1）慢性勒割作用　通过紧线或弹力收缩，可使被勒割组织局部产生压迫性缺血性坏死而慢慢断开分离，起到以线代刀的作用。在此过程中，括约肌分离和组织的纤维化修复同时进行，使分离后的肌肉断端有附着支点，分离后的肌肉断端通过其间新生的瘢痕组织相连接再次形成环状结构，仍可维持肛门括约等功能。胡伯虎、史兆歧曾经做过犬肛门括约肌的切开与挂线实验研究，结果表明挂线组切口断端间瘢痕宽度显著小于切开组，对肛管静止压和收缩压等的影响均较切开组显著减小。说明挂线疗法对肛门功能虽也有破坏，但程度较轻，能更好地保护肛门功能。

（2）异物刺激作用　药线或橡皮筋作为一种异物，可刺激局部组织产生炎性反应，炎性刺激可促使括约肌断端与断端、与周围组织发生粘连、固定。

（3）引流作用　挂线放置在肛瘘创腔内时，具有良好的引流作用，可使创腔内的分泌物沿挂线（橡皮筋）流出，不至于蓄积，使创面基本保持干净，从而为其愈合创造条件。对于克罗恩病等不适合手术者，挂线引流可以大大减轻肛瘘周围组织的炎症，为以后的手术创造条件。

（4）标志作用　可标明外口与内口之间的关系，标明瘘管是否已经全部切开，具有一定的标志作用。

（5）药物作用　传统的药线由于采用具有消肿、祛腐、生肌作用的药物煮制，具有一定的药物作用。这是传统药线明显优于目前橡皮筋和丝线挂线之处。由于目前临床很少采用药线治疗，很多药线的煮制方法事实上趋于失传状态。陆金根等采用拖线疗法的材质为现代的丝线，挂线时在丝线上沾附一些药物以发挥药物的作用，继承了传统挂线疗法的一些特点，但笔者认为其仍不能完全具备药线挂线的优点。

（四）应用挂线疗法的主要术式

1. 低位切开高位挂线术

简称切开挂线术或外切内挂术。适用于高位单纯性和高位复杂肛瘘，对括约肌薄弱者或者女性前方肛瘘也建议采用此术式。

操作要点：对内口及外括约肌深部以下的瘘管的处理方法基本与肛瘘切开术或内口切开术相同。在切开低位管道后，做高位管道挂线前，先做内口处理。切开内口以下肛管皮肤、内括约肌、外括约肌皮下层，搔扒、清除感染的肛门腺及其周围变硬、增生的组织，修整创面，对内口两侧的黏膜部分与邻近的肛窦分别用粗丝线结扎，以扩大切开内口部位的创面，并利于引流。

对于外括约肌深部以上的瘘管，用一端系有橡皮筋的球头探针向深部瘘管探查，顺管腔轻轻插至管道顶端，在管道顶端穿通直肠壁后拉出（如患者有穿孔，探针可经此穿孔通入直肠）。将探针连同所系橡皮筋引出肛外后适当紧线（图8-13）。位置特别高的肛瘘，因管道较深，深入高位瘘管内的探针很难从直肠壁贯穿拉出。有人提出可借助器

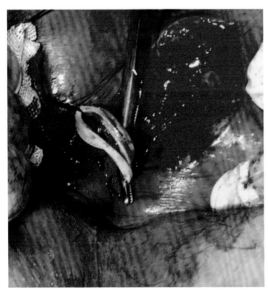

图8-13　肛瘘的低位切开高位橡皮筋挂线疗法

械，从直肠内穿入探针或血管钳经瘘管内向肛门外拉出橡皮筋。

对于复杂性肛瘘患者的非主管道创面，必要时缝合部分创面，以缩小创面面积，缩短愈合时间。

2. 低位切开高位虚挂线术

又称低位切开高位松弛挂线术或低位切开高位浮线挂线术，是在切开挂线疗法基础上发展起来的一种术式。适用于高位肛瘘和脓肿的治疗。

操作要点：与低位切开高位挂线术基本相同，唯一不同的是挂线后不紧线，将拉出的橡皮筋两端松松地结扎，使之呈可以转动的环状。每天换药时需要转动橡皮筋环，并用甲硝唑或生理盐水等液体冲洗瘘创腔。

需要注意的是，低位切开高位松弛挂线术相对于低位切开高位挂线术，其对适应证的要求高，如果瘘管壁厚、血运不好或者多次手术后瘢痕组织多、组织愈合能力差时，采用前者治疗就容易失败。所以松弛挂线术适用于管壁较薄、血运好、组织再生和愈合能力好的肛瘘病例。对管壁较厚的肛瘘，有时不得不采用虚挂线疗法时，为了提高手术的成功率，必须对管壁进行必要的修整，去除硬变的管壁，改善瘘管腔的愈合条件。

3. 虚实结合挂线术

虚实结合挂线法是结合了实挂线的慢性勒割优势与虚挂线的术后引流特点的创新疗法，适用于高位肛瘘，包括高位单纯性肛瘘和高位复杂性肛瘘，对于反复发作的难治性肛瘘同样适用。

操作要点：术中在将内口自齿线部向外做放射状切口，长 3～4cm，切口位置一般与外口在同一侧，以充分引流内口处感染灶。切开内口，向上延伸 0.5～1.0cm，向下延长至肛缘外。用中弯止血钳自此切口向高位瘘管上端探查，一直探查到瘘管顶端。用手指伸入肠腔做引导，钳尖穿透肠壁造口。退出手指，用 4 根 10 号丝线，一端打结并套在指尖送入肠腔。打开止血钳夹住此线，将丝线从肠腔经瘘管引出，两端收拢，用力打结固定。术后每日常规清洁换药一次，凡士林纱条引流，纱布外敷固定。术后 7 日左右所挂丝线松弛，此时继续予以虚挂线引流，待瘘管肉芽组织填充后，第 20 日予以拆除（图 8-14）。

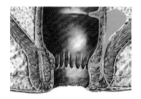

1.高位肛瘘示意

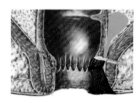

2.切开内口，向上延伸 0.5～1.0cm，向下延长至肛缘外

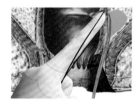

3.用中弯止血钳经瘘管顶穿入肠腔，在手指引导下引入4根10号丝线

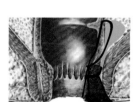

4.将丝线从肠腔经瘘管引出后打结固定

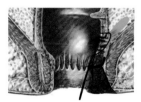

5.术后7日左右所挂丝线松弛，此时继续予以虚挂线引流

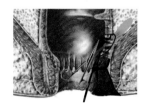

6.待瘘道肉芽组织填充后，第20日拆除挂线

图 8-14　高位肛瘘虚实挂线示意

需要注意的是，虚实结合挂线术分为术中实挂线与术后虚挂线两个阶段。术中实挂线与高位挂线术相同，可采用低位切开高位挂线术。不同的是术后虚挂线，即术后 7 天结扎线松动后不紧线也不拆线，使结扎线起到虚挂引流的作用，20 天时，视瘘管腔肉芽填充情况予以拆线即可。

4. 隧道式拖线术

20 世纪 80 年代，龙华医院中医外科在国内首次将拖线疗法应用于肛瘘的治疗。该手术方式主要适用于低位单纯性肛瘘和低位复杂性肛瘘。

操作要点：在探明瘘管走行后，适当切开外口，刮匙搔刮瘘管内坏死组织，用球头银丝引入 10 股丝线于管道内，丝线两端打结，呈圆环状，丝线在管道内的长度以小于 5cm 为宜。若瘘管较长较深，可进行分段拖线，丝线保持松弛状态。术后第 1 日开始熏洗换药，早、晚各 1 次，前期管腔内脓腐组织较多，可予生理盐水冲洗后八二丹掺丝线上将其拖入管腔。10～14 日后，管腔内没有明显的脓性分泌物溢出时，可采用分批拆线的方法将丝线撤除。丝线拆除后可根据创面干净情况选择冲洗与否，并配合垫棉压迫使空腔闭合。

拖线疗法通过清除内口与原发病灶、化脱管道达到治疗目的。在尽量保护肛门正常组织的前提下，处理内口、外口和瘘管。该术式将切开、引流、脱腐、垫棉压迫法有机地结合起来，无须将皮肤直接切开，也不用切除太多的肌肉组织，避免了肛瘘周围组织的损伤。

拖线疗法在操作时需注意以下几点。

（1）完善术前检查　通过包括腔内超声、MRI 和结肠镜等检查，全面了解瘘管原发内口及所有瘘管分支的走行和潜在腔隙，采用肛门直肠压力测定及患者肛门功能评分手段，客观评估患者排便功能及肛门括约肌功能。

（2）正确处理内口　腺源性肛瘘的内口多位于齿线附近，清除内口及其周围炎性组织后，适当切开内口下方的组织至肛缘皮肤处，以利引流。如高位经括约肌肛瘘，虽管道穿过外括约肌深部，但内口仍在齿线附近，对于这类瘘管切忌盲目在瘘管最深部探出，从而形成医源性假道。可适当切开内口至对应的肛缘括约肌间沟处，以保证深部管道的充分引流。

（3）合理设计切口及拖线设置　通常根据瘘管长度和形态设计切口位置，切口应大于瘘管横断面，一般 1cm×1cm，以引流通畅为度。根据瘘管腔道大小决定放置丝线的数量。若直径小于 1cm，可采用 10 根丝线；若直径大于 1cm，可采用 10 根以上丝线。拖线（置于瘘管腔内的丝线）长度一般控制在 5cm 以内，不能有残腔。若管道太长，可以采用分段拖线法处理。

（4）术后换药到位　术后换药时，先用生理盐水冲洗管腔，同时将放置于腔内的丝线转动以拭净黏附的脓腐组织，再将祛腐药物九一丹掺于丝线上轻轻拖入管腔。当丝线上分泌物明显减少时，可停用祛腐药。针对瘘管创腔内坏死组织较多或换药时不能放松配合者，早期可采用丝线拖线治疗，后期可将丝线换成带有小孔的头皮针管，外接注射器冲洗以利化脱的坏死组织排出，此法换药彻底且可减轻患者痛苦。

（5）拆除拖线的时间　术后 1 周左右瘘管腔开始缩小，可以撤除部分丝线。一般术后 9～11 日局部肉芽组织色泽鲜红、分泌物呈清亮黏稠时，结合局部超声检查显示管腔直径小于 0.5cm 时，可拆除全部丝线，同时用刮匙搔刮疮腔，以新鲜出血为度。

（6）拖线拆除后处理　拖线拆除后可适当控制排便，以每日 1 次为佳，同时配合垫棉压迫，以小型棉块或纱块垫压于患处，外用橡皮膏或绷带适度加压，垂直施力加压使管腔缩小并黏合，最终达到愈合目的。一般压迫持续约 7 天，每天累计不少于 4 小时。

拖线疗法中最主要的材料就是丝线，它作为一种介质可将瘘管腔内坏死物引流排出，同时拖拉丝线可携载祛腐药物将其带入管腔加速化蚀管壁。此外，术后早期根据肉芽组织生长速度及管腔缩小情况，可适当拆除数股拖线，既可保持引流彻底又能防止假性黏合。但是过早拆除拖线，管腔内坏死组织尚未脱净，而拖线放置时间过长则会导致纤维化，可致瘘管复发。因此，适宜的拖线拆除时间是影响拖线疗法成功的主要因素。另外，提脓去腐药物九一丹属于含汞最少的丹药，具有"有腐脱腐、无腐生肌"的功效。将九一丹掺于丝线上，换药时拖拉摩擦可全方位接触管壁并将药物置于管腔内，通过丝线使毒随脓泄，不仅利于脓腐化脱，还可助新肌生长，具有增效作用。虽有报道发现，丹药使用不当可造成肝肾损伤。但采用拖线疗法治疗的创面为非开放性创面，且在临床使用时避免长时间、大剂量使用，故九一丹吸收量少，对肝肾功能无明显影响。已有肾功能异常的患者，拖线治疗时不建议使用丹药，而应在术中尽量剔净纤维化瘘管壁组织。

回顾分析拖线疗法治疗失败的病例发现，对于肛提肌以上、内口位于直肠的肛瘘或脓肿，单纯采用拖线疗法效果欠佳。拖线疗法适用于水平方向较大范围的瘘管及脓肿，而垂直方向深部瘘管及脓肿则需联合置管引流和负压吸引等方法。

5. 传统药线挂线术

这是中医治疗肛瘘的传统术式，可用于所有类型肛瘘的治疗，目前在临床已少有应用。

操作要点：用另一端系有药线的球头探针由外口探入，沿管道深入，经内口拉出，药线亦随之引出肛外。然后将药线收紧打活结，并挂铁块等重物，每日换药时将药线重新收紧一次。

传统的挂线术由于挂线勒割皮肤时疼痛重，挂线时间长，目前在临床上已经基本不按照其原法做全瘘管勒割挂线。一般采用将皮肤和皮下组织切开，括约肌外瘘管切开后再挂线的方法治疗，以减轻挂线勒割皮肤与皮下组织时痛苦大的缺点，并可缩短勒割开全部瘘管的时间。

6. 置管引流术

该术式是在肛瘘虚挂线引流术的基础上发展起来的一种肛瘘治疗术式。适应证同肛瘘的切开挂线术，主要适用于特别深在的高位复杂性肛瘘、瘘管腔距离直肠腔较远、挂线难度很大或者技术上不能挂线的病例。

操作要点：对内口、原发病灶、括约肌等的处理基本同肛瘘切开挂线术，只是不做贯穿直肠壁的挂线，而是在高位瘘管创腔内放入合适的引流管（直型胶管、花蕊型导尿管、T型胶管等），通常以可适当转动为度，先后用双氧水及生理盐水冲洗，确保引流通畅后，将胶管缝合固定在肛门外周皮肤上以防止脱落。术后每日通过引流管冲洗瘘管腔，直到瘘管腔内分泌物变得很少、没有明显的絮状物时，将置管每日退出少许（0.3～0.5cm），通常拔除置管的时间在术后2周后，拔管后可配合垫棉压迫疗法以加速创腔闭合，直到瘘管腔全部愈合为止。

由于运用该术式的患者其瘘管多较复杂，位置较深，故冲洗后应尽可能回抽、吸干管腔内的残余液体；并告知患者多直立缓行。

置管引流术的优点是组织损伤小，愈合快，能较好地避免术后肛门失禁、狭窄、畸形等并发症，从而较好地保护肛门功能。

7. 长期引流挂线术

该术式主要用于克罗恩病肛瘘及难以治愈的高位复杂性肛瘘的治疗，不以治愈为目的，以减轻症状、维持病情缓解状态、减轻瘘管的炎症为目的，或为以后可能的手术创造条件为目的。

操作要点：基本同传统药线挂线术，不同的是挂线所用的材料是专用的泄液线。

Minnesota 大学附属医院报道应用挂线引流法治疗继发于克罗恩病的肛瘘 55 例，其中 22 例高位复杂性肛瘘，19/22 例经挂线引流后肛周病变一直保持在静止期。White（1990年）认为挂线引流治疗克罗恩病肛瘘是有效的。Williams（1991年）报道应用挂线引流治疗克罗恩病肛瘘 23 例，复发率 39%。

任东林认为对于那些"不可治愈"或者治疗代价过高的极复杂病例，长期引流挂线可以避免感染病灶范围扩大，控制急性期脓肿形成，从而提高生活质量。"稳定"的瘘管对于这些病例来说，重要性不亚于治愈瘘管。引流挂线除了作为根治性手术的桥梁以外，对于一些特殊病例亦是最有效和最适宜的终身性治疗手段。

尽管挂线引流治疗复杂性肛瘘保护了括约肌的完整性，不会引起肛门失禁，但其成功率随着随访时间的延长而降低，疗效不确定。因而在决定做挂线引流前应与患者沟通好，尊重患者的意见。

（五）挂线疗法的一些学术争议

尽管挂线疗法一直在临床广泛应用，但在实际操作中仍存在着一些争议。

1. 什么情况下采用挂线疗法

任东林认为，在临床上，绝大多数高位复杂性肛瘘并非均需要挂线处理，由于挂线疗法本身可能带来治疗时间较长、痛苦较大等问题，因此，挂线的选择应指征明确。由于现代解剖学肛瘘切除的广泛开展，除术中处理病变较彻底外，对肌肉的保护亦十分明确，对内口的寻找及处理亦更准确，再加上对肛管直肠环的功能及作用认识的深入，在既往被认为非挂线不可的病例，均可以行直接切开处理，只有那些病变十分复杂、瘘管完全穿过或大部分穿过肛管直肠环的病例，才考虑采用挂线疗法。

笔者认为，绝大多数高位复杂性肛瘘采用挂线疗法更为稳妥，即使是肛直环僵硬的肛瘘也是如此。此时采用挂线疗法还可起到切开法所没有的刺激肉芽生长、引流、标记的作用，减轻深部创腔换药时填塞引流条给患者带来的痛苦，由于引流好，反而有利于创面的愈合。对于女性前方的肛瘘，如位置较深，即使是在外括约肌深部以下，最好也采用挂线疗法。

庞文斌、李瑞吉等主张，对于小儿肛瘘，不管是低位还是高位，都以切开挂线法治疗为好。挂线疗法具有以下优点：①引流通畅，可防止伤口感染和粘连。挂线用的橡皮筋不但能将瘘管慢性切开，还能起到良好的引流作用，即使术后伤口经常被粪便污染，也不至于发生感染。挂线的切口形成溃疡创面，不易粘连，橡皮筋脱落后，亦可不放纱条引流。②痛苦轻微，患儿完全可以忍受。肛门的感觉神经感受器主要分布在皮肤层，皮下组织和肌层的痛觉不太敏感。挂线时肛管皮肤做了减张切口，在切口上挂线，避开了疼痛敏感区，所以疼痛轻微，多不需使用止痛药。③伤口护理简单。由于引流通畅，伤口不易感染和粘连，每次大便后用高锰酸钾溶液清洗肛门即可，除少数年龄稍大的患儿配合术后换药，多数患儿均由家长护理，可顺利治愈。④挂线的伤口较窄小，愈合后瘢痕小，不会发生肛门变形。

2. 传统药线挂线和橡皮筋挂线哪个更好

传统挂线与橡皮筋挂线二者的适应证基本相同。但传统的挂线疗法采用药线或丝线挂线，需要在挂线上悬吊重物等，方有较强的勒割能力，故又称重力挂线。橡皮筋挂线术是在传统挂线术基础上，将药线改用橡皮筋挂线的术式。将药线改为橡皮筋，使用橡皮筋的收缩力，以代替重物的牵拉力，所以采用橡皮筋的挂线术又可称弹力挂线术。

笔者认为，利于橡皮筋的弹力挂线虽然较传统的重力挂线方便，不必每日紧线，勒割作用强。但是在治疗机理与治疗效果上，二者之间有明显的差别。传统的重力挂线术是从上往下、从里向外慢性勒割瘘管，即挂线后创面是由深变浅、由内向外生长的，能达到"药线日下，肠肌随长，僻处既补，水逐线流，未穿疮孔，鹅管内消"的效果，即创面是一点点由深转浅、由高转低愈合的。但弹力挂线术虽然也有"水逐线流"的引流作用，因为勒割作用是由四周向中央的，创面是整个勒开后再慢慢生长的，并不能达到传统药线的"药线日下，肠肌随长，僻处既补"的效果。同时重力挂线术的可控性更好，可随时调整勒割力度，在夜间休息时可以暂时拆除，以使患者休息好。因此，笔者认为在挂线效果上重力挂线仍然胜于橡皮筋挂线，但橡皮筋挂线较传统挂线痛苦轻、疗程短。

高位肛瘘虚实结合挂线术是当前高位肛瘘临床手术方法上的一次创新。据其首创者郑丽华介绍其优点如下。①最大限度地保留了括约肌功能，保护了正常组织。它既保证了对内口及直肠环及感染部位的勒割，但又不完全勒断肛直环，组织损伤小，术后瘢痕小。不会产生术后瘢痕畸形、肛门畸形、移位等后遗症。②实现了直肠腔内双向等压引流。在术中，医生在肛瘘内口向上切割 0.5～1cm，将其移出了高压区，并在瘘管顶端向肠腔内人工造口，使高位瘘管上下两个端口处于同一压力区，形成了双向等压引流状态，有利于分泌物的充分引流。③使用丝线代替橡皮筋挂线。相较于橡皮筋，丝线的纤维更加纤细，丝线的结扎作用更为紧实，切割的力度大而快。但是，它的刺激作用小于橡皮筋，既有利于分泌物的引流，又有利于创面的愈合，还可为术后换药、填塞油纱提供标志。④挂线但不紧线，不仅大大减轻了患者的痛苦，并且降低了医疗成本。⑤通过肉芽填充使管腔自然封闭治愈。虚挂线引流拆除后遗留的管腔狭小，更加容易愈合。⑥手术可操作性强，临床治疗效果满意，预后良好，易于推广应用。

3. 挂线时挂多少组织为宜

任东林提出，挂线时所挂组织应少，不宜大束挂线。这要求术中应尽可能敞开病灶，只对肌肉部分行挂线处理，从而使挂线的目的更加明确。对大束组织，可采用分组挂线或双挂线，分组挂线可解决大束组织挂线切割不完全，需要再次紧线的问题。对有两处需同时切开挂线者，可先一处紧线，另一处先挂浮线，待第一处紧线切开后，再紧浮线。

笔者认为，挂线应挂到瘘管顶端，不留死腔，即便大束挂线也无妨。这样可将瘘管全部挂开，避免引流不畅和顶端存在死腔；避免直接切开直肠黏膜时的出血；因上部黏膜勒开较快，即使挂到顶端也基本不影响勒割组织的速度。对于大束组织，可以一次大束挂线后适当紧线，如术中一次紧线勒割不开，可于术后再次紧线。

4. 实挂线好还是虚挂线好

在 20 世纪 90 年代前，挂线疗法主要运用于外括约肌深部以上的高位瘘管和脓肿的治疗，运用的是紧线挂线法（实挂线法）。此后，根据挂线可以起到引流作用的原理，挂线疗法不但被用于高位肛瘘和脓肿，还被广泛运用于低位肛瘘和脓肿等的治疗。此时，采用的是不紧线的挂线法，又称"松弛挂线""虚挂"或"浮挂"法，这是挂线疗法运用的一次重大进步。

目前临床上，对于外括约肌深部以下的瘘管和脓腔可采用虚挂引流法。即根据瘘管或脓肿的长短或范围大小，做一处或多处切开，相邻切口间用橡皮筋虚挂引流。对于外括约肌深部以上的瘘管或脓腔多采用实挂线治疗，也有采用虚挂线治疗的。到底是采用实挂还是虚挂线疗法，国内外并无统一标准，主要取决于术者的治疗理念和术式。

一般认为，在治疗高位肛瘘时，虚挂法适用于外括约肌深部以上的肛瘘，以管壁较薄、管腔较小、管道较短、引流较通畅、初次手术或周围组织瘢痕较少、无糖尿病和结核病等全身性基础疾病的肛瘘患者较为合适。对于管壁较厚、管腔较大、管壁较长、引流不畅、已经多次手术或肛门局部瘢痕组织多、全身情况差者，则不宜采用虚挂法。管壁较厚或手术处瘢痕组织较多者，如不得不采用虚挂法时，必须尽可能将管壁的硬变组织切除干净。

就实际应用效果来看，实挂法较虚挂法治愈率更高，治疗彻底性好，但虚挂法对肛门功能的保护较实挂法好，术后并发症较少，疗程较短，痛苦较轻。

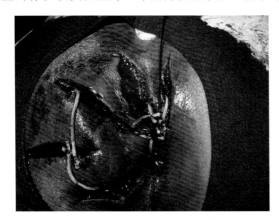

图8-15 复杂性肛瘘支管松弛挂线引流

我们在临床常用虚挂法治疗外括约肌深部以上及深部以下的瘘管。方法是，将与内口相应的主管道浅部做放射状切开，清除内口及原始感染病灶，对主管道的高位部分予以挂线。支管脓腔不做广泛切除或切开，根据引流需要做几个小放射状切开，潜行搔刮瘘管腔内坏死组织，然后在相应的切口之间瘘管内挂入橡皮筋并使之呈松松的环状，利用橡皮筋的引流作用使创腔内的分泌物顺利排出（图8-15）。术后也不需要在管腔内放置引流条，只需在换药时顺管腔放入去掉针头的小儿头皮针皮条，用生理盐水或甲硝唑溶液等将管腔内的污物冲洗干净。等到管腔缩小、主管道切开创面接近愈合时，拆除所挂的松弛的橡皮筋，继续冲洗瘘管腔，直到不能冲通为止。一般在拆除挂线后1～3天，支管或脓腔就不能冲通、闭合而逐渐愈合。

这种松弛挂线的橡皮筋有持续的引流作用，不会滑脱，也不需要更换，可放置在管腔较小、无法放置引流条的支管腔内，较之其他引流物引流效果更好，痛苦轻，简便易行。这种松弛挂线引流的处理，改变了传统手术要弧形切开支管或脓腔，创面大、损伤随之增大的不足。

5. 如何紧线与何时紧线

肛瘘挂线疗法的机理主要是依靠挂线的勒割作用，使被挂线的组织因缺血而逐渐坏死、勒开；在此过程中橡皮筋作为异物，可刺激肌肉断端肉芽组织生长，断端逐渐由增生的瘢痕组织粘连固定，不致分离过大而引起肛门括约功能下降，甚至不能保持肛门基本的括约功能。研究表明，切开与挂线后括约肌断端最终均以局部纤维化而与周围组织粘连固定，挂线法显著优于切开法之处在于切开组两肌肉断端间为大面积瘢痕所填充，断端间的距离大，而挂线组两肌肉断端间为小面积瘢痕修复，断端间的距离小。

为了保持被勒割开的肌肉断端间有足够的时间为新生组织生长、填充，并与断端粘连固定，必须控制勒割的速度。这主要通过控制挂线的紧张度和紧线时间，以使橡皮筋在适当的时间内脱落，不至于脱落过快来实现。如果挂线过紧，脱落过快，疗程虽然缩短，但肌肉组织被切断过快，勒割开的肌肉断端间组织尚未得到足够的生长，肌肉断端就得不到足够的粘连和固定，容易发生回缩。结果，这一方面削弱了肛门括约肌的收缩功能，另一方面又因肌肉回缩而使肌肉断端间的间距增大，肛管肌肉环的收缩力变小，使肛管括约功能减低，难以满意地控制稀便、气体、液体的排放，就会出现肛门漏气、漏液等并发症和后遗症。

　　任东林指出，切割挂线广泛应用于高位经括约肌型或括约肌上型肛瘘的治疗，可以获得相对较高的治愈率。从临床实践经验来看，一期切割挂线治疗往往会伴随术后较明显的疼痛、过快并且不可控地切割肌肉以及未能充分引流深部间隙脓肿等情况。与单纯瘘管切开治疗相比，一期切割挂线治疗同样具有术后较高的复发率和肛门功能下降率。不仅如此，这种挂线治疗的适应证往往又与多种"括约肌保留技术"的适应证相重叠。因此，他并不主张采用这种切割挂线治疗方式。认为分期切割挂线治疗可以同时起到肌束慢性切割和脓肿长期引流的作用。切割挂线在肛周切口明显缩小、深部急性期脓肿完全控制后进行更为有效。分期切割挂线治疗可以通过单股挂线、适度张力维持和定期紧线或换线的形式完成。亦可通过多股挂线、一期高位引流挂线和二期低位切割挂线相结合的形式完成。根据相关文献报道，这种治疗方式的治愈率可以达到90%以上，肛门功能下降的风险大为降低。

　　对于挂线脱落的时间，大多数专家均认为应控制在10～14日或以上，并采用分次紧线术。俞宝典、曹雷等认为脱线时间最早不宜少于7日，一般以12～15日为宜，超过2周不脱线者宜适当紧线。朱秉宜等认为，在挂线后14天左右，由异物刺激引起的纤维化达高峰时，才予紧线、脱线，以防止脱线过早，括约肌断端由于纤维化数量不足，粘连固定不牢而豁开，后遗不完全性肛门失禁或肛管缺损。熊腊根、熊金兰认为术后10～12日挂线可将瘘管全部剖开，橡皮筋自行脱落。如术后12～14日后，瘘管仍未剖开，橡皮筋不能自行脱落时，可剖开瘘管将橡皮筋取出。若剖开瘘管太迟，易使肛门内、外创口生长不同，在肛管内形成一个引流欠畅的创口而延长治疗时间。寇玉明、聂伟健等的研究指出，橡皮筋脱落时间是挂线松紧及愈合效果的综合表现。挂线治疗高位肛瘘中橡皮筋的脱落时间与术后肛门功能之间存在关联，当橡皮筋脱落时间在11～16天之间时，痊愈后Wexner评分以及直肠肛管压力测定改变率均明显低于橡皮筋脱落时间小于10天时。Wexner评分和直肠肛管压力测定对肛门功能都有较好的评估作用，通过手术前后的直肠肛管压力测定改变率比较发现直肠肛管压力测定评估的灵敏度较好。痊愈后Wexner评分与直肠肛管压力测定改变率之间存在线性相关，对肛门功能评估具有一致性。

　　丁泽民主张高位复杂性肛瘘挂线时，术中不紧线，等到术后创面肉芽组织生长到接近挂线的时候，采用紧线或抽线的方法，这样创面生长的材料充实，即使紧线，也不会对肛门功能造成太大的影响。同时在紧线的时候，丁氏认为应当遵循"少量多次"的原则，并尽量使挂线呈单向切割，防止粘连或缺损。

　　李春雨等主张对于位置较高的肛瘘，应延迟紧线时间，利用挂线的慢性切割、持续引流作用，等炎症范围相对缩小、创腔缩小后再多次、少量紧线。首次紧线一般在术后10～14日，橡皮筋已松动，无切割作用时。但不要紧线过频、过紧，以支管已愈合、无创腔情况卜橡皮筋脱落为佳，最好在 18～25 日脱落。他们治疗的病例组，橡皮筋脱落最早 15 日，最长 41 日，紧线 1 次后挂线脱落 17 例，紧线 2 次脱落者 58 例，紧线 3 次后脱落者 43 例。

李京向等主张挂线的勒割力量应以使所包绕的肌束收紧 1/4 宽度为宜，并主张采用分次紧线术。术后第 10 天换药时观察所勒开盲端组织愈合情况，若周围组织愈合至所挂橡皮条顶端水平，且引流通畅，则及时拆除橡皮条。若引流欠佳，则行第一次紧线（收紧橡皮条），使肌束再收紧 1/4 宽度。7 天后换药观察切口引流及愈合情况，处理方法同上。他们认为采用分次紧线术因其切割作用较弱，断端肌头固定坚实而不易回缩，从而使肛门局部瘢痕组织变得较窄，肛管形态改变不大，故对肛门节制功能的影响较小。采用分次紧线术时，应正确掌握橡皮筋松紧程度，先行橡皮筋松弛挂线，然后视创面愈合情况再收紧橡皮筋。分次紧线术的缺点是疗程较长。

值得注意的是小儿的肛管组织柔嫩，括约肌束小，瘘管易于切断，脱线期较成人短，故对于小儿高位肛瘘患儿，不可使挂线脱线得太快，以免因此而导致肛门失禁。

但也有主张一次紧线、早期挂开瘘管的。李柏年主张，在处理挂线区域内直肠环区组织时，只保留黏膜及少量肛管上皮。对于挂线位置低于 5cm 的，一般紧线 1 次，2～3 天就可脱落。他们认为，由于线内肌肉组织少或基本无肌肉组织，紧线时患者均无太大的痛苦，由于保留了黏膜及少量肛管上皮，愈合后肛门外形保护较好，肛门缺损小，从而避免了肛门漏水、漏气、稀便不能自控等后遗症的发生。笔者对此却并不认同，笔者认为在如此短的时间内挂开肌肉组织，机理上就不是慢性勒割，理论上与一次性切开术相仿，挂线有无作用？挂线后能否保持良好的肛门功能？都是值得商榷的。

6. 多处挂线如何操作

对于有多条高位瘘管的肛瘘，临床常采用多处挂线的方法治疗。

柏连松等认为如系两个以上的主管均应挂线，应先紧扎一个，其余挂浮线，缓慢紧线，以免几根橡皮筋同时切断肛管直肠环而影响肛门括约肌的功能。多处挂线的橡皮筋脱落期宜间隔 4～5 日为宜。

李柏年认为，对于两个以上内口者，如内口不在同一垂直方向，可同时挂线，但术后分别紧线，不可同时脱线。以防多处括约肌被同时切断，破坏肛门的括约功能，造成肛门失禁。如内口在同一垂直方向，即在两个内口之间及下方内口与肛缘之间分别挂线，把握好紧线的时机，先紧两个内口之间，待其脱落后，再紧内口与肛缘之间，可有效地降低内口的位置，使两个内口在愈合的过程中转化成一个内口，高位复杂性肛瘘转化为高位单纯性肛瘘，从而减少肛门缺损。

7. 虚挂线何时拆除

李春雨、焦放等主张术后 3 日后拆除虚挂线。这可能与他们所做引流切口较多、引流切口较长有关。他们的具体做法是：使外口扩大，切口长度应小于主管道人造切口，用止血钳将支管道破坏，用刮匙搔扒，清除支管内的坏死组织，使主支管间引流通畅，然后用胶膜条将主管、支管间切口做宽松结扎，3 日后拆除引流条，若支管较长且为弯瘘，可在支管中间再做放射状切口，使两切口间距离在 2.5cm 左右，以利于冲洗和换药。注意切口多采用放射状切口，不宜采用弧形切口。

笔者主张虚挂线一般在 7～14 天拆除。拆除虚挂线的指征：创面分泌物较少且色泽清、创面脓腐已经脱尽、肉芽新鲜、腔道变窄、橡皮筋转动阻力较大（图8-16）。如系双股橡皮筋虚挂线应先拆单股，过3～5天再拆除另一股橡皮筋。具体应用时还应根据个体的创面生长情况等而定。在未拆除虚挂橡皮筋前，换药时要进行冲洗，并转动。拆除后也要根据创面生长情况继续冲洗1～3天，同时配合使用填棉法，压迫拆除虚挂线后的管道创腔，加速其闭合。

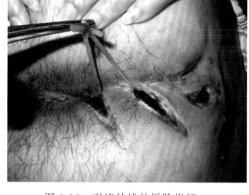
图8-16 引流挂线的拆除指征

（六）对挂线疗法的评价

在高位肛瘘的治疗中采用挂线疗法，可使勒割切断的肛门括约肌断端仍能粘连成环，保持肛管直肠环的完整性，避免一次性切开肛门括约肌造成肛门括约肌环状结构的破坏，能保存一定的肛门功能，从而最大限度减少对肛门功能的损伤，避免或减轻肛门失禁情况的发生。同时，通过挂线的引流使用，也有利于肛瘘创面的引流和修复。

挂线疗法毕竟是勒断肛门括约肌的，仍会对肛门括约肌造成一定程度的损伤。如果挂线过紧，脱落时间过快，仍会有一定程度的肛门失禁，会有肛门漏液、漏气或稀便不能控制等症状产生。同时挂线时，橡皮筋勒割肌肉组织，会造成较严重的肛门疼痛，剧烈疼痛至少会持续1～2天。如用药线挂线，往往需要多次紧线，也有一定的痛苦。

三、肛瘘保留括约肌术式

肛瘘保留括约肌术式是一类尽量不切断肛门括约肌而治愈肛瘘的术式，开展至今已经有60多年的历史。

（一）肛瘘保留括约肌术式的起源及发展

1956年Eisenhammer发现大部分肛瘘都在内外括约肌间形成脓肿，因而提出把肌间脓肿当作肛瘘发生的根源的看法。1961年Parks明确指出，肛瘘的实质是肛门腺感染后形成的内、外括约肌间的脓肿进一步发展的结果。肛门腺存在于内、括约肌及其外侧的纵肌纤维内，不分布到外括约肌中。据此，Parks提出了两种方法：①切除引起感染的肛隐窝（隐窝切除术）；②挖除继发产生的脓肿或瘘管（瘘管切除术），以此根治低位肌间瘘的"肛瘘挖除法"。

Parks的"瘘管挖除法"于20世纪60年代末期传入日本。日本学者在开展肛瘘保留括约肌术式过程中对该术式进行了不断改良，形成了多种多样的术式，如瘘管结扎切除术、黏膜瓣或皮肤瓣推移覆盖术、经括约肌间切除肌间脓肿术、肌肉瓣充填术等。目前肛瘘保留括约肌术式在日本被普遍运用。

我国在肛瘘的治疗中，由于挂线或切开挂线疗法一直占主导地位，加之学术观点等方面的原因，对肛瘘保留括约肌术式的运用与研究开展较晚。在20世纪80年代中后期，日本肛瘘保留括约肌术式在我国得到介绍，逐渐被广泛开展起来。并在此基础上，结合了挂线疗法、药捻脱管法等加以改良，形成了具有中国特色的肛瘘保留括约肌的术式。但总体上我国的肛瘘保留括约肌术式开展不普遍，也欠规范化。普遍存在的问题是同一术式多种名称，如同为Parks的瘘管挖除术在文献中有多种不同的名称，如肛瘘隧道术、瘘管剔除术、肛瘘挖管术等；同时存在对疗效和并发症的报告欠客观的问题，几乎所有的报告都说自己开展的术式无任何并发症，疗效非常好，这是一个很突出的现象。近二十年来，我国肛肠学科与国外同行的交流越来越多，国外的治疗肛瘘的一些术式得以及时在国内得到开展与运用，如黏膜瓣推移术、括约肌间瘘管结扎术（LIFT 术）等的运用与国外几乎没有时间差。表明我国的肛瘘治疗和研究水平在日益提高和不断进步。

（二）主要的肛瘘保留括约肌术式

1. 瘘管挖除术

又称瘘管剔除术、肛瘘隧道式剔除术、肛瘘挖管术。这类术式基本上均以 Parks 的肛瘘挖除术式为基本式式。

（1）瘘管挖除术（Parks 法）　又称肛瘘挖管术、瘘管剔除术，是 Parks 于 1961 年所报告的术式。适用于各种肛瘘的处理，最常用于低位单纯性肛瘘的手术治疗。

操作要点：将内口及其周围组织切开并做部分切除，彻底清除肛腺和肛腺导管及内、外括约肌间的原发病灶，创面开放。再从外口周围开始切除外口，沿瘘管由外向内将外括约肌中的瘘管潜行剥离，然后挖除。将瘘管从括约肌中剥离剜除时注意尽量避免损伤肛门外括约肌，将挖除外口的创面开放引流（图 8-17）。

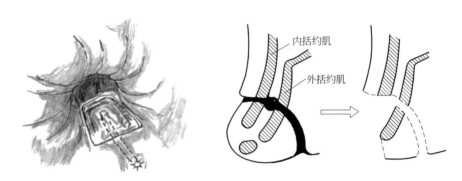

图 8-17　Parks 的肛瘘保存括约肌术式

瘘管挖除术与瘘管切除术的区别在于，瘘管切开术是在切断括约肌后再将瘘管剥离切除。而瘘管挖除术则不切断括约肌，从括约肌中将瘘管剥离剜除。

自 Parks 采用此法治愈 38 例肛瘘以来，该术式已成为现代括约肌保留术的基础术式，被广泛应用于临床。但 Mann（1985 年）认为 Parks 背离了瘘管从其底部完全切开的原则，用这种方法治疗高位肛瘘的复发率高。据岩垂氏报告，运用 Parks 术式治疗 54 例肛瘘，仅有 2 例复发，但存在部分内括约肌缺损的缺点。由于内括约肌的缺损有可能导致内裤粪污等症状，所以岩垂氏认为 Parks 的肛瘘挖除术并非完美的术式。

（2）改良瘘管挖除术　肛瘘保留括约肌术式传入日本后，日本学者普遍认为 Parks 的挖除术式对内括约肌的切除和损伤太大，因此进行了改良，其中以隅越幸男和岩垂纯一（图 8-18）为代表。

他们对 Parks 的挖除术式进行的改良是将肛腺导管从内括约肌中局部挖除，不切除内口以下的肛门内括约肌，仅切除内口以下的肛管上皮及其皮下组织，然后制作向外引流的开放创面。这样可以尽可能保留肛门内括约肌及其功能，防止肛门潮湿、漏液等并发症和后遗症的发生。

（3）改良瘘管挖除及内括约肌创道缝合术　这是高野正博先生对 Parks 术式进行的改良

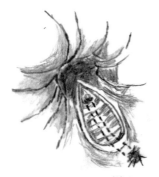
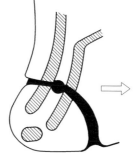
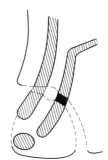

图 8-18　低位肌间瘘的隔越和岩垂氏术式

术式，主要用于低位肛瘘。

操作要点：首先在肛门的外口周围切开，并用 Kocher 钳夹住外口处组织，用剪刀将瘘管从周围的脂肪组织中剥离，直到外括约肌外缘处。用手术刀沿内口切开，用血管钳夹住内口后，用 Kocher 钳夹住外口相互牵拉，以确认两者是否相连在一起。进一步剥离外括约肌中的瘘管直到原发脓肿处，夹住瘘管后向外牵拉，再次观察内口处是否凹陷。确认内口及原发脓肿无误后，从肛内将原发瘘管从内括约肌中剥离，直到原发脓肿处。因原发瘘管细小，要防止断裂。再次从外和从内互相牵拉瘘管，确认瘘管的剥离正确后将瘘管切除。对剥离内括约肌中的瘘管后产生的创孔，用 2-0 号薇乔线每隔数毫米横行缝闭，一般缝合 3～6 针。将内口部创面向外适当延长做成引流创。外侧挖除瘘管的创面不缝合，敞开引流（图 8-19）。

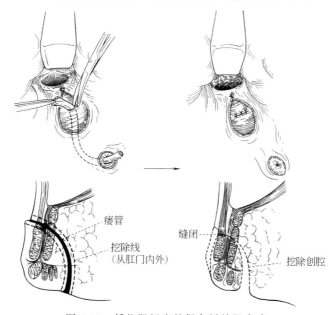

图 8-19　低位肌间瘘的保存括约肌术式

分别从内外口开始挖除瘘管，直至将整条瘘管挖除，并缝闭内方的括约肌缺损部

这个术式的特征是：①在基本不损伤括约肌的情况下切除肛窦（内口）—原发脓肿—外口间的全部瘘管。②只切除瘘管，保留了括约肌等正常组织。③对挖管后产生的创面向外延长，开放引流。④关闭内口部的缺损。⑤切除相邻的病变。因此，本术式既能根治肛瘘又能较好地保护肛门的正常组织及其功能。

对于有多个外口和瘘管的复杂性低位肌间瘘，则分别潜行剥离外口与内外括约肌间的原发脓肿间的瘘管，其余处理同前面介绍的方法。

（4）解剖学根治术（高野） 这是高野正博创用的又一种治疗低位肛瘘的保留括约肌术式。

操作要点：首先放射状浅浅地切开整条瘘管表面，即切开内口与外口间的肛门上皮，用血管钳挟住创缘上皮向左右牵开，扩开创面。此时，露出了皮下的网状结构，不要将其损伤。接着在外口周围做环状切开，用血管钳将外口部夹住后向外牵拉，从外向内剥离瘘管，并注意避免损伤括约肌。当将瘘管剥离到内、外括约肌间的原发脓肿处时，因原发脓肿与周围组织牢固粘连，用毛细血管钳和小的剪刀将其从周围正常组织上剥离下来。

接着转向肛内的操作，先用毛细血管钳挟住内口，切开内口周围的上皮，然后剥离内、括约肌中的细小瘘管，一直剥离到内、外括约肌间的原发脓肿处。这部分的瘘管较细小，在剥离时容易断裂，需要特别注意。

通过以上操作，已经将整条瘘管从括约肌中剥离出来，能够彻底观察瘘管的全貌及其与周围组织（特别是与括约肌）的关系，较完整地保存了肛门括约肌。

将瘘管全部剥离切除下来后，用带针的薇乔线缝闭内口部内括约肌中因剔除瘘管而产生的裂孔，缝闭切除内、外括约肌间病灶后产生的创面。修复完括约肌后缝合肛管上皮，关闭肛管内创面，其余的创面则开放引流（图 8-20）。

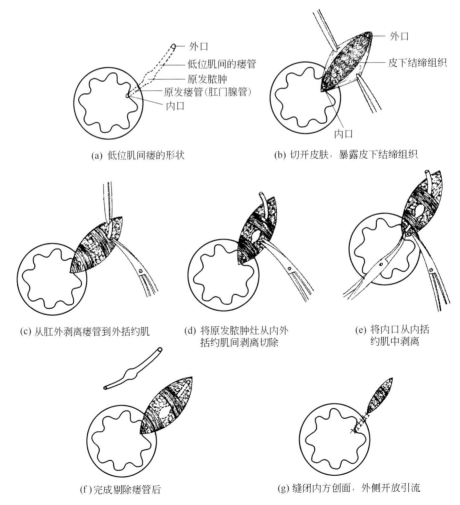

图 8-20 低位肌间瘘的解剖学根治术

（5）Coring-out 法（守谷孝夫）　此法系守谷氏从英国圣马克医院学习回日本后创用，主要用于低位肌间瘘的治疗。

操作要点：围绕内口先在黏膜下荷包样缝埋数针，暂不收紧打结。从外口开始沿瘘管从外向内剥离瘘管，逐渐将外括约肌中瘘管、括约肌间原发病灶、内括约肌中的瘘管剥离下来。一直剥离到距内口处黏膜只有薄薄的一层时，将瘘管向外拉紧，内口处向外凹陷，同时将前面在内口处黏膜下缝埋的荷包线收紧后打结、结扎。然后再将前面剥离好的瘘管从黏膜下切除。将剥离瘘管后的创腔经外口创面开放引流（图 8-21）。

（6）保存黏膜肛瘘原发病灶切除切口术

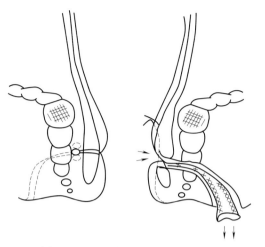

图 8-21　守谷孝夫的 Coring-out 法

（山本法）　1980 年山本八洲夫创用此式，主要适用于低位肌间瘘的治疗。

操作要点：从外口开始，渐次剜除外口、瘘管、肌间原发病灶，直至内口处黏膜下为止，注意不要破坏内口处黏膜。再经外口在创腔内填以明胶海绵止血、纱条引流（图 8-21）。

山本氏认为，肛隐窝除了作为最初的感染途径外，并无其他意义。一旦炎症到达深部形成肛门腺脓肿，肛门腺管因炎症而闭塞，肛门腺脓肿就构成了原发病灶的主体。只有切除原发病灶，才能使所有炎症消退而获痊愈。以往肛瘘手术的根本缺点是开放创面易造成继发感染。切除肛隐窝的结果，在肛管内造成了大的内口，不能防止来自肛管内的继发感染。他认为，保存黏膜以覆盖和隔断瘘管创面的想法，在理论上和手术技术上都是可行的。保存的黏膜虽然薄得近乎透明，但有很多优点：即使切断部分括约肌，肛门功能也完全正常，精细的排气功能也无异常。这显示保存黏膜后，黏膜反射感受器的功能也得到了充分的保护。此外，由于防止了创面的哆开与污染，也促进了创面愈合。

据山本氏介绍，该术式只需 3～10 分钟即可完成 1 例手术，止血既方便又充分。患者术后无疼痛，行动自由，能早期恢复排便，痛苦小，排便时创面不会被粪便污染，术后处理简单，患者能较快痊愈出院和恢复工作。治愈后瘢痕及肛门变形均较轻，完全无后遗症与并发症。但他未谈及术后复发问题。

宇井氏于 1982 年用此法治疗低位肌间瘘 37 例，高位肌间瘘 2 例。2 个月内治愈的 33 例，2 个月以上治愈的 6 例。低位肌间瘘 37 例中有 6 例复发（6.2%），2 例高位肌间瘘术后均未复发。宇井氏认为，黏膜保存术是最进步、手术损伤最小的术式，但是手术失败的病例较多，手术适应证也应严格限制在低位单纯性肌间瘘。此外，该术式在手术技术方面尚有值得商榷之处。岩垂纯一等报告，他们用该术治疗一组患者，复发率为 37%。岩垂氏因此认为，从疗效来看，黏膜保存术是最差的术式。并认为，该术式复发率高的原因是内口未切除，反过来也证明了肛瘘手术中处理内口的重要性和必要性。

（7）皮下原发病灶切除术（住江法）　此法为住江正治 1979 年所报告，主要适用于低位肌间瘘。

操作要点：首先在肛缘皮肤做一弧形小切口，经肛管皮下潜行剥离切除含有瘘管的内括约肌下端及内、外括约肌间的瘘管。再将外口切除，从外口处开始剥离剜除瘘管，到达内、外括约肌间，处理肌间原发病灶，将全部瘘管剜除。然后缝闭肛门缘弧形切口，外口处创面开放引流（图 8-22）。

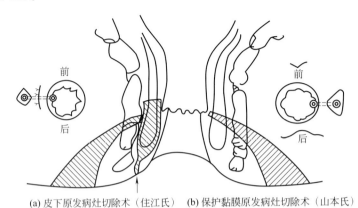

(a) 皮下原发病灶切除术（住江氏）　(b) 保护黏膜原发病灶切除术（山本氏）

图 8-22　保存黏膜原发病灶切除术和皮下原发病灶切除术

住江氏的皮下原发病灶切除术与黏膜保存术类似，与山本氏不同的是后者主张在肛缘做弧形切口，从肛管皮下将原发病灶切除。据报告，其所治疗的 26 例肛瘘术后无复发病例。

（8）高位肌间瘘的保存括约肌术式　适用于高位肌间瘘的治疗。高位肌间瘘沿内、外括约肌间向上延伸，呈螺旋状盘旋上升时有时也会导致直肠狭窄。该型肛瘘，如切除或开放全部瘘管的话，肛门失禁的风险很大。高野认为，对此型肛瘘只要切除内口、肌间原发病灶及部分低位的瘘管，做好向外引流的创面就可以了。

操作要点：切开内口，处理好原发病灶，再适当切除向上的瘘管，向外下方做引流创面。如瘘管呈螺旋形上升伴有直肠狭窄时，用电刀在瘘管中间切断数处。因该操作有可能损伤直肠上动静脉，一旦损伤出血后因视野不好而止血困难，所以要注意适可而止。如直肠中上部还有严重狭窄的话，不宜直接切开而应采用挂线法（图 8-23）。

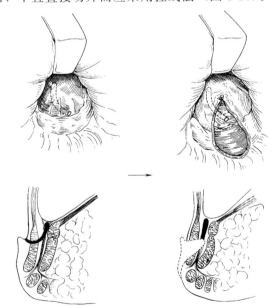

图 8-23　高位肌间瘘的保存括约肌术式

瘘管从内口向上发展到高位肌间，如手术时切开整条瘘管是
危险的，只要切除内口，做好向外的适当引流创面就够了

高野正博认为对于很深或者位置很高的肌间瘘，有时会残留末端瘘管，多数情况下这些瘘管会自然萎缩，然后闭塞。如长期不愈则必须做二期的挂线疗法。

（9）括约肌外瘘管切开缝合术　适用于高位复杂性肛瘘，为高野正博所报告，目的是打开全部瘘管以便于做必要的检查和处理。

操作要点：从肛内潜行剥离切除内口与原发脓肿间的瘘管并做成向外通畅引流的创面。对于坐骨直肠窝深部或骨盆直肠窝中的瘘管，采用在括约肌外切开，然后搔刮或切除的方法处理。肛外的创面多予以缝合或置引流条后开放引流（图8-24）。

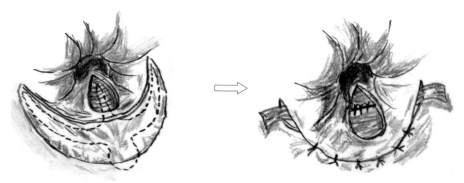

图8-24　高位肛瘘的括约肌外切开切除缝合术式

从肛内潜行剥离切除内口与原发脓肿间的瘘管并做成向外通畅引流的创面。对于坐骨直肠窝深部或骨盆直肠窝中的瘘管，采用在括约肌外切开，然后搔刮或切除的方法处理。肛外的创面多予缝合或置引流条后开放引流

（10）坐骨直肠窝瘘的保存括约肌术式　适用于内口在肛门后正中，瘘管向两侧坐骨直肠窝蔓延形成的全马蹄形肛瘘的治疗。

操作要点：从外口开始向原发脓肿方向将瘘管剥离出来后切除。如为扩展到两侧的瘘管，则分别从两侧向原发脓肿处做瘘管的潜行剥离。如无外口，则在肛门正后方钝性打开外括约肌浅部到肛门后间隙，将原发脓肿一点点剥离下来后切除。接着切除内口，将内口与原发脓肿间的瘘管从周围的内、外括约肌上剥离后切除。并用"0"号薇乔线横行缝合内括约肌中的创孔，做成适当的引流创面。将原发脓肿切除后的创面敞开引流。对于单侧或双侧的瘘管被挖除后的创腔，从外口处置入引流条开放引流（图8-25）。

（11）骨盆直肠窝瘘的保存括约肌术式　适用于骨盆直肠窝瘘。此类肛瘘的内口和原发脓肿绝大部分在肛门后方，多为双侧马蹄形肛瘘。

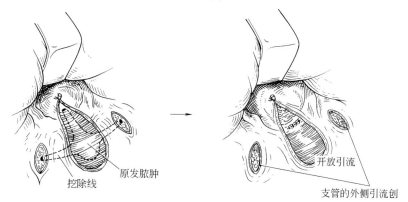

图8-25

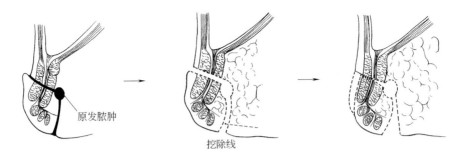

图 8-25　坐骨直肠窝瘘的保存括约肌术式

从肛内切除内口，从后方肛外分开内、外括约肌间进入肛门后间隙，用锐刮匙搔刮。将切除
内口后产生的创面从肛内缝合闭锁。在不损伤括约肌的前提下切开扩展到左、右坐骨直肠窝中的
瘘管，用锐刮匙搔刮或切除

操作要点：①从外口处开始剥离瘘管，一直剥离到肌间原发脓肿处。无继发瘘管时，在后
正中纵行切开肛门与尾骨间皮肤，向深部游离。由于深部病灶在肛提肌上方、骶骨下方、尾骨
前方，为了彻底处理原发病灶，必要时要将尾骨分离后切除，从括约肌上方到达直肠后方的病
灶处。将骨盆直肠窝内的病灶从上往下逐渐剥离切除后开放引流。②从内口开始剥离切除原发
瘘管。将内口从周围的内括约肌中分离，用 Kocher 钳夹住后，剥离内括约肌中的瘘管，直到
将原发脓肿剥离干净后切除。再缝闭内口部内括约肌中的创孔，做好向肛外引流的引流创面。
外口和肌间脓肿间瘘管切除后的创面或骶前直肠后在切除尾骨后的创面都开放引流（图 8-26）。

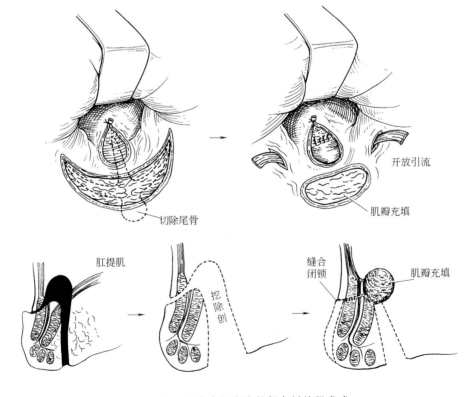

图 8-26　骨盆直肠窝瘘的保存括约肌术式

从肛内挖除内口与原发脓肿间的瘘管，对因此产生的创面用缝合内、外括约肌和肛提肌的方法闭锁。从括约肌外弧形
切开全部骨盆直肠窝瘘管，并搔刮或切除。如处理骨盆直肠窝中的瘘管后出现较大的创腔时，有时可用臀大肌瓣充填

有时瘘管通向肛尾韧带的左、右两侧，有时也会再延伸到骶骨前，处理这样的瘘管时要防止遗漏支管。如果切除原发脓肿后的创面过大，会延长创面的愈合时间时，可用臀大肌做成带蒂肌瓣充填。因为这些深部肛瘘中伴有癌变、克罗恩病的可能性较大，所以有必要将切除下来的瘘管送病理检查。

（12）肛瘘肌瓣充填术　肌瓣充填术主要针对的是高位肛瘘治疗（特别是采用开放手术）时存在组织缺损大、愈合时间长、肛门局部血循环不良、肛门变形明显、空腔不能完全关闭等情况而采取的措施。用肌肉瓣充填术中产生的组织缺损处，目的：一是填塞死腔；二是利用肌瓣丰富的血液供应，吸收脓腔分泌物及坏死组织，起到内引流作用，使死腔逐渐消失；三是利用肌瓣阻断内、外创面间的交通，使肌瓣在肠腔与病灶间起到屏障作用，防止粪便污染创面而促进愈合。适用于复杂性肛瘘、高位肌间瘘和坐骨直肠窝瘘等。在日本，岩垂氏、河野氏、高野氏都推荐采用肌肉瓣充填法。

操作要点如下。

① 河野一男的肌瓣充填术：在常规麻醉消毒下，于外口外侧皮肤做切口，切除少量皮肤，切口向上延伸至肛管直肠处，切除病变的肛窦及内口处的黏膜，并充分切除内口周围的病变组织，包括与内口相邻的肛隐窝，做下宽上窄的引流创面，显露出内、外括约肌。然后根据瘘口的位置、病变组织切除的多少，采取不同的肌瓣充填法。

a. Ⅰ型（单瓣法）：分开肌间隙找到原发病灶，充分搔刮脓腔，清除肉芽组织及坏死组织，切除或修整瘢痕及坚硬的腔壁使局部变软（图8-27）。术中必须注意尽可能保护肛门括约肌和黏膜。瘘管环绕直肠引起直肠狭窄时，只要纵行切断瘘管就能消除直肠狭窄，无须将瘘管全部切除。手术时于内、外括约肌之间造成的空腔，可用空腔附近的外括约肌皮下部分离出一段，形成单瓣带蒂肌瓣，然后将肌瓣从外向内翻转180°填入空腔，并用肠线缝合固定于内括约肌上（图8-28）。

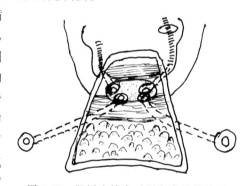

图 8-27　肌瓣充填术对原发病灶的处理

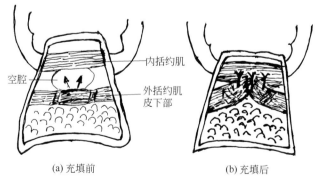

内括约肌

空腔

外括约肌皮下部

(a) 充填前　　　　　　　　　(b) 充填后

图 8-28　肌瓣充填术Ⅰ型示意

b. Ⅱ型（双瓣法）：同通常的肛瘘切开术，在某处切开外括约肌，将病灶处理干净。对处理病灶后产生的缺损，用被切断的外括约肌皮下部的两端，各制成一条带蒂的肌瓣，再向中央牵拉充填于缺损处，缝合固定于内括约肌上（图8-29）。

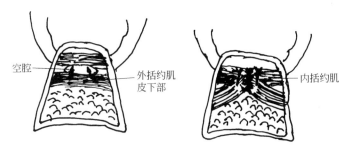

图 8-29　肌瓣充填术Ⅱ型示意

　　c. Ⅲ型：当外口距肛门较远，与外括约肌外侧相邻时，可从外口开始搔刮和潜行剥离瘘管，清除原发病灶，直达外括约肌外侧。将原发脓肿灶处理干净后，在邻近的外括约肌皮下部上分离一部分组织，制成带蒂肌瓣，向外（后）翻转180°填塞于空腔中，并缝合固定于皮下组织上（图8-30）。

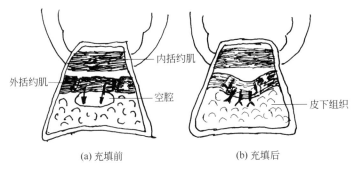

(a) 充填前　　　　　　　　　(b) 充填后

图 8-30　肌瓣充填术Ⅲ型示意

　　d. Ⅳ型（包裹法）：用于瘘口在外括约肌中间，由瘘口着手处理原发病灶后，死腔出现在外括约肌中间的情况下。方法是将空腔周围的外括约肌皮下部切断做成肌瓣，以空腔为中心似打包裹样充填固定于死腔内（图8-31）。

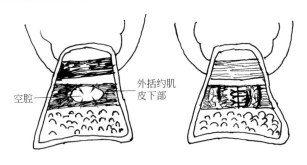

图 8-31　肌瓣充填术Ⅳ型示意

　　e. Ⅴ型（利用臀大肌法）：在病灶太大，处理病灶后留下的空腔亦大；或外括约肌萎缩；或肛门部多次手术后，瘢痕严重，尤其是外括约肌皮下部有严重瘢痕，难以用外括约肌皮下部制取肌瓣的情况下，可以采用臀大肌肌瓣移植。

　　先切开瘢痕找到病灶后将其清除干净，接着延长肛缘切口，暴露分离左侧的一部分臀大肌肌束，做成长度足够的带蒂肌肉瓣，经切开的瘢痕间，牵拉充填于清除病灶后出现的死腔内，缝合固定于内括约肌上（图8-32）。在制取臀大肌肌瓣时，需要注意臀大肌的深部及上方有丰富的血管、神经，但是制作肌瓣所需要的是臀大肌靠近肛门一侧的直径为 2～3cm 的那部分肌束，无须担心会损伤血管、神经。

用以上各法将带蒂肌瓣固定于空腔后，创面变平坦，再进一步将黏膜切口缘用肠线作连续锁边缝合固定于内括约肌上，将肌瓣缝合线大部覆盖。连续缝合易出血的黏膜下层也是一种预防止血的措施。为了防止残腔积血、积液，可利用肛瘘外口或新开的小切口放置引流条引流（图 8-33）。

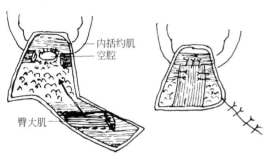
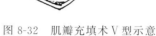

图 8-32　肌瓣充填术 V 型示意

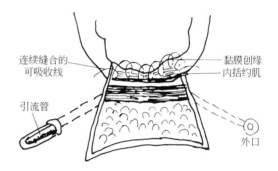

图 8-33　肌瓣充填术完成示意

在做肌瓣充填术前 2～4 天必须做好饮食控制及肠道准备，术前 1～2 日口服抗生素预防感染，术后继续使用抗生素 2 周左右以防止感染，有助移植肌瓣的成活。术后 2～3 天予无渣饮食，1～2 日予阿片酊或磷酸可待因口服以控制排便。术后 2～3 日后就可以洗澡或坐浴，清洁创面。

创面一般在术后 2 个月左右痊愈，硬结基本消失，肛门瘢痕、变形均很轻，保持了较好的柔软性。河野所做的 168 例肌瓣充填术患者中，有 11 例患者出现下列问题：复发 4 例（占 2.4%），其中 3 例经第 2 次手术治愈，1 例拟做第 2 次手术治疗。3 例（占 1.8%）出现残余脓肿，全都经简单切开排脓而治愈。1 例（0.6%）残留硬结肿胀，经局部注射抗生素而痊愈。1 例（占 0.6%）肌瓣部分坏死，经切除坏死的部分肌瓣而获愈。2 例（占 1.2%）残腔积血，经切开清除积血而治愈。肌瓣的成活率非常高，没有因肌瓣充填缝合不完全、肌瓣完全到了死腔外而必须将其切除的彻底失败的病例。对以上出现的问题的预防对策是：带蒂肌瓣的蒂部要足够宽广，以保持充分的血液供应；术后 2～3 日在肌瓣与死腔间放置引流条引流。

② 高野正博的肌瓣充填术：适用于内口在后侧的全马蹄形肛瘘的治疗。

操作要点如下。

a. 充填法 1：切除后方的内口与原发脓肿间的病变组织，采用与 Hanley 术式一样的方法制作引流创面，用肌瓣充填通向两侧支管的瘘孔处（图 8-34）。

b. 充填法 2：不切断括约肌，从肛内切除内口到原发脓肿间的病变组织，用肌瓣来充填在此处产生的缺损（图 8-35）。虽然可以用外括约肌皮下部充填，但外括约肌皮下部细而表浅，用作充填材料是不够的，所以还是用一部分外括约肌浅部用作充填材料

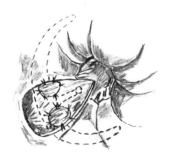

图 8-34　坐骨直肠窝瘘的肌瓣充填术 1
切开内口与原发脓肿的病灶，做成引流创面开放引流。用附近的肌肉瓣充填到创面中以防污物侵入，在瘘管的末端多插入引流条引流

为好。

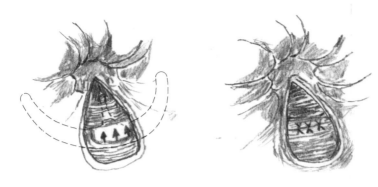

图 8-35　坐骨直肠窝瘘的肌瓣充填术 2

从肛内潜行剥除内口与原发脓肿间的部分，用取自周围的肌瓣转移到死腔中缝闭

2. 内括约肌切开术（Eisenhammer 法）

1958 年 Eisenhammer 提出了"肌间瘘管性脓肿"学说，基于此学说，他对肌间脓肿及肛瘘主张从肛门内切开感染肛隐窝及肌间脓肿，进行肛内引流，不切断外括约肌，只切断部分内括约肌。

操作要点：用二叶镜扩开肛门，暴露内口区，以隐窝钩轻轻钩探内口位置，在隐窝钩引导下，切开内口和瘘管内端，切口长 1.5～2cm，搔刮组织，修整创面。后位蹄形瘘管较长时，于后中内口区切开，在两侧管道弯曲处各切长 1cm 的切口，分离皮下组织并刺破瘘管，用刮匙伸入瘘管内向肛门切口处和瘘管远端搔刮。创面开放，不放置引流条。

3. 脱管疗法（插药疗法）

脱管疗法是中医传统疗法之一，是用细棉纸外裹具有腐蚀性的药物，如红升丹、白降丹或枯痔散等，搓成药捻。或以上药加适当的赋形剂制成药钉或药棒。以药捻或药钉、药棒插入瘘管内，使管壁腐蚀脱落，达到治愈肛瘘的目的。

脱管法治疗肛瘘，最早记载见于宋代《太平圣惠方》一书"治痔肛边生鼠乳诸方"中。其中记载了将砒霜溶于黄蜡中，捻为条子，纳于"痔瘘疮窍"之中的治疗肛瘘的方法。到明清时期，脱管法已较广泛地应用于治疗肛瘘。如《普济方》将胆矾散（胆矾、龙骨、黄丹、蛇蜕、麝香）用纸拈子点药放入疮口内，是无砒霜药捻的最早记载。《外科启玄》则详细介绍了药拈子的制作方法，以及先用探针探查管道大小深浅，再据管施拈的方法和后期换药原则。《外科正宗》所创三品一条枪药条治疗肛瘘对后世有较大影响，清代《外科大成》专门介绍了插药丁的技术要求、预后和误用药膏的转归，云："凡插药丁退管不可顶底，如孔深一寸，插药七八分为度，早晚插药二次……看四边内外无黑腐时换生肌散，脓稠时换珍珠散收口，不可贴药膏，恐其呼脓，收口必缓。"

脱管疗法常用药物如红升丹、白降丹、渴龙奔江丹（即红升丹）均有销售，一号脱管钉、二号脱管钉、生肌钉等乃自制，均来自《中西医结合治疗肛肠外科疾病》。

一号脱管钉由白降丹 6g，红粉 9g，朱砂 4.5g，黄连 9g，生石膏 18g，蟾酥 1.5g，血竭 9g 组成。将上药混合研成细末，加入 80% 粳米面及 20% 胶粉制成的胶着剂中，药粉与胶着剂比例为 5∶1，调匀制成长 1.5～5cm、火柴棒般粗的钉状物，备用。具有化腐生肌、消炎镇痛作用，用于肛瘘的脱管治疗。

二号脱管钉由红粉 3g，乳香（炙）、没药（炙）各 9g，雄黄 3g，黄柏、普鲁卡因各 6g组成。制法同一号脱管钉。用于肛瘘脱管治疗后，管壁脱落，伤口有污秽及坏死组织时。

生肌钉由麝香、白蔹各 3g，穿山甲 6g，儿茶、白及、白芷各 3g，朱砂、轻粉、象牙各1.5g 组成。制法同一号脱管钉。具消炎止痛、生肌收敛的作用。用于肛瘘脱管疗法后，管壁脱落，创面干净，无坏死组织者。

（1）脱管钉脱管疗法　适用于低位单纯性肛瘘（直瘘）、复杂性肛瘘的支管治疗。

操作要点：用带有细塑料管的注射器装双氧水、生理盐水，彻底冲洗瘘管。然后将脱管钉插入瘘管内，以整个瘘管充满药钉为度。插钉时注意使脱管钉不能超出内口，以防药物腐蚀内口周围而使内口扩大。剪除外口处多余药钉，使钉与外口平齐，外盖无菌纱布后用胶布固定，以防止药钉脱出。每日更换药钉 1 次，换钉时要彻底冲洗瘘管，使药物充分接触管壁。如此操作，直至脱管钉将瘘管壁纤维肉芽组织腐蚀脱落（一般需 4～5 天）。瘘管壁完全脱落的标志是：①无脓性分泌物从瘘管流出；②插钉时疼痛明显；③触及管腔时易出血。

（2）脱管钉脱管内口硬化注射封闭术（中国人民解放军第 291 医院）　适用于高位肛瘘、后马蹄形肛瘘。

操作方法：该法是在脱管法的基础上，在内口周围注射硬化剂，以促使内口粘连闭合，提高脱管法的疗效。先采用脱管钉脱管，当瘘管壁纤维肉芽组织脱净后，再封闭内口。封闭方法：注射器吸取消痔灵液，选用细针头，在内口的周围注射 2～3 个点，每点注药0.5mL，放凡士林纱条。一次封闭不成功时，可第 2 次封闭。内口封闭后，瘘管并未完全长好，需继续在内口处插生肌钉，以促进新鲜肉芽生长，一般需 4～5 天。

注意事项：①复杂性肛瘘或马蹄形瘘管弯曲者，可以采用保留肛门直肠环的方法切开近端管道（切开部位均在肛门皮肤线以内）；②应扩大外口以利插钉；③避免插钉过深，腐蚀内口，使内口扩大，影响封闭效果。

（3）药捻脱管内口缝合术（成都中医药大学附属医院）　药捻脱管内口缝合法是在传统脱管法基础上改进的肛瘘脱管疗法。该法在清除原发病灶后，直接缝合内口，防止了粪便等对创口的污染与感染。用提脓化腐的药物清除瘘管壁与坏死组织，减少了复发的可能性，从而提高了治愈率，较好地保护了肛门功能。

操作要点：仔细探明内口、外口位置及管道走行等。用肛门拉钩牵开肛管，充分暴露内口，以内口为中心，做 1cm×1.5cm 的椭圆形切口，渐次切开黏膜、黏膜下层、内括约肌至内、外括约肌间，从肛管内侧打开位于肌间的原发病灶，用小刮匙搔刮原发病灶内坏死组织，清除感染的肛窦、肛腺、肛腺导管以及增生变厚的肌间组织，再用生理盐水反复冲洗干净。用 0/3 号肠线间断缝合内括约肌中的裂隙，关闭瘘管的内侧端，再将内侧创面的上方黏膜适当游离，使之成为带蒂的黏膜瓣，用 0/3 肠线或 1 号丝线将黏膜瓣与下方肛管皮肤缝合，封闭覆盖内口部创面。对于其余瘘管，用小刮匙伸入瘘管内搔刮管腔内坏死组织，重点处理主管道、大的支管及死腔。有数个外口者，同法分别处理。部分括约肌上瘘（后马蹄形肛瘘）管道弯曲，近端管道难以搔刮者，可在肛门后方管道弯曲处切开，分段搔刮。然后视管道的大小及深浅选择适当的渴龙奔江丹药捻经外口插入管道，外端留 0.5cm 长药捻，便于更换时取出，注意保护外口周围的正常组织，防止被丹药蚀伤。若外口已闭合，可将其切开一小口后用球头探针探入，注意不可造成假道。外口周围如有结缔组织增生，可适当修剪或沿外缘做小圆形切口切除之。最后用凡士林纱条置于肛内，覆盖内口创面，外用塔形纱块加压包扎固定。

术后进流质 2 天，控制大便 2～3 天，适当选用抗生素。每天换药 1 次，肛管内用紫草油纱条换药引流。管道外口更换渴龙奔江丹药捻，直至脓腐脱净，停用药捻，一般需用药捻 4～6 天。然后改用生肌散或任其自然愈合。

（4）内口切开管道药线引流术（李雨农）　　适用于外口距肛缘 5cm 以上、多个外口、瘘管弯曲的复杂性肛瘘并伴有较多支管者。

操作要点：在肛缘点状麻醉下，用含有少量肾上腺素的普鲁卡因或利多卡因在瘘管周围做浸润麻醉。用混有双氧水的亚甲蓝从外口注入，使瘘管染色。内口在后位者，切开内口、肛隐窝和肛门内括约肌的一部分，并开放肛门后深间隙；内口在其他部位者，只切开内口、肛隐窝及肛门内括约肌的一部分。用圆头软质探针从外口缓缓探入，从染色的内口穿出，用刮匙搔刮瘘管。刮尽已染色的管壁肉芽，抽出探针，并顺势将药线引入瘘管，将药线两端松松结扎，局部垫干纱布，再用吸水棉垫包扎，胶布固定。术后每日便后用热盐水坐浴。术后 2 日换药线 1 次，再留置 2 日抽去药线。切口每日用九华膏纱布换药，直至伤口愈合。

4. 括约肌间瘘管结扎术（LIFT 术）

2007 年，泰国医生 Rojanasakul 等在泰国医学会杂志上介绍了一种新的保留括约肌手术即括约肌间瘘管结扎术（ligation of the inter sphincteric fistula tract，LIFT）。论文发表之后引起了 Minnesota 大学医院结直肠外科和盆底病中心的关注，并在美国开展 LIFT 手术的多中心研究，以推广这一新技术。LIFT 手术对于成熟的低位经括约肌型肛瘘、成熟且无分支的高位经括约肌型肛瘘具有很高的应用价值。LIFT 手术被看做与瘘管切开治疗和挂线治疗同等重要的一线治疗方案。

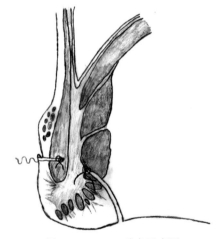

图 8-36　LIFT 手术示意图

操作要点：采用椎管麻醉或全身麻醉，取俯卧折刀位或截石位，先用双氧水从肛瘘外口注入，明确肛瘘内口，再用探针从外口探入，从肛瘘内口穿出，用作瘘管标志。沿内、外括约肌间沟外缘做一长 2～3cm 的弧形切口，用锐性加钝性相结合的方法分离内、外括约肌间沟，完全暴露和游离纤维化瘘管，尽量靠近肌间瘘管内口侧（内括约肌）钳夹结扎瘘管，切断肌间瘘管，并切除多余的肌间瘘管，再钳夹结扎或缝扎肌间瘘管外口侧，用可吸收缝线闭合肌间瘘管外口侧的外括约肌缺损。肛瘘外口和括约肌外瘘管做隧道式挖除，创口开放引流（图 8-36、图 8-37）。

Yassin 等对 LIFT 手术治疗肛瘘的研究所做的系统分析表明，汇总数据后的治疗成功率为 71%。共对 183 例患者进行了肛门功能评价，有 11 例（6%）发生轻微肛门失禁；其中一项与推移瓣修补作随机对照研究，结果表明两者成功率差异无统计学意义。经过分层分析后，LIFT 手术在高位复杂性经括约肌型肛瘘和复发性肛瘘中的治愈率仅为 50% 和 33%，失败病例大部分发生在术后半年之内。另有一项关于 LIFT 手术治疗的 Meta 分析中，中位随访期为 10 个月的治愈率为 76.5%，肛门功能下降率为 0，术后并发症发生率为 5.5%。另有报告，LIFT 手术结合生物补片或肛瘘栓技术（Bio-LIFT 或 LIFT plug）并不能提高肛瘘手术的成功率；还有应用 LIFT 手术结合推移瓣修补或术中挂线治疗肛瘘的报告，也未提高治疗成功率；比

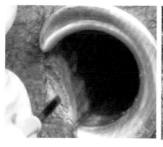
(a) 切开内外括约肌间

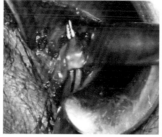
(b) 分离肌间后挑出瘘管

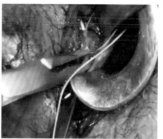
(c) 缝扎肌间瘘管内侧端

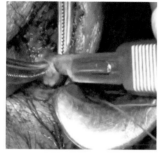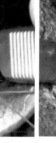
(d) 切除部分肌间瘘管

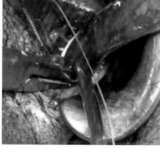
(e) 缝扎肌间瘘管外侧端

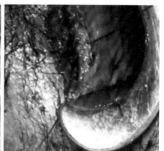
(f) 缝合括约肌间创面

图 8-37　LIFT 手术步骤

较术前做挂线引流与术前不做挂线引流的疗效，两者成功率差异也没有统计学意义。

　　邵万金认为 LIFT 手术治疗肛瘘失败的类型是多样性的，导致肛瘘持续存在或复发的原因可能为内口未处理、括约肌间存在残留瘘管、括约肌间继发感染。肛周脓肿切开引流史或肛瘘手术史、瘘管及外口数量对 LIFT 手术治疗高位经括约肌肛瘘的结果无明显影响。建议尽量靠近内口侧内括约肌进行结扎或缝扎；尽可能切除括约肌间残留瘘管可减少复发；括约肌间置皮片引流，以减少继发感染的机会；括约肌肌间创口做全层缝合，可减少切口裂开的发生。任东林等认为肛管后方高位的复杂性肛瘘，常伴有后深括约肌间隙及耻骨直肠肌上间隙的受累。绝大多数接受 LIFT 手术治疗复发的病例，原因均在于该深部间隙继发感染灶的残留。后深括约肌间隙及耻骨直肠肌上间隙感染灶残留的原因可能包括以下两点：一是一期引流挂线的位置较低，以至于这两个深部肌间隙的急性期脓肿未得到良好引流和缓解；二是二期 LIFT 手术过程中括约肌间隙纵向游离层面不足，未能完全根除深部斜行至这两个深部肌间隙的慢性期瘘管。

　　如何改良 LIFT 手术方式，提高其治愈率，使之可以更加有效地应用于高位复杂性肛瘘的治疗等，目前仍有待进一步探索。

5. 纤维蛋白胶封堵术

　　医用生物蛋白胶是一种可降解、可吸收的生物制剂。将配制好的生物蛋白胶注于瘘管内，填补缺损组织，封闭缺损，瘘管内建立一个生物架构，新生的肉芽组织沿这个架构加速生长。而生物蛋白胶逐步降解，最终由新生的肉芽组织充满瘘管。

　　操作要点：术前按结直肠手术常规做肠道准备。采用腰麻或硬膜外腔麻醉方法，使盆底肌肉及括约肌完全松弛。做常规的皮肤及肛管直肠腔内消毒，充分扩肛。术前做超声、造影及磁共振检查探明瘘管行经方向、瘘管的位置及内外口的方位。首先做主管、支管外口及盲腔外口的扩创，部分病例另加肛旁造口，用刮匙搔刮瘘管内壁直到内口，刮除瘘管壁腐肉及不健康的肉芽组织。肛门拉钩显露内口，用探针自内口处探出，以内口为中心切除内口及周围黏膜组织，彻底清除感染的肛窦、肛腺及其腺管，直至显露出健康组织。修整分离内口处黏膜、黏膜下层及部分肌层组织，使之呈上下唇瓣状。用双氧水、甲硝唑注射液、庆大霉素注射液反复冲洗瘘管及瘘口，无菌纱条清拭使之干爽。用 3/0 可吸收线"8"字缝合肌层，直视下自内口或联合主外口置管注入纤维蛋白胶到内外口溢出为止。观察片刻，然后将上下唇状黏膜肌瓣用可吸收线对位间断"8"字缝合打结，关闭内口；各支管用同法注入纤维蛋白胶，用盐水纱布覆盖创口及外口，外敷纱垫固定。术后补液，禁食 3 天。保持肛门、创口清洁，创口每日消毒换药，直肠内纳入黏膜保护栓剂，静脉应用抗生素 6～7 天，预防大便干结，1 周内禁止剧烈活动。

国内报告采用纤维蛋白胶治疗肛瘘的治愈率多在 90% 以上。但根据以往的文献报道，应用纤维蛋白胶治疗肛瘘的愈合率为 14%～90%，其复发率在 15%～86%，总体疗效不甚满意。华盛顿大学医学院肛肠外科对所有以纤维蛋白胶处理复合型肛瘘的病例做了回顾性分析，患者统计、治疗史、手术信息及早期的术后随访均通过患者的病历获得，并以电话采访的形式明确肛瘘治愈及复发乃至需进一步治疗的情况，采用 Fisher's 精确检测进行数据分析。结果：1999～2002 年间共有 42 例患者接受该治疗，其中 19 例男性，年龄 20～76 岁。关于肛瘘的病因有：肛隐窝炎 22 例，克罗恩病 13 例，回肠储袋肛吻合 4 例。肛瘘分为：括约肌间瘘 33 例，经括约肌肛瘘 3 例，括约肌上肛瘘 2 例，直肠阴道瘘 3 例。最初大部分患者肛瘘愈合了，但复发率较高。按病因分类治愈率分别为：肛隐窝炎 23%，克罗恩病 31%，回肠储袋肛吻合 75%。按组织分类治愈率分别为：括约肌间瘘 33%，经括约肌肛瘘 0，括约肌上肛瘘 0，直肠阴道瘘 33%。以前未接受过治疗的患者治愈率为 38%，而以前接受过治疗者为 22%，8 例再次接受纤维蛋白胶治疗，但仅有 1 例治愈。肛瘘治愈平均随访期为 26 个月。因此认为纤维蛋白胶治疗复合型肛瘘成功率低，并且多数在术后 3 个月内复发。然而，由于其操作相对简便，纤维蛋白胶封堵术仍然被推荐为治疗复合型肛瘘的一线方案。

本手术应掌握的要点为：①将低位瘘管切开，通畅引流；②将旷置瘘管及腔隙进行搔刮至管壁微血管渗血，清除坏死组织及碎片后，用双氧水及生理盐水冲洗，擦干瘘管及腔隙内残留液体；③将配制好的生物蛋白胶从旷置管道的深部开始注入，充满管道及腔隙，不留残腔。

纤维蛋白胶是由 A、B 两种试剂组成。试剂 A 主要含高浓度的纤维蛋白、凝血因子 XIII。试剂 B 主要含凝血酶原和氯化钙。A、B 试剂相接触后，使凝血酶原激活转化为凝血酶，凝血酶能水解纤维蛋白原，使之转化为纤维蛋白。同时，在钙离子存在的条件下，凝血酶能激活凝血因子 XIII，最后形成稳定的不溶性纤维蛋白多体，可黏合组织及封堵缺损，还可以刺激毛细血管内皮细胞及成纤维细胞生长，并以纤维蛋白网为支架形成新鲜肉芽组织，从而促进伤口愈合，加速瘘管闭合。纤维蛋白胶组织相容性好，很少出现严重的过敏反应，无侵袭性，不影响括约肌的正常功能。

单纯使用纤维蛋白胶对内口的封堵力量稍弱，采用纤维蛋白胶封堵加内口缝合加固的方法可增强封堵力量，阻断瘘管与肠腔之间的交通，为瘘管的愈合创造必要条件。

6. 生物补片填塞术

生物补片是指取自同种或异种的组织，经脱细胞处理后，去除了组织中含有的各种细胞，完整地保留了细胞外基质的三维框架结构，是一种能用于修复人体软组织的生物材料。生物补片的主要成分是蛋白质，其修复机制是"内源性组织再生"，即诱导丁细胞进入生物补片使其分泌细胞外基质，逐步替代降解的植入物。生物补片堵塞术本质上是一种新材料的运用，是在彻底清除内口和瘘管的基础上，利用生物补片填塞瘘管，配合内口封闭以期治愈肛瘘。目前主要用于单纯性肛瘘和直肠阴道瘘的治疗。目前的报告多用于非急性炎症期的低位单纯肛瘘和单个瘘管的复杂肛瘘的治疗，也有用生物补片填塞支管治疗有多个外口的复杂性肛瘘并获得成功的报告。

操作要点：分别在内口及外口处做一圆形切开创，再用刮匙深入管腔搔刮，充分清除瘘管内的纤维化组织及腐肉，必要时切除部分管壁。再用甲硝唑溶液等将创腔冲洗干净，用纱布擦干。再将生物补片修剪成适当大小，以丝线将生物补片卷起并从外口拉入肛内。对有两个外口和窦道的复杂性肛瘘患者，将补片材料裁成两叉，分别填塞两个窦道。用 2-0 可吸收缝线将其缝合固定在内口处黏膜下层上，以封闭内口。将肛门外口处多余的补片剪去，外口处创面开放不作缝合。术后 24 小时内控制排大便，手术后第二天进半流质饮食。术后常规使用抗生素 3～5 天，用药以静脉滴注第二代头孢菌素类抗生素为主。术后每日 2 次温水坐浴、换药。

注意事项：①选择适应证和治疗时机很重要。建议在瘘口周围组织炎症完全消退 3～6 个月以后再做手术，那样有望提高成功率。在治疗直肠阴道瘘时瘘管直径≤1.5cm 为宜。②生物补片置入瘘管之前需用生理盐水浸泡 1～2 分钟。根据瘘管直径及长度，将生物补片修剪成合适的大小，以生物补片与瘘管管壁紧密贴合、无张力为度。生物补片过多会形成异物刺激，不利于生物补片的降解和组织的生长，过少则生物补片易脱落。③生物补片与组织的有效贴合是生物补片成活和手术成功的关键所在。补片置入后将其顺时针或逆时针旋转 90°，可保证补片与组织贴合得更好。补片应与直肠肌层妥善缝合固定，可用 2-0 可吸收线将其缝合数针固定在内口处黏膜下层上。在生物补片这一网状支架诱导下，局部肉芽组织尽早分泌细胞外基质，逐步替代降解的植入物。生物补片的成分是聚乳酸和聚乙醇酸的共聚物，在体内大约 14 天可逐渐水解吸收，不需要拆线。④用于直肠阴道瘘的治疗时，直肠侧瘘口多是原发部位，故术中缝合关闭直肠侧的高压瘘口。阴道侧瘘口开放不缝合，以利引流，减少感染机会。

据王振军报告，在瘘管填入脱细胞真皮基质材料后 1～3 日内外瘘口有少量淡黄色分泌物渗出，瘘管愈合时间为 7～14 日，平均为 12.1 日。术后随访 3～6 个月（全部病例超过 3 个月，70%病例超过 6 个月），40 例患者获得一期治愈，3 例延迟愈合，7 例复发，肛瘘治愈率为 80%（40/50），复发率为 14%（7/50）；无肛门畸形，肛门括约肌功能正常。目前在国内应用超过 1000 例，统计了部分医院随访半年以上的患者，成功率在 70%左右。认为这种微创的、修复性的、不损害肛门功能和外观的治疗方式，即便治疗失败，经引流后仍可以再次采用同法治疗，且仍有相似的成功率。目前该疗法存在的难题是提高治疗成功率，减少复发率。同时，目前生物补片这一新型材料的价格昂贵，如何提高治疗的性价比也值得研究。

7. 黏膜瓣推移术

黏膜瓣推移术（endorectal advancement flap，ERAF）是利用内口部创面上方的黏膜瓣或黏膜肌瓣向下推移，覆盖在内口部创面上后并缝合固定以治疗肛瘘的方法。黏膜推移瓣技术首先由 Noble 用于直肠阴道瘘的治疗。1912 年，Eltmg 将该方法应用到肛瘘的治疗中。1948 年。Laird 在前者基础上进行了改良，目前用于治疗各种原因导致的肛瘘、直肠阴道瘘及直肠尿道瘘等。此外黏膜瓣推移术还被用于肛管狭窄、直肠癌、肛管缺损、肛裂的治疗。

操作要点：麻醉成功后充分暴露术野。明确内口位置，完整切除内口及周围病变组织。在内口上方做一"U"形黏膜瓣，剥离黏膜瓣包括黏膜、黏膜下层和部分内括约肌，形成一底部宽于顶部的黏膜瓣（底部宽约为顶部的2倍）。缝合近内口处括约肌创隙后，将黏膜瓣下拉，覆盖缝合创面。适当游离黏膜瓣以消除张力，然后将皮瓣与周围组织用可吸收缝线缝合。瘘管可隧道式切除，瘘管切除后也可缝合关闭。

术中要注意以下三个方面。

（1）手术野的显露　因为ERAF的大部分操作是在狭小的肛管直肠腔内完成的，所以手术野的良好暴露非常重要。要根据内口的位置，选择利于术者操作的体位。如内口在肛门后侧就采用截石位；内口在肛门前侧就选择俯卧位。Parks拉钩和Lone Star拉钩都有助于暴露术野，但Parks拉钩对肛管直肠括约肌的持续牵拉可能会导致肛门功能减弱，而Lone Star拉钩则无此不足。

（2）推移瓣的游离及厚度　推移瓣具备良好的血供，缝合时无张力，是推移瓣理想愈合的必要条件。为此，应将黏膜瓣向上方游离至少4cm，并保证瓣的基底部（头侧）宽度是顶部（尾侧）的2倍。

有的医生喜用含少量内括约肌的部分层瓣（partial-thickness flap），也有人选择包含黏膜层、黏膜下层和全层内括约肌和部分直肠环肌的全层瓣（full-thickness flap）或不含肌层的黏膜瓣进行覆盖。有研究发现，与全层瓣相比，黏膜瓣术后早期（3个月内）更易发生坏死导致手术失败，这可能与其血供较差、无法形成牢固的抗感染屏障有关。全层瓣对术者要求较高，对全层瓣的游离有一定的手术风险，而部分层瓣操作相对简便、安全。考虑到女性会阴体的肌肉结构比较薄弱，对女性前侧瘘管最好选用不含肌层的黏膜瓣。

（3）对瘘管和外口的处理　文献中描述的瘘管处理方法包括隧道式挖除（core out或core fistulectomy）以及搔刮（curet）。为避免在处理瘘管时造成括约肌的医源性损伤，可采取隧道式挖除法处理外口至外括约肌之间的瘘管，对穿过外括约肌的瘘管只进行搔刮。切除内口周围的腺隐窝和上皮组织后，对此处产生的缺损可用2-0或3-0的可吸收缝线间断缝合。那样做，可以对覆盖于其上的直肠瓣起到支持和保护的作用。从外口注入生理盐水可以验证缝合是否牢靠。术后应始终保持外口处创面引流通畅，防止局部感染向缝合处积聚，造成手术失败。大多数医生采用敞开外口的开放式引流，但Uribe等运用负压吸引辅助的方式进行闭式引流，也取得了较高的治愈率。

Jarrar等将黏膜瓣推移术的治疗原则概括为：术前明确肛瘘的精确解剖学形态和位置；通过充分引流使瘘管炎症消退；通过分层缝合牢固缝闭内口；避免死腔、张力及缺血等情况的发生；对瘘管的处理也要到位，以防止脓肿的形成。此外，手术时还要注意仔细止血；制作用于修补的直肠黏膜或皮肤瓣必须广基、宽蒂而且血供良好；缝合应完全消除张力。

为了提高黏膜瓣推移术的成功率，选择合适的适应证非常重要。黏膜推移瓣需要健康的直肠组织作为推移瓣进行覆盖和修补。因此，有活动性炎症或活动性直肠炎的克罗恩病患者是不适合推移瓣治疗的。Jarrar等认为，局部感染未得到控制是黏膜瓣推移术失败的主要原因。他主张术前常规挂线引流6周，以使瘘管充分纤维化。van der Hagen等认为，对于难治性肛瘘，无论是否进行粪便转流，初始的挂线引流都可以在最终手术前减少炎性反应，进而达到较好的治疗效果。诸多研究表明，黏膜瓣推移术治疗克罗恩病性肛瘘的复发率较腺源性肛瘘为高。Sonoda等认为，即使直肠没有炎性活动的证据，但需服用较大剂量激素的肛瘘患者不宜行ERAF治疗。

黏膜瓣推移术的优点是通过采用游离的直肠黏膜瓣或黏膜肌瓣，推移并覆盖在内口处创面上，以封闭瘘管的高压端，使肠腔内容物或细菌无法进入瘘管，从而使外侧瘘管逐渐萎缩直至闭合。该技术的优点包括：最大限度地保护了肛门括约肌的完整性，从而保护了括约肌的功能。愈合时间短，术后疼痛轻，可以避免转流性造口，即使手术失败也不影响以后再次手术。

　　利用推移黏膜瓣或皮瓣覆盖、封闭内口的肛瘘手术，其治愈率为 67.0%～80.8%。Jacob 等通过文献检索，将 1950～2009 年手术的肛瘘病例按手术方法进行回顾性分析，结论为：纤维蛋白胶与直肠推移瓣治疗肛瘘术后肛门失禁率低于其他手术方式。Uribe 等观察采用瘘管切除直肠推移瓣封闭内口术治疗的 90 例复杂性肛瘘的患者，患者术后最大肛管静息压及最大收缩压明显降低，且复发率低。Abbas 等对 36 例复杂性肛瘘患者采用直肠推移瓣治疗，并观察了远期疗效，结果有 2 例患者未愈，其余患者全部治愈。Mitalas 等研究发现，首次做 ERAF 失败后和再次做 ERAF 的成功率相同（67% 比 69%），两次修补总的成功率为 90%。Jarrar 等对 21 例 ERAF 初次治疗失败的患者再次进行了 1 次以上的推移瓣修补治疗，累计成功率达 76%。Stremitzer 等对之前治疗失败的 9 例患者再次行 ERAF 治疗，成功率达 78%。Mizrahi 等采用同样的策略也获得了相近的结果。再次手术前应对患者进行病因学、影像学以及肛门功能的评估，如果对组织血供和张力有所顾虑，可选择采用全层瓣作为覆盖组织以提高治疗成功率。有作者认为，黏膜推移瓣治疗失败后手术区域会形成广泛的瘢痕，为确保良好的血供，建议再次修补时采取全层瓣组织。也有作者为了避免黏膜外翻，二次修补时选择推移皮瓣，也获得了较高的治愈率。

　　国内李升明回顾性分析了 23 例经肛直肠黏膜瓣推移内口修补术治疗的高位肛瘘患者，结果全部治愈。胡克等采用内口远端皮瓣内移封闭内口术治疗 15 例高位肛瘘患者，与采用传统低位切开高位挂线术相比，前者疗程缩短，痛苦较轻，没有明显的并发症。宫爱民报告等采用臀大肌肌瓣推移治疗高位肛瘘 20 例，治愈率为 100%。此外，有报告称应用直肠黏膜推移瓣治疗小儿肛瘘也取得了较好的疗效。

　　王振军认为，经肛门直肠瓣推移（ERAF）是肛瘘"保留括约肌"技术中应用于临床实践最久的手术方式。根据不同文献的相关报道，该手术方式的中位治愈率约为 70%。但严格意义上讲，该手术方式并不属于"完全保留括约肌技术"的范畴。游离直肠瓣的过程需损伤部分内括约肌。因此，该手术方式对于术后肛门功能亦有一定的影响。在部分文献中，肛门功能下降率可达 35% 左右。除此之外，ERAF 手术也是一种技巧依赖性手术。直肠瓣下血肿形成、直肠瓣裂开或坏死等术后并发症的发生，常常与术者的经验和手术技巧息息相关。尽管 ERAF 手术及各种改良术式是经过长期临床应用并已验证有效的相对"微创"手术。但与分期切割挂线治疗相比，在多数腺源性复杂类型肛瘘病例的治疗中，ERAF 手术并没有显著优势。因此，任东林认为不宜提倡将 ERAF 手术作为复杂性肛瘘治疗的一线术式。但对于富有经验的外科医生，选择合适的病例做 ERAF 手术治疗也是合理的。

8. 肛周皮肤瓣推移修补术

　　肛周皮肤瓣推移修补术是利用内口部创面下方的肛管皮肤瓣向上推移，覆盖在内口部创面上并缝合固定以治疗肛瘘的方法，适应证同黏膜瓣推移术。在 20 世纪 80 年代，日本在采用保留括约肌治疗肛瘘的过程中已经广泛采用推移皮瓣技术。

　　操作要点：在肛周皮肤做一梯形切口，基底部应包括内口，侧壁应包括外口，在皮下脂肪层游离皮瓣以保证没有张力，完整剔除瘘管，将皮瓣向近端推移，与肛管内口处上方黏膜缝合固定。推移皮瓣的下方创面敞开引流（图 8-38）。

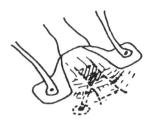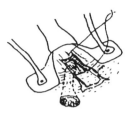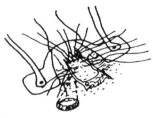

图 8-38　肛瘘推移皮瓣修补术示意图

皮肤瓣推移术较黏膜瓣推移术对肛管的暴露要求低，但血供容易相对较差，皮肤存在炎症、皮肤脆弱的患者就不适合做推移皮瓣治疗。此外，推移皮瓣术后，粪便容易进入皮瓣与直肠黏膜缝合处创面下方，导致感染而使手术失败。

国内宋颖刚报告，运用皮瓣推移术治疗 50 例复杂肛瘘的近期治愈率为 96%，远期治愈率为 78%。

笔者认为，直肠黏膜瓣推移与肛周皮肤瓣推移修补肛瘘内口，只是肛瘘治疗中处理内口部创面的技术手段，而非治疗原理有本质性突破的肛瘘治疗技术。治愈肛瘘的关键归根到底还在于内口和原发病灶的彻底清除，括约肌中瘘管和外口的处理。如果这些关键步骤的处理不正确、不到位，即使内口部创面修补得再好，肛瘘也不会得到治愈。因此，应避免强调手术中的一个处理技巧对疗效的决定性作用，虽然手术中的一个处理环节会影响整体的疗效。

9. 微创视频辅助肛瘘治疗技术（VAAFT）

视频辅助肛瘘治疗技术（video-assisted anal fistulatreatment，VAAFT）是结合了内镜手术理念与微创治疗理念，借助于肛瘘镜诊疗技术，用于肛瘘检查和治疗的技术。

操作要点：需要使用肛瘘镜及配套设备完成手术。整套器械包括肛瘘镜、密封棒、单极电凝、内镜抓钳、内镜刷和三叶肛门镜。肛瘘镜为 8° 斜面镜，具有光学道、操作通道和灌注通道。2 个带阀门的接口分别接 1.5% 甘氨酸溶液和负压吸引。

手术在椎管内麻醉下进行，根据外口位置，患者取截石位或折刀位。手术过程可分为诊断阶段和治疗阶段两部分。

（1）诊断阶段　目的是准确定位内口和探查可能的瘘管分支及脓腔。甘氨酸溶液持续灌注下从外口引入肛瘘镜，有时需要切除外口周围瘢痕组织以方便插入肛瘘镜。保持密封棒位于显示器下方作为导向，瘘管内情况可以清晰呈现在显示器上（图 8-39），缓慢进镜直至找到瘘管尽头内口所在位置。此时置入三叶肛门镜，直肠黏膜下可见肛瘘镜光源处即为内口位置（图 8-40）。内口周围缝合 2～3 针以隔离内口，注意此时不要关闭内口。

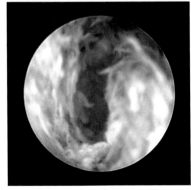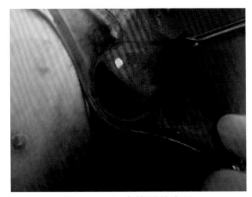

图 8-39　肛瘘镜下瘘管　　　　　　　　　　图 8-40　肛瘘镜下的内口

（2）治疗阶段　目的是从内部破坏瘘管组织，清洁瘘管，最后闭合内口。拔除密封棒，引入电凝电极，直视下由内至外损毁瘘管（图8-41），电灼黏附在瘘管壁上的坏死组织。内镜刷或内镜抓钳清除坏死物质。脱落的坏死物质也可以被灌洗液通过内口冲入直肠腔内排出。仔细探查，避免遗漏可能的分支瘘管和脓腔。瘘管清洁干净后，提起内口，吻合器关闭内口或用可吸收缝线缝合内口。将生物蛋白胶自外口注入瘘管。外口敞开引流。

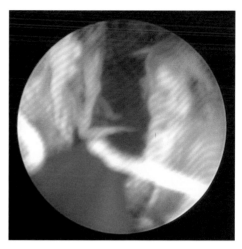

图8-41　在肛瘘镜下窦道的处理

（3）术后处理　术后6小时后开始流质饮食，同时口服液状石蜡。术后第1天除去会阴部敷料，排粪后给予半流质饮食，术后不常规使用抗生素。

与传统手术不同，VAAFT手术通过内镜处理瘘管，无须切开或切除瘘管，因而对括约肌功能无明显损害。VAAFT手术可以在肛瘘镜直视下精确地定位内口和瘘管的解剖位置，容易发现潜在的分支瘘管和脓腔。直视下电烧灼损毁瘘管壁并清除坏死组织。内口处理一般使用吻合器关闭或手工缝合，并加用胶水封闭内口。国外有文献报道，对于复杂性肛瘘，VAAFT手术具有较高的治愈率，并且能够很好地保护肛门括约肌功能。

为了保证VAAFT手术的顺利进行，并减少术后并发症，在操作过程中，应注意以下几个关键点。

①瘘管的探查：仔细探查所有可能的瘘管分支和脓腔，区分真性瘘管和假性瘘管。真性瘘管可见红色水肿的肉芽组织；而假性瘘管内组织是发白的，且没有水肿。

②瘘管的处理：瘘管壁应由内向外充分烧灼。因操作孔位于肛瘘镜下方，故下壁处理较方便，而侧壁或上壁可能需要整体旋转肛瘘镜后才便于处理。

③内口的处理：用三叶肛门镜暴露，肛瘘镜指示下定位内口。目前没有明确证据表明，Endo-GIA关闭内口优于手工缝合，但Meinero等认为，可能前者效果更好。也有研究者使用直肠黏膜瓣或肛周皮瓣推移术封闭内口。

④VAAFT术后并发症的防治：电凝对于瘘管肉芽组织旁边的正常组织会引起热损伤，高频电刀功率以40W左右为宜，使用单极凝模式。内口周围黏膜下组织较为疏松，注意避免在此处形成假道。另外，低渗的甘氨酸冲洗液常易导致瘘管周围组织出现水肿，也可能将瘘管内的坏死物质带入周围正常组织导致瘘管延迟愈合或复发。减小灌注压力，缩短手术时间和避免假道形成，有助于减轻瘘管周围组织水肿，降低术后感染风险。

据刘海龙报告，11例患者成功完成VAAFT手术，其中有10例患者内口的处理采用缝合方法，1例使用Endo-GIA关闭。手术时间为（42.0±12.4）分钟，住院时间为（4.1±1.5）日。1例术后第3天排粪后肛门出血，再次手术见内口缝合处直肠黏膜撕裂，创面电凝止血后顺利出院。随访1.0～3.2个月，8例患者一期愈合，治愈率72.7%（8/11），无术后排粪失禁。另3例患者中，1例已行5次肛瘘手术者出现肛周感染，予以引流术；2例外口未愈，继续观察随访中。认为VAAFT手术是一种安全有效的治疗复杂性肛瘘的微创手术方式。

10. 肛瘘刨削术

手术需要采用可视旋转刨削刀。可视旋转刨削刀是集 LED 光源，摄像与图像放大、刨削、冲洗、吸引为一体的肛瘘微创器械。

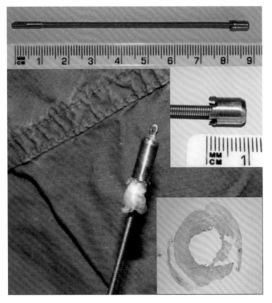

图 8-42　肛瘘刨削器械及刨削下的瘘管组织

手术要点：①切开外口周围，直径约 1.5cm，从切开处引入可旋转刨削刀，在 LED 光源引导下，识别管壁及内口区域组织，潜行刨削瘘管管壁的坏死及纤维上皮化组织至内外括约肌间，分离正常括约肌组织，不破坏内外括约肌，清除瘘管达直肠黏膜下内口处。刨削的程度以管壁创面颜色新鲜红润，质地柔软为度（图 8-42）。在切削瘘管过程中，可视旋转刨削刀可以边冲边抽吸以保证创面清洁。②用 3-0 可吸收缝线围绕内口周围做一直径约 1cm 荷包，稍带肌层，拉紧荷包线，拉入切闭器内收紧后同时切割闭合。

11. 低温等离子体刀瘘管消融术

低温等离子体刀瘘管消融术是借助于低温等离子手术系统（图 8-43）将整条瘘管和内口加以消融的一种肛瘘治疗方法。低温等离子射频是射频中频率为 100kHz 的一段，它可以将电解液激发为等离子体。在电极前形成厚度为 $50\sim100\mu m$ 的等离子体薄层，强大的电场使等离子体薄层中的自由带电粒子获得足够动能，打断分子键，使靶组织细胞以分子为单位解体，在低温下形成分子级别的切割。等离子射频具有"刀"一样的切割效果。因此，临床又称为"等离子刀"。低温等离子刀可以将温度精确控制在 $40\sim70℃$，既确保使胶原蛋白分子螺旋结构皱缩，又保持了细胞的活力。

操作要点：常规消毒铺巾，探查瘘管，确定内口所在。将等离子刀头自外口探入瘘管，在慢慢向前推进过程中消融整条瘘管直到内口（图 8-44）。将内口消融后，在内口处做放射状切口至肛缘以引流。再在内、外括约肌间处缝合 1 针至数针，关闭内口与瘘管之间通道。术后常规处理，控制 2 天不排便，适当使用抗生素防感染，常规换药，7～12 天拆线。

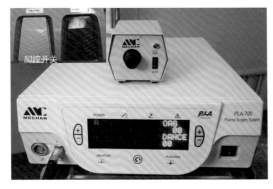

图 8-43　肛瘘低温等离子体手术系统

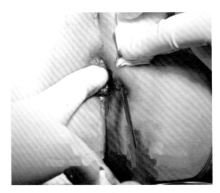

图 8-44　肛瘘低温等离子体瘘管消融术

低温等离子技术与电刀、激光、微波等治疗方法相比，具有电流不直接流经人体、组织发热极少、治疗温度低、不直接破坏组织、对周围组织损伤极小的优点。据黄德铨介绍采用低温等离子技术治疗肛瘘后，患者疼痛轻，术后炎症反应轻；在手术过程中，切割止血能同时完成。他在 2015 年 9～11 月份治疗 62 例高位单纯性肛瘘，分别采用等离子刀消融术和切开挂线疗法治疗。结果，两组患者经治疗后治愈率均为 100%，而前者的术后疼痛程度评分显著低于后者，创面愈合时间显著少于对照组。

12. 激光瘘管消融术

激光可用于多种疾病的治疗，其中包括肛瘘。既往用于治疗的激光多借助放射线性能量。运用新型放射圆周性能量激光消融术治疗肛瘘目前仅是一种尝试，目前研究文章较少，还不成熟。

操作要点：采用 15W 探头，发射 1470nm 波长激光，产生 100～120J/cm^2 的能量，于全身麻醉下对肛瘘进行治疗。

文献报告治疗 50 例患者，男性 37 例，女性 13 例，中位年龄 41（23～83）岁。其中括约肌内肛瘘 10 例，低位经括约肌肛瘘 34 例，高位经括约肌肛瘘 6 例。评价的短期结局指标包括手术成功率、并发症、疼痛评分和恢复日常活动的时间；以患者无任何主诉作为治疗成功的标准。结果显示，本组患者手术成功率为 82%；所有患者均不需要加用外周镇痛药；恢复日常活动时间的中位数为 7（5～17）日。中位随访时间为 12（2～18）个月，9 例激光治疗失败，改用传统手术治疗。认为本术式是一种安全有效并可保留括约肌的肛瘘治疗方法。

（三）关于肛瘘手术中一些问题的探讨

1. 保留括约肌手术的临床意义

手术是一种破坏性治疗疾病的手段，本身都会造成机体损伤，即使是肛瘘保留括约肌手术也仍然会对肛门括约肌造成一定的损伤。特别在一些高位、复杂性肛瘘的手术中，为了保证治疗彻底性和引流通畅，难免要切开或切除一部分括约肌，造成一定程度的括约肌损伤。肛瘘保留括约肌手术的意义在于在保持较高治愈率的基础上，能显著减少手术本身对肛门功能的损伤，即使复发后再次手术治疗也有较好的功能基础。

2. 保留内括约肌的重要性

最早的肛瘘保留括约肌术式，在处理内口及肌间脓肿时，主张将内口部的内括约肌下端切除后再清除原发病灶。但这样做对内括约肌的损伤较大，术后产生的缺损有时几乎与做肛瘘开放手术相同。因为内括约肌属于平滑肌，虽薄弱，但有持续收缩作用，不受意识支配，能持续闭合肛门而不松懈。当内括约肌有缺损时，虽然肛门的其他肌肉也有闭合肛门的作用，但外括约肌等横纹肌易于疲劳、易于松懈，不能持续闭合肛门，此时就会有漏气、漏液和内裤易脏等情况出现。为此，将瘘管从内括约肌中剜除，可以减少对内括约肌的损伤。

但据文献报告，将瘘管从内括约肌剜除这一术式的术后复发率要较 Parks 式为高。究其原因，Parks 式对括约肌间脓肿及内括约肌中瘘管的切除，是在切除部分内括约肌后，在直视下进行的，能将原发病灶清除得比较彻底。而改进后的术式则是在潜行的状态下凭手的感觉和术者的经验切除的，有可能会有所残留，并因此而导致复发。所以对内括约肌中的瘘管，治疗高位复杂性肛瘘的很多术式仍采用 Parks 式的方法处理，而剜除内括约肌中瘘管的方法较多地被用于治疗低位肌间瘘。

3. 处理肌间原发病灶时的注意点

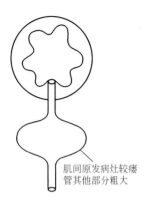

肌间原发病灶较瘘管其他部分粗大

图 8-45 原发病灶的特点

对括约肌间脓肿的挖除，有从内口开始进行的，也有从外口开始进行的，也有内、外途径一起进行的。高野正博指出，括约肌间的原发病灶通常较瘘管的其余部分膨大（图 8-45），挖除瘘管时如果不知道这个特点，处理肌间原发病灶时就有可能因处理不干净而有所残留，从而导致肛瘘复发。所以较多的术式采用切开内、外括约肌间后经此切口清除肌间原发病灶的方法，这样可提高清除肌间原发病灶的彻底性。

4. 创面的缝合方法

Parks 术式主张将肛内创面开放引流，早期开展的保存术式也多是采用 Parks 的方法。后来有人提出采用单纯缝合肛内创面或者用肛管皮肤瓣向上方推移覆盖的方法，以避免粪便对创面的刺激与污染，促进创面的愈合，但未能取得理想的效果。反而有因皮瓣覆盖创面不完全，在皮瓣与黏膜间存在缺损，粪污由此进入后形成感染灶，而导致肛瘘复发者。进一步改良的方法是结合黏膜瓣游离做分层缝合，即先缝合内括约肌中的裂隙创面，再分离黏膜上皮以消除张力，然后才缝合黏膜上皮。同时注意在缝合黏膜瓣或皮瓣时，注意先做好充分的游离（但要注意保留充分的血运），消除缝合时的张力。

5. 瘘管的切除还是保留问题

一般情况下，对外括约肌中的瘘管，多将其搔刮干净后予以保留，细小支管甚至可不做处理。当瘘管沿黏膜下向上延伸而导致直肠狭窄时，一般认为，只要内口及原发病灶的清除比较彻底，单单纵行切断瘘管就能消除直肠狭窄，同时肛瘘也能得到治愈。残留下来的瘘管因无感的机会将逐渐纤维化，最后闭塞，无须对其有更多的担心。甚至有人认为保留瘘管反而会提高疗效。

但高野正博认为，并非对所有瘘管都可以不做处理。当瘘管粗大、深大、腔内容物污秽不洁、周围炎症重等情况下，常有因瘘管处理不彻底而导致肛瘘复发或部分复发的。同时，在深部复杂性肛瘘中，瘘管的性质复杂，有因结核及克罗恩病导致的肛瘘，也有癌变的情况。据他报告，在 19 例深部复杂性肛瘘手术中就发现结核 1 例，癌变 2 例。因此他主张，对于一些高位复杂性肛瘘应将瘘管全部敞开，便于彻底检查和手术处理，以及取管壁组织做病理检查。还可以根据术中病理检查情况再做进一步处理。

◆ 参考文献 ◆

［1］高野正博著.史仁杰编译.肛肠病诊疗精要.北京：化学工业出版社，2009.

［2］黄乃健.中国肛肠病学.济南：山东科技出版社，1996.

［3］曹吉勋.新编中国痔瘘学.成都：四川科学技术出版社，2015.

［4］任东林，张恒.复杂性肛瘘诊治中需要注意的几个关键问题.中华胃肠外科杂志，2015，18（12）：1186-1192.

［5］王业皇，王可为.丁泽民切开挂线疗法治疗高位复杂性肛瘘临证经验探析.江苏中医药，2015，（2）：1-4.

［6］李春雨，李玉博.肛瘘手术方式的选择及技巧.中国临床医生杂志，2015，（4）：20-21，22

［7］张宏.低位肛瘘手术方法及疗效分析.当代医学，2012，18（14）：108-109.

［8］ 俞婷，曹永清.临床常见肛瘘手术方式.医学信息，2015，28（7）：338

［9］ 王琛，姚一博，董青军，等.拖线疗法在肛瘘治疗中的应用与发展.中华胃肠外科杂志，2015，18（12）：1203-1206.

［10］ 晁民，彭德功，张静锋，等.瘘管内口切开术治疗低位肛瘘（附40例报告）.山东医药，2009，49（46）：91-92.

［11］ 何晓生，蔡泽荣，林绪涛，等.挂线引流术联合不同药物治疗克罗恩病合并肛瘘的疗效比较.中华消化外科杂志，2014，13（8）：604-606.

［12］ 吴佐周.挂线疗法的历史沿革.江苏中医药，2006，27（8）：3-4.

［13］ 杨柏林，丁义江.肛瘘挂线治疗.大肠肛门病外科杂志，2005，11（1）：79-81.

［14］ 邵万金.肛瘘的挂线治疗.结直肠肛门外科.2006，12（5）326-327.

［15］ 聂伟健.中医挂线疗法治疗高位肛瘘对肛门功能影响的临床评估.中国中医科学院，2011.

［16］ 邵万金.括约肌间瘘管结扎术治疗肛瘘的过去、现在和将来.中华胃肠外科杂志，2015，18（12）：1200-1202.

［17］ 于洪顺，王敏，段宏岩，等.医用生物蛋白胶治疗高位复杂性肛瘘.中华胃肠外科杂志，2009，12（5）：539.

［18］ 王晓燕摘译.喻德洪审校.以纤维蛋白胶治疗复合型肛瘘成功率低.中国实用外科杂志，2004，24（6）：372.

［19］ 王振军，宋维亮，郑毅，等. 脱细胞异体真皮基质治疗肛瘘临床研究. 中国实用外科杂志，2008，28（5）：370-372.

［20］ 王明祥，戴光耀，王海，等.生物补片填塞治疗中低位直肠阴道瘘疗效观察.河北医药，2011，33（16）：2473-2474.

［21］ 侯超峰.生物组织补片填塞治疗肛瘘的临床研究.河南外科学杂志，2010，16（5）：1-3.

［22］ 王振军.肛瘘治疗的回顾和思考.中华胃肠外科杂志，2010，13（12）：881-884.

［23］ 宋维亮，王振军，郑毅，等.脱细胞异体真皮基质填塞治疗肛瘘50例疗效观察.结直肠肛门外科，2009，15（1）：21-23.

［24］ 张迪，郑雪平，余苏萍，等.推移瓣修补术治疗高位复杂性肛瘘的临床现状.结直肠肛门外科，2011，17（5）：339-340.

［25］ 竺平，谷云飞.经直肠推移瓣技术在肛瘘治疗中的应用.中华胃肠外科杂志，2013，16（7）：696-697.

［26］ 宋颖刚，高昆.皮瓣推移与切开挂线术对复杂肛瘘患者术后肛门功能的影响研究.中国医药指南，2016，14（6）：70-70，71.

［27］ 谷云飞，竺平，杨柏林，等.推移皮瓣药捻式半管引流术治疗肛瘘17例报告.国际外科学杂志，2010，37（11）：784-785.

［28］ 刘海龙，肖毅华，张勇，等.一种新型视频辅助肛瘘治疗技术治疗复杂性肛瘘的初步疗效分析.中华胃肠外科杂志，2015，18（12）：1207-1210.

［29］ 赵日升译.汪挺审校.激光瘘管消融术：一种保留肛门括约肌的肛瘘治疗方法.中华胃肠外科杂志，2014，（12）：1186-1186.

第九章 肛瘘的非手术治疗

原则上肛瘘必须通过手术才能获得根治，但并非所有的肛瘘都适合手术治疗，并非所有的肛瘘患者都愿意接受手术治疗。经常有因身体状况、时间安排、经济原因、没有住院病床等原因不能及时手术的患者。这类情况下，为了控制或暂时缓解患者的病痛，常常需要采用非手术的方法进行治疗，这些方法也常用于手术前后，以防治并发症、加快创面愈合、提高疗效。

一、适应证

① 有严重的心、肺、脑、肝、肾等重要器官疾病或其他手术禁忌证，手术风险很大的患者，不管是绝对的手术禁忌证，还是相对的手术禁忌证，暂时不能手术者。

② 全身情况较差，如年老体弱、肿瘤晚期、脑出血等不能耐受根治性手术者。

③ 精神病或其他不能配合治疗的患者。

④ 克罗恩病肛瘘、溃疡性结肠炎并发的肛瘘其肠道病变未缓解时、结核性肛瘘未得到有效的抗结核治疗前或规范性治疗尚未完成者。

⑤ 暂时安排不出时间手术或者暂时不愿意手术治疗的患者。

⑥ 肛瘘手术前后的治疗。

二、方法

主要分为内治和外治两个方面。

（一）内治法

中医认为肛瘘的发生和发展有其内在的原因，在治疗肛瘘时历来重视内治。如《疮疡经验全书》说："治之须以温补之剂补其内，生肌之药补其外。"《丹溪心法》说："漏疮，先须服补药生气血，用参、术、芪、芎、归为主，大剂服之。"《薛氏医案·外科枢要》说："其成漏者，养元气补阴精为主。"《外科医案汇编》说："所以治漏之法，如堤之溃，如屋之漏，不补其漏，安能免乎？治漏者先固气血为先，气旺血充，而能收蓄，使其不漏，可无害矣，津液日增，虚损可复……今后六方，奇脉久漏空虚者，以有情之品填之；久漏胃弱，以甘温之品固之；阴虚阳亢，滋阴药中佐苦以坚之；土不生金者，甘温培中，兼酸以收之。各方之中莲子、芡实、诃子、中白固摄真元者，皆补漏之法也。"

很多中医医籍中认为单用药物内服就能起到治愈肛瘘的目的。如《医宗金鉴·外科心法要诀》说："如痔已通肠，污从漏孔出者，用胡连追毒丸酒服之……如漏有管者，用黄连闭管丸服之，可代刀针药线之力。"《外科证治全书》说："唯以补中消其湿热之毒，则何漏之不可痊哉。"虽然目前临床上几乎没有单用药物治疗肛瘘的，也没有单用药物治愈肛瘘的报道。但是前人在这方面的治疗经验仍值得我们学习，更需要我们进行深入的研究。

对于内治的原则和方法，历代文献中也有很多不同的认识。《儒门事亲》说："夫痔漏肿痛……同治湿法而治之。"《医学入门》说："漏流脓血初是湿热，久是湿寒，初起宜凉血清热燥湿，病久则宜涩窍杀虫温补。"总的来说，中医的肛瘘内治法以辨证为主，有时可以结合辨病。目前中医治疗肛瘘时常用的内治法有以下几种。

(1) 清热利湿法　适用于湿热下注证。症见肛周有溃口，经常溢脓，脓质稠厚，色白或黄，局部红、肿、热、痛明显，按之有索状物通向肛内。可伴有纳呆，大便不爽，小便短赤，形体困重等症状。舌红，苔黄腻，脉滑数。

主方：萆薢胜湿汤（《疡科心得集》）加减。

常用药：黄柏、苍术、金银花、蒲公英、紫花地丁、萆薢、茯苓、栀子、车前子、白术、茵陈等。

(2) 清热解毒法　适用于热毒炽盛证。症见外口闭合，局部红肿灼热疼痛。可伴有发热，烦渴欲饮，头昏痛，大便秘结，小便短赤。舌红苔黄，脉弦数。

主方：仙方活命饮加减。

常用药：金银花、防风、白芷、当归、陈皮、皂角刺、生甘草、赤芍、紫花地丁。

(3) 扶正托毒法　适用于正虚邪恋证。症见肛周瘘口流脓，脓质稀薄，肛门隐隐作痛，外口皮色暗淡，时溃时愈，按之较硬，多有索状物通向肛内。可伴有神疲乏力，面色无华，气短懒言等症。舌淡，苔薄，脉濡。

主方：托里消毒饮（《校注妇人良方》）加减。

常用药：黄芪、当归、穿山甲、皂角刺、川芎、白术、茯苓、白芍、熟地黄、甘草等。

(4) 养阴托毒法　适用于阴液亏虚证。症见肛周瘘口凹陷，周围皮肤颜色晦暗，脓水清稀，按之有索状物通向肛内。可伴有潮热盗汗，心烦不寐，口渴，食欲不振等症。舌红少津，少苔或无苔，脉细数无力。

主方：青蒿鳖甲汤（《温病条辨》）加减。

常用药：青蒿、鳖甲、知母、地黄、牡丹皮、黄柏等。

(5) 补益气血法　适用于气血两虚证。症见肛瘘经久不愈，反复发作，溃口肉芽不鲜，脓水不多。常伴形体消瘦，面色无华，气短懒言，唇甲苍白，纳呆等症。舌淡苔白，脉细弱无力。

主方：十全大补汤加减。

常用药：黄芪、党参、白芍、白术、茯苓、甘草、熟地黄、当归、川芎、陈皮、山楂等。

此外，在肛瘘急性炎症期为控制炎症发展、减轻病痛，或在手术前后为预防和治疗术后感染，可酌情选用适当的抗生素。常用的抗生素有青霉素类、氨基糖苷类、四环素类等（一般当炎症消退或感染控制即可停用）。如能根据瘘管脓液的病原菌培养和药敏试验结果来选用敏感的抗生素，则用药更具有针对性，疗效将会更好。

（二）外治法

1. 外敷法

根据肛瘘的辨证分型，选用适当的药物和剂型，敷于患处，达到消炎止痛、促进局部肿痛消散或穿破引流、去腐生肌的目的。常用的方法有箍围药、油膏和掺药等。

（1）箍围药　是将药粉用酒、茶汁、蜂蜜、鸡蛋清等调制成糊状，外敷于局部的治疗方法。大抵以醋调的，取其散瘀解毒；以酒调的，取其助行药力；以鸡蛋清调的，取其缓和刺激；以油类调的，取其润泽肌肤。它是借药粉的箍集围聚、收束疮毒的作用，从而促使肿疡初起轻者可以消散，即使毒已结聚，也能促使疮形缩小，趋于局限，早日成脓和破溃。即使在脓肿破溃后余肿未消者，也可通过敷药消其肿，截其余毒。箍围药适用于肛瘘局部红肿热痛者。常用方药有如意金黄散、玉露散等。金黄散、玉露散用于肛瘘红肿热痛明显者；回阳玉龙散，用于阴证疮疡；冲和散，用于半阴半阳证疮疡。

敷贴时，未破溃者宜敷满整个红肿区域；溃疡形成者宜敷患处四周，溃口不要涂布。箍围药敷后干燥之时，宜时时用液体湿润，以免药物剥落及干硬板结致患者局部不适。

（2）油膏　是将药粉与凡士林等一起调匀，或与黄蜡、油脂等一起熬制成油膏，用于涂敷创面的治疗方法。适用于肛瘘已经闭合或引流不畅，局部出现红肿热痛者。常用药有金黄油膏、玉露油膏、红油膏、生肌玉红膏等。金黄油膏、玉露油膏适用于肛瘘急性脓肿期伴有红肿热痛者；红油膏用于一切溃疡；生肌玉红膏用于一切溃疡腐肉未脱、新肉未生之时或日久不能收口者；生肌白玉膏用于溃疡腐肉已净、疮口不敛者。

使用油膏时要注意，用于肛瘘急性炎症未化脓时宜厚敷，范围要大于肿块边缘，以箍毒消肿；溃疡脓水较多，应薄而勤换，以免脓水浸淫皮肤，不易收敛；若对药物过敏者，则改为他药；溃疡腐肉已脱、新肉生长之时，也应薄贴，若过于厚涂则使肉芽生长过度而影响疮口愈合。

（3）掺药　古称散剂，现称粉剂，是将各种不同的药物研成粉末，根据制方规律，并按其不同的作用，配伍成方，用时掺布于膏药或油膏上，或直接掺布于病变组织，或黏附在纸捻上再插入疮口内的治疗方法。

配制掺药时，应将药物研极细末，研至无声为度。其中植物类药品，宜另研过筛；矿物类药品，宜水飞；麝香、樟脑、冰片、朱砂、牛黄等香料贵重药品，宜另研后下，再与其他药物和匀，并以瓷瓶贮藏，塞紧瓶盖，以免香气走散。

掺药可分为消散药、提脓祛腐药、腐蚀药与平胬药、生肌收口药、止血药等五种。

肛瘘时常用的掺药有两种。①提脓化腐药：适用于脓肿溃后、脓水未净、腐肉未脱或瘘管引流不畅者，常用方药如九一丹、八二丹、五五丹。这些药多为含汞制剂，属有毒药品，应慎用；对升丹过敏者应禁用；对大面积创面，也宜慎用提脓化腐药，以防其中的汞被过多吸收而发生汞中毒。②生肌收口药：适用于肛瘘术后、腐肉已脱、脓水将尽时，能促进肉芽和上皮生长。常用的生肌收口药有生肌散、皮粘散。

使用掺药时应注意：①将药物用棉纸或桑皮纸包敷，保持湿润，以充分发挥药效，并可防止干落；②如患者用药后出现皮肤发痒、发红、起疹、起疱，多为皮肤对药物过敏，应立即停止用药，并予清洗，改用其他药物或治法。必要时应同时针对过敏做局部或全身用药。

2. 引流法

引流法是用药线插入瘘管内使脓液畅流，腐脱新生，防止毒邪扩散，并使病情缓解的治疗方法。药线俗称纸捻或药捻，大多采用桑皮纸，也可应用丝棉纸或桑皮纸等按使用需要，将纸裁得宽窄长短适度，搓成大小长短不同的线形药捻备用。目前将捻制成的药线，经过高压蒸气消毒后应用，使之无菌而更臻完善。采用药线引流和探查，具有方便、痛苦少、患者能自行更换等优点，药线插入瘘管内尚能探查瘘管的深浅。

药线的类别有外粘药物及内裹药物两类，目前临床上大多应用外粘药物的药线。外粘药物多用含有升丹成分的方剂或黑虎丹等，有提脓去腐的作用。内裹药物多用白降丹、枯痔散等，有腐蚀化管的作用。

使用药线插入疮口时，应留出一小部分在疮口之外，并应将留出的药线末端向疮口侧方或下方折放，再以膏药或油膏盖贴固定。当脓水已尽、流出淡黄色黏稠液体时，即使脓腔尚深，也不必再插药线。

3. 熏洗坐浴法

用于肛瘘手术前后。根据病情的不同，可选用具有清热解毒、行气活血、利湿杀虫、软坚散结、消肿止痛、收敛生肌、祛风止痒作用的药物组方，将药物用水煎煮后，熏洗肛门部以起相应的治疗作用。也可用 1:5000 的高锰酸钾溶液坐浴以清洁肛门或手术创面。

熏洗治疗一般在排便后或换药前进行。坐浴时用 1000mL 左右温水加熏洗药液调至温度为 50℃ 左右，置入坐浴盆中，趁热先熏蒸，待温度合适后，臀部坐入盆中浸泡 15～20 分钟。

代表方：苦参汤、五倍子汤、硝矾洗剂等。

常用药：黄柏、金银花、野菊花、鱼腥草、荔枝草、虎杖、苍术、苦参、蛇床子、地肤子、白鲜皮、石菖蒲、红花、五倍子、明矾、芒硝、茜草、冰片等。

4. 冲洗法

冲洗的目的在于将创腔或瘘管中的脓液或异物冲洗干净。常用冲洗剂有双氧水、生理盐水、中药液等。冲洗后还可将抗生素、术泰舒等药物注入创腔或瘘管，起到抑菌消炎、促进肉芽生长、闭合管腔的作用。适用于肛瘘局部肿胀、疼痛、外口分泌物多者，或在肛瘘手术后应用。

瘘管冲洗法：患者取侧卧位，或截石位，取冲洗药液装入 20mL 注射器中，接上球头输液针头或输液用细塑料针管。从外口插入，伸入瘘管内冲洗。必须灌注药物者，再抽取灌注药物，同法将针头插入瘘管内至接近内口处，将药液缓慢注入 1～2mL，边注药边退至外口，纱布覆盖、胶布固定。可酌情每日或隔日进行冲洗。灌注药物每间隔 3～4 日进行 1 次。

创腔冲洗法：患者取侧卧位，用细导管连接在注射器针筒上，将导管前部插入创腔进行冲洗，并在臀下方放置一弯盘，接纳流出的冲洗液。每次应冲洗干净创腔并填以引流条。

5. 垫棉法

垫棉法是用棉花或纱布垫盖于瘘管或脓腔外面，借着加压的力量，使拆除挂线或拖线后的瘘管或创腔的脓液排出，皮肤与新肉得以黏合而达到愈合的目的。垫棉法在肛肠科中应用比较普遍，多用于肛瘘对口引流术或拖线术后。

使用垫棉法时要将棉花或纱布折叠成块垫衬在拆除拖线或挂线后的瘘管或脓腔部位，并用胶布加压固定。对皮桥进行垫棉加压包扎，可促进与皮下组织的粘连，从而达到加快伤口生长、缩短治愈时间的目的。

由于术后要去除残存的管壁组织，在术后先采用祛腐生肌中药，待创面干净后方可使用垫棉法，一般文献报道使用垫棉法时间多在 10～14 日。《外科正宗·痈疽内肉不合法》云："痈疽、对口、大疮内外腐肉已尽，唯结痂脓时，内肉不粘连者，用软绵帛七八层放患上，以绢扎紧，将患处睡实数次，内外之肉自然粘连一片，如长成之肉矣。"由此可见。垫棉法使用的关键时机是"腐肉已尽"。因新生的创面含有大量的肉芽组织，血液供应丰富，此时压迫皮桥及创面，可使皮肤与皮下肉芽组织粘连，促进纤维组织增生，皮肤与皮下组织生长成为一体，从而达到加快愈合的目的。

张少军和杨巍发现若将瘘管组织完全剥离，可提前使用垫棉法，从而取得更好的临床效果。他们的研究显示，采用早期垫棉法可使皮桥与皮下组织粘连时间缩短为 7 日左右，较前述的 10～14 日明显缩短，术后观察也未出现伤口感染、复发等情况。

早期垫棉法在临床使用中应注意以下问题。①肛瘘手术中应将瘘管壁完整剥离：术中将瘘管组织完全剥离切除，皮桥下已是新鲜肉芽组织，故完全符合垫棉法"腐肉已尽"的要求。这样在手术完毕时即可直接进行垫棉压迫，避免了术后需通过红油膏等祛腐生肌中药去除残余管壁的麻烦。②肛瘘病例的选择：一般选择管道明显、呈索条状的病例。通过术前、术中检查，可以较明显区分管壁与周围组织，利于瘘管的完整剥离。若肛瘘感染，处于急性炎症期则是本方法的禁忌证。③伤口换药注意事项：换药时，对皮桥下伤口边缘轻轻擦拭，擦尽分泌物即可，不必硬行探入皮桥下，否则易使已粘连的部分组织重新分开。若肛瘘管腔小，切除组织少，则皮桥张力低，轻压即与皮下组织对合。术后早期垫棉可使皮桥与皮下组织早日粘连；若管腔大，则创腔深而大，皮桥较难与皮下组织黏合，必须待创面肉芽增生长出，创腔逐渐缩小后方可粘连愈合。④内口的处理、瘘管切口的选择等也是防止复发、缩短疗程的重要环节。

6. 换药法

换药的目的是观察疮口情况，保证引流通畅，清除脓液及坏死组织，修剪不正常的肉芽组织，促使肉芽组织正常生长，以加速疮口愈合。换药法对于肛瘘手术创面的愈合非常重要，在手术得当的情况下，肛瘘能否获愈与换药得当与否有很大的关系。术后不换药或者换药不恰当，创面就很难愈合，甚至会导致肛瘘复发。

换药时的常用器械：两把镊子，一把接近疮口，另一把保持无菌，夹取敷料、棉球用；两只弯盘或换药碗，一只盛无菌敷料，另一只盛污染敷料；根据疮口情况，配备手术剪、刮匙，剪除坏死组织及胬肉，另外疮口较深或形成窦道时，要配备探针等。

常用敷料：消毒干棉球及碘酒、75％乙醇、生理盐水棉球，以消毒和清洗疮口；纱条，如凡士林、大黄油纱条，以保护疮面、引流、填充止血；纱布块或纱布棉垫、胶布或绷带，以覆盖疮口，固定包扎。

换药方法：换药一般在患者排便后并做肛门的熏洗坐浴后进行。根据疮口所在的部位，指导患者采取适当的体位，以便于进行操作。换药时多采用左侧或右侧卧位。先用碘伏棉球消毒疮口周围皮肤，再用碘伏棉球轻轻润湿疮口，清除疮口的脓液及分泌物，必要时用生理盐水或甲硝唑等冲洗创腔或瘘管。切忌过度用力擦洗损伤新生组织。清洗疮口后，再用油膏纱条填入创腔或填盖创面，外盖纱布后胶布固定。术后早期分泌物较多时，可外加纱布棉垫，最后用胶布固定敷料或用绷带包扎。术后早期，因创面分泌物多，敷料易湿，可适当勤换药；术后中后期可适当减少换药间隔时间，必要时配合使用垫棉法等治疗。

换药时，如创面有高出皮肤的胬肉或浮肿的肉芽组织，可用手术剪剪除；疮口内如有坏死组织不易脱落时，可在换药时使用少量九一丹、八二丹等掺药撒在疮面上；如疮口脓水已净，肉芽组织生长缓慢，可用生肌散等撒布于引流条上填盖在创面上，以促进创面愈合。

若术后中后期挤压创面时分泌物增多，应考虑假性愈合可能，应打开假性愈合的疮腔。为防止假性愈合的发生，换药时应将引流条放入创面基底部，与肉芽相贴，以防空腔形成。

有时有创面上皮爬生缓慢、创面愈合不良的情况发生。其发生原因较多，贫血与营养不良、糖尿病、白血病、克罗恩病、溃疡性结肠炎、结核性肛瘘等均会影响创面愈合，需针对原因进行治疗才有可能使创面生长恢复正常。

对破伤风、烂疔、疫疔及铜绿假单胞菌感染的疮口，或肝炎、结核病患者换药所使用过的器械，应严格消毒，对污染的敷料必须焚毁，以免引起交叉感染。

◆参考文献◆

[1] 古国明，张毅.箍围药应用举隅.中医药学刊，2005，23（11）：2033-2034.

[2] 田力，安超.肛瘘的诊断及中医治疗研究.中医学报，2016，31（6）：795-798.

[3] 穆志意，肖慧荣，谢昌营，等.肛门洗剂坐浴合生肌玉红膏换药对结核性肛瘘术后创面愈合的临床研究.实用中西医结合临床，2013，13（4）：34-36.

[4] 宋明林，贾桂荣.当白生肌膏治疗肛肠病术后诸症2000例.陕西中医，2008，29（5）：544.

[5] 刘书贤.中医外治法治疗婴幼儿肛瘘5例.中医外治杂志，2007，16（5）：40-40.

[6] 田颖.熏洗方促进肛瘘术后创面愈合80例.陕西中医，2009，30（9）：1157-1158.

[7] 艾猛，秦立国.不同术式联合中药治疗复杂肛瘘37例.中国中医药现代远程教育，2016，14（8）：89-90.

[8] 张少军，杨巍.早期垫棉法在肛瘘对口引流术后中的应用.河北中医，2012，34（11）：1627-1628.

[9] 甄金霞，曹永清.肛肠外科术后换药体会.实用中医药杂志，2008，24（3）：182-183.

第十章 特殊肛瘘的诊疗

第一节 克罗恩病肛瘘

肛瘘是克罗恩病最常见、最难处理的肛周病变，常表现为伴有广泛炎症和瘢痕的高位复杂性肛瘘。自 1934 年 Bissell 首先报道小肠局限性肠炎同时伴有肛周肉芽肿病变以来，克罗恩病的肛周病变越来越受到临床医师的重视。由于克罗恩病（CD）自身的发展和潜在的病理变化，克罗恩病肛瘘的发生、发展不同于一般的肛瘘，其诊断和治疗等都有其特殊性。

一、克罗恩病肛瘘的发生率与流行病学

肛周丰富的淋巴组织可以解释肛周 CD 多发的原因。文献报道 CD 患者肛瘘发病率为 17%～43%。Hellers 等报道 1955～1974 年瑞典斯德哥尔摩市 CD 患者肛瘘的发病率为 23%。Schwartz 等报道 1970～1993 年美国明尼苏达医院 CD 患者肛瘘发病率为 38%。肠道 CD 确诊后，在 1 年、10 年、20 年内肛瘘的发病率分别为 12%、21%、26%。肠道炎症发生的部位明显影响肛瘘的发生，存在结肠活动性病变的患者肛瘘发病率明显升高，直肠受累时肛瘘发病率为 92%，只有 5% 的 CD 患者首先表现为肛瘘而缺乏肠道炎症的表现。

CD 肛瘘的确切病因尚不明确。Armuzzi 等研究认为 5 号染色体缺陷使 CD 患者肛周病变具有明显的遗传倾向。CD 肛瘘中低位肛瘘可视为腺源性肛瘘；具有高位内口或复杂瘘管的高位复杂性肛瘘与腺源性肛瘘不同，他们有复杂的相互连通的管道。在克罗恩病肛瘘中，直肠阴道瘘多见，发生率约为 10%，以低位瘘多见。

二、诊断

1. 临床表现

多种病变同时存在是肛周 CD 的典型特征。CD 肛瘘可以同时伴有肛周皮赘、肛裂、肛门失禁或肛管直肠狭窄，局部疼痛轻微或无痛。剧烈的疼痛提示有潜在的感染和脓肿形成。

由于 CD 是一种慢性、透壁性炎症性疾病，疾病自身的进行性发展可导致内外括约肌和会阴体的损害，直肠炎症导致直肠顺应性降低，即使是中等程度的括约肌功能下降，也可能会因为结肠吸收水分障碍、直肠容积及顺应性下降，最终形成肛门失禁。然而，多数肛门失禁是由于过度的外科手术所致。

2. 检查

目前临床最为常用的局部检查方法有直肠指诊和麻醉状态下探查（examination under anesthesia，EUA）、肛管直肠腔内超声（anorectal ultrasound，AUS）、磁共振成像（magnetic resonance imaging，MRI）。

直肠指诊简便易行，脓肿是否形成、肛瘘的走行、内口的所在等都可以通过直肠指诊明确。直肠黏膜增厚、肛管和直肠狭窄、瘘管壁较软或薄这些克罗恩病肛瘘的特征性变化均可以通过直肠指诊感知。另外当怀疑有脓肿形成且 MRI 不能马上执行时，EUA 和脓肿引流是一种可以采取的措施，且不应该延误。

克罗恩病瘘管超声成像能区分克罗恩病相关的肛瘘和隐窝腺感染的肛瘘。它的阳性预测值和阴性预测值分别为 87％和 93％。作为一种补充方法，经会阴超声检查对瘘管的发现和分类的准确性可与腔内超声媲美。但其对深部脓肿的诊断准确率较低，其可能在探查直肠阴道瘘方面具有一定优势（与 MRI 相比较，88.9％比 44.4％）。

磁共振成像能从矢状面、冠状面及横截面获得理想的影像图片，充分显示肛管直肠周围肌肉，瘘管与瘢痕存在不同的影像学信号而能准确分辨，已逐步成为复杂性肛瘘术前诊断的重要手段。盆腔 MRI 是克罗恩病肛瘘诊断及分类中一种具有低侵袭性、高准确度的检查方法。使用腔内线圈或体表相控阵线圈有助于进一步提高诊断准确性。腔内线圈在辨别内口位置方面具有优势，对于瘘管和脓肿判断的准确率在 76％～100％。但有人认为直肠腔内线圈价格昂贵，且具有超声探头类似的缺点，据报道其准确率仅有 68％。应用体表相控阵线圈操作简单，患者耐受性好，视野大，图像满意，对肛提肌上方的病变也能良好显示。

国外多数文献报道，使用 1.0～1.5T MRI 成像仪来评价肛瘘，其准确率多数在 80％～90％。也有学者认为，其准确率可达 96％。更有文献认为，MRI 甚至能够显示手术探查漏掉的瘘管。部分学者比较了 MRI 和 EUS 评价原发 CD 肛瘘的准确性，他们之间的结果差异比较大。原因可能与使用的设备、患者选择标准和操作者的经验等不尽相同有关。而 Beckingham 等研究认为，动态增强 MRI 的灵敏度和特异性均好于 AUS。

肠道炎症侵犯的范围和程度影响对 CD 肛瘘的外科处理，以及对疾病预后的判断。因此，患者应当定期进行纤维结肠镜检查来评价肠道炎症的进展。全消化系造影可以用来评价小肠的侵犯程度。

3. 分类

就肛瘘而言，目前还没有被一致接受的标准分类。Park's 分类是目前临床最为广泛接受的分类方法之一，也适用于 CD 肛瘘的分类。

4. CD 肛瘘活动评价

正确评价瘘管的活动程度有助于临床治疗 CD 肛瘘。目前已有数套分类标准和评分系统来定量评价克罗恩病肛瘘的病变范围及严重程度。

克罗恩病患者的肛瘘活动性评分应能向临床医师反映疾病的严重程度和治疗效果。标准的克罗恩病活动指数（the Crohn's disease activity index，CDAI）对于评价克罗恩病活动程度有用，但并不适合评价 CD 肛瘘。肛周疾病活动程度通常采用肛周克罗恩病活动指数（perianal Crohn'S disease activity index，PDAI）进行评估。在克罗恩病肛瘘的临床研究中常用标准的克罗恩病活动指数和肛周克罗恩病活动指数相结合的方法进行评估。

肛周疾病活动指数（PDAI）是依据生活质量的评估和肛周疾病的严重程度而制定的李克特量表。从 5 个方面对 CD 患者肛周病变进行评价：分泌物、疼痛、性生活困难、肛周病变类型和硬结。PDAI 大于 4 分作为临界值进行临床评估（活动期瘘管分泌物和局部炎性迹象），其准确率达到 87％。瘘管"闭合"，定义为无渗出物（即使手指轻压）；有治疗反应，定义为至少两次连续随访后瘘管引流量减少 50％ 或更多；瘘管缓解，定义为两次连续随访后未发现引流的瘘管。尽管这种临床评估标准已被应用于远期的随机对照试验，但它还存在一些弊端："手指轻压"很大程度上取决于观察者，而这种方法尚没有被正式验证过；持续存在、没有液体分泌物的瘘管会被评为"缓解"；瘘管外口的表现被用来代替整个瘘管内部的情况。

磁共振的研究显示，瘘管内部愈合较临床缓解迟滞 12 个月（中位值）。原先或残留的瘘管位置变成最小阻力的通道，形成新的瘘管或反复发作的瘘管。为了将肛瘘解剖学位置和反映炎性活动情况的影像学表现相结合，Van Assche 等设计了一套基于 MRI 的评分系统，其解剖学因素包括瘘管的数目和走向，炎性活动情况通过 MRI 的 T2 加权相、瘘管高信号影、脓肿和直肠炎反映。

上述评分虽然通过 PDAI 验证，但两者相关的程度较低（$r = 0.371$，$P = 0.036$）。增强磁共振后的影像消失是唯一与临床缓解相关的特征。近期更多的研究发现，在长期随访期间，这种评分对瘘管内径的缩小变化并不敏感。MRI 评估的瘘管长度被认为是目前患者对治疗反应的一项预测因素。

5. CD 肛瘘的癌变

CD 是否为结直肠癌发生的危险因素尚有争论。Kersting 等报道手术治疗的 330 例 CD 患者中，10 例诊断为结直肠癌，其中 3 例与肛瘘相关。Ky 等经过 14 年对 1000 多例伴有肛周病变的 CD 患者追踪研究，7 名患者发生肛管或直肠恶性肿瘤，作者认为癌变与肛瘘有关，并认为 CD 肛瘘的癌变率为 0.7％。Gaertne 等报道的 14 例肛瘘癌变中有 10 例为 CD 患者。

CD 肛瘘癌变预后较差，诊断比较困难，对于长期存在复杂性肛瘘的 CD 患者需提防局部癌变。复杂的肛周病变形成的狭窄、溃疡、炎症等导致局部检查受限。对临床怀疑 CD 癌变的病例，MRI 能够提供准确而有效的影像学依据，继而在麻醉状态下探查、进行活组织病理检查是必需的。CD 肛瘘癌变的治疗与常规肿瘤治疗一致，鳞状上皮癌需采用放化疗，腺癌需在手术的基础上联合放化疗。

三、治疗

CD 肛瘘的治疗目的是在保护肛门功能的基础上治愈肛瘘或减轻局部症状。原则上无症状的 CD 肛瘘不需要手术治疗。对于有症状的 CD 肛瘘通常首选药物治疗，当有脓肿形成时切开排脓是必要的，大多数情况下手术不被作为主要治疗措施，仅在少数情况下或在药物治疗等支持下，方有部分病例适合或需要采用手术治疗。

需要指出的是，目前的研究证明，传统的药物治疗并不能改变 CD 的自然病程，确诊 10 年后约半数患者终因并发症或内科治疗无效而行外科手术。近年关于黏膜愈合的问题受到高度重视，生物制剂能较快取得较高的肠黏膜愈合率。研究证明，黏膜愈合率与 CD 的临床复发率以及手术率相关。那么，是否应以黏膜愈合作为 CD 的治疗目标，并在 CD 未发展到不可逆的肠道损伤（如狭窄或穿透）阶段前就予以药物积极治疗（所谓"降阶治疗"），那样做就有可能改变 CD 的自然病程吗？是否能明确一系列可预测病情预后不良的指标，以确定早期积极治疗的对象？这些都是当前的研究热点。在未有明确答案之前，目前主张对有公认预后不良的高危因素（如肛瘘、发病即需激素治疗、小于 40 岁的患者）予以早期积极治疗。

（二）药物治疗

克罗恩病肛瘘首选药物治疗。由于肠道炎症影响 CD 肛瘘的活动程度和治愈率，所以对肠道炎症采用药物治疗是必需的。肠道炎症处于相对静止时，可为处理肛周病变提供有利的条件。

目前临床常用的药物包括抗生素、5-氨基水杨酸或其药物前体（如柳氮磺吡啶、偶氮水杨酸等）、免疫抑制剂（巯嘌呤、甲氨蝶呤、环孢素）、抗肿瘤坏死因子-α mAb（英夫利昔单抗）等。不建议使用皮质类固醇，类固醇对 CD 肛瘘无明确的治疗效果，而且会影响肛瘘的愈合并导致脓肿的形成。

1. 抗生素

甲硝唑和环丙沙星是治疗肛周 CD 的一线用药。CD 伴有瘘管或化脓性并发症时，应及时使用甲硝唑、环丙沙星。

尽管没有 RCT 试验证实甲硝唑治疗 CD 肛瘘有效，但多个非随机的临床试验证实甲硝唑治疗 CD 肛瘘有效。临床应用剂量通常为 750～1000mg/d，6～8 周后起效。Bernstein 等报道了连续的 21 例患者，每天接受 20mg/kg 甲硝唑治疗，83％的患者肛瘘闭合。甲硝唑减量或停药会导致病情活动，一项研究显示停药 4 个月后，78％的患者症状复发，但重新恢复治疗剂量后病情很快又被控制。长期服用甲硝唑的不良反应主要有口腔金属味、舌炎、恶心、末梢神经炎。

研究表明环丙沙星通过抑制细菌 DNA 回旋酶合成治疗肛周 CD 有明显效果。West 等通过双盲安慰剂对照试验证实环丙沙星配合英夫利昔单抗治疗 CD 肛瘘的疗效明显优于单独应用英夫利昔单抗。与甲硝唑相同，目前缺乏随机对照的临床试验，而且停药后肛瘘可能会复发。

2. 5-氨基水杨酸及其药物前体

5-氨基水杨酸及其药物前体目前广泛应用于溃疡性结肠炎与肠道 CD 的治疗，5-氨基水杨酸局部灌肠或使用栓剂能对肛周 CD 有明显的改善。但目前缺乏对 CD 肛瘘的确切疗效报道。

3. 免疫抑制剂

巯嘌呤（6-MP）或其药物前体硫唑嘌呤结合甲硝唑为治疗 CD 肛瘘的一线药物。一篇包括 5 个随机对照临床试验的 Meta 分析显示，使用 6-MP 或硫唑嘌呤治疗的 44 例 CD 肛瘘患者中 22 例（54％）瘘管闭合，安慰剂为 21％（6/29）。美国胃肠病学会推荐使用 6-MP 1.0～1.5mg/(kg·d) 或硫唑嘌呤 2.0～3.0mg/(kg·d) 治疗 CD 肛瘘。不良反应报道为 9％～15％，主要是白细胞减少、过敏反应、感染、胰腺炎和药物性肝炎。

临床试验证实，静脉应用大剂量的环孢素能够有效治疗 CD 肛瘘。然而，不良反应限制了其临床应用，口服维持剂量时症状通常会复发。Present 等报道静脉滴注 4mg/kg，平均起效时间为 7.4 天，继而 6～8mg/kg 口服维持，临床有效率 90％，维持剂量时有部分患者复发。

他克莫司是一种强力的新型免疫抑制剂，主要通过抑制白介素-2（IL-2）的释放，全面抑制 T 淋巴细胞的作用，较环孢素（CsA）强 100 倍。近年来，作为肝、肾移植的一线用药，已在日本、美国等 14 个国家上市。他克莫司对于活动期肛瘘的治疗有效，口服他克莫司可避免难治性患者行手术造口。由于他克莫司的肾毒性较大，在应用时需要对其药物浓度进行检测，必要时需要降低剂量使用，从而将毒副作用降至最低。但局部使用他克莫司并没有显著的获益。

4. 抗肿瘤坏死因子

（1）英夫利昔单抗　英夫利昔单抗（infliximab）是一种特异性阻断肿瘤坏死因子-α（TNF-α）的人鼠嵌合型单克隆抗体，是第一个由 RCT 临床试验证实具有促使 CD 肛瘘闭合并维持症状达 1 年的药物。

其功效为阻断患者体内 TNF-α，降低 TNF-α 值引起的炎症反应，缓解疾病症状，临床上主要用于中度至重度活动性 CD 肛瘘成年患者，以减少肛瘘和直肠阴道瘘瘘管的数量，保持瘘管闭合。对常规治疗反应不明显的成年和儿童患者，采用英夫利昔单抗治疗，可减轻体征和症状，诱导和维持临床反应，减少皮质激素使用。但对于克罗恩病合并有结核病、淋巴瘤、充血性心衰或对类似药物过敏或合并有其他严重感染的患者不建议使用。

在美国和欧洲 12 个中心进行的一项 RCT 试验中，94 名 CD 肛瘘患者在 0 周、2 周、6 周时接受静脉滴注 infliximab 5mg/kg 或 10mg/kg。62% 的患者瘘管不需要进一步引流（安慰剂组，26%）；55% 的患者肛瘘症状完全消失（安慰剂组，13%）；平均起效时间 14 天，5mg/kg 是最佳治疗剂量。ACCENT 试验证实了上述研究结果，并进行了长期维持治疗效果的研究。306 例 CD 肛瘘患者在 0 周、2 周、6 周时静脉滴注 infilximab 5mg/kg，治疗 14 周时，69%（195 例）有效。患者再随机分组接受每 8 周 5mg/kg 维持治疗，54 周时 36% 的患者瘘管完全闭合（安慰剂组，19%），infliximab 维持治疗减少了患者手术次数和住院时间。同时一项 RCT 试验证实，infliximab 联合环丙沙星治疗 CD 肛瘘的疗效明显优于单独应用 infliximab。

应用 infliximab 有 20%～30% 患者发生输液反应，多数为低热、脸色潮红、心跳加速等轻微反应，2% 左右的患者会出现严重的过敏反应、呼吸困难或血压下降，少见狼疮样反应、潜伏结核病的复发，10%～35% 的患者会因为肛瘘外口闭合而继发肛周脓肿，通过挂线引流往往能够控制。在临床试验中，有使用本药患者出现新生或复发恶性肿瘤的报告。淋巴瘤的发生率高于正常人群的预期值。在一项探索性临床试验中，纳入了吸烟或已戒烟的中重度慢性阻塞性肺病（COPD）患者，本药试验组发生恶性肿瘤的病例报告多于对照组。尚未知 TNF 抑制剂对恶性肿瘤发生的潜在作用。

（2）阿达木单抗　阿达木单抗为抗人肿瘤坏死因子（TNF）的人源化单克隆抗体，是人单克隆 D2E7 重链和轻链经二硫键结合的二聚物。在阿达木单抗治疗瘘管型克罗恩病的 CLASSIC-1 和 GAIN 研究中，与安慰剂相比，使用阿达木单抗治疗 4 周，对瘘管的改善和缓解没有明显差异。CHARM 的三期试验为对历经 56 周的对诱导治疗有反应的阿达木单抗维持治疗结果进行评估，有 33% 的患者瘘管获得完全愈合，而安慰剂组仅为 13%（$P < 0.05$）。这项试验的开放性延伸型研究结果表明，随访 2 年期间，90% 的患者仍然保持瘘管愈合。远期的开放性研究显示，23%～29% 对英夫利昔单抗失去反应或逐渐耐药的患者，使用阿达木单抗是有效的。

（3）赛妥珠单抗　赛妥珠单抗也是一种肿瘤坏死因子抑制剂。两项评估赛妥珠单抗对中重度克罗恩病合并瘘管的治疗反应的大型研究 PRECISE1 和 PRECISE2 的亚组分析表明，赛妥珠单抗治疗 26 周时，36% 的肛瘘完全闭合，而安慰剂组为 17%（$P = 0.038$）。然而，以连续两次随访大于 50% 的瘘管闭合作为瘘管的治疗反应，上述两组差异并无统计学意义。

5. 抗黏附分子抗体

维多珠单抗（vedolizumab）是一种整合素受体拮抗剂，主要为抑制黏附分子对免疫细胞表面的作用，对常规治疗或对 TNF-α 拮抗剂反应不适当或耐受性成年 CD 及 CD 肛瘘患者。可阻断参与消化道细胞免疫应答的淋巴细胞的运输。适用于对糖皮质激素、免疫调节剂、肿瘤坏死因子抑制剂不应答的患者。原来用于治疗 CD 的抗黏附分子抗体制剂为那他珠单抗（natalizumab），由于发现部分患者使用后可能增加发生进行性多灶性白质脑病、脑内感染的风险，因此维多珠单抗成为那他珠单抗的替代治疗药物，对抑制 CD 肛瘘患者的慢性炎症起重要作用。

6. 抗炎性细胞因子抗体

优斯它单抗（ustekinumab，商品名为 Stelara）是抗炎性细胞因子制剂，为人源化抗 IL-12/23p40 亚基单克隆抗体，是 IL-12/23 的拮抗剂。IL-12/23 参与炎症和免疫反应，而优斯它单抗可在体外破坏 IL-12/23 介导的信号，并通过破坏与共享细胞表面受体相互作用的细胞因子。优斯它单抗对肿瘤坏死因子抑制剂治疗不佳的 CD 和 CD 肛瘘患者有治疗作用，能降低 CD 的肠道梗阻、脓肿、瘘管形成、出血、肠穿孔等破坏性影响。抗炎性细胞因子制剂还有芳妥珠单抗（fontolizumab）、塔西单抗（tocilizumab）等制剂。

（二）外科治疗

手术治疗克罗恩病肛瘘必须遵循个体化原则，根据疾病程度和症状轻重做出判断，选择合适的外科治疗方案。治疗的目的是在不影响肛门控制功能的基础上治愈肛瘘或减轻局部症状。手术前应对肛周病变的严重程度、肛门括约肌功能、控便情况、伴随的直肠炎症、瘘管的数目及复杂情况、患者的营养状况及症状对患者生活质量影响的程度作出全面的评价。

克罗恩病肛瘘手术的原则为：①不治疗无症状的克罗恩病肛瘘；②有活动性肠道炎症时应做全身治疗，结合暂时引流或长期引流；③对低位括约肌间瘘或经括约肌瘘可采用瘘管切开术；④高位经括约肌肛瘘、括约肌外肛瘘或括约肌上方瘘宜采用挂线技术、推移皮瓣技术或肛瘘栓治疗。

1. 脓肿期的切开引流

对于克罗恩病患者初次发生的肛周脓肿应采用单纯切开引流，注意尽可能避免括约肌损伤，引流要足够通畅。如果脓腔较大且离肛门较远时，可通过小切口进入脓腔放置蘑菇头导尿管进行持续引流，或用橡皮筋长期引流挂线，导管可放置数周或数月，直至肛瘘形成。

有报告指出接受肛周脓肿切开引流术的 7 例患者，瘘口首次愈合率低，4 例患者术后复发或再发。这提示简单的肛周脓肿切开引流术难以起到充分引流作用，尽管外瘘口愈合，但肛周组织内感染仍然存在。

复发性脓肿可采用部分内括约肌切断术，切除感染的肛腺上皮，开放括约肌间间隙并切除部分内括约肌使脓腔得到充分引流。Pritchard 等回顾性研究了 38 例经手术治疗的 CD 患者的直肠周围脓肿，30 例低位脓肿，8 例深部脓肿，53%（20/38）进行单纯切开引流，26%（10/38）采用松弛挂线引流，21%（8/38）采用蘑菇头导尿管引流，术后 3 组复发率分别为 42%、46% 和 45%。

2. 瘘管切开术

皮下肛瘘、低位括约肌间肛瘘或低位经括约肌肛瘘因不涉及对肛门括约功能非常重要的肌肉，可采用瘘管切开术，手术的安全性相对较高。鉴于该病的慢性病程和高复发率，应尽可能保留括约肌功能。但在切开术前，仍应考虑到所有的危险因素，尤其是肛门直肠疾病的严重程度、括约肌功能、直肠的顺应性、是否存在活动性直肠炎、有无肛门直肠手术史和排便协调性。

因本病的特殊性，瘘管切开术后的伤口愈合时间可长达 3～6 个月甚至更长，需要与患者进行说明、沟通。据报告，适合适应证的克罗恩病肛瘘患者做瘘管切开术的治愈率为 56%～100%，轻度肛门失禁率为 6%～12%，认为肛门失禁可能与既往的肛瘘手术相关。

3. 肛瘘挂线治疗

复杂性 CD 肛瘘宜采用长期（通常大于 6 周）挂线引流。长期挂线引流的目的是持续引流和防止肛瘘外口闭合，达到成功引流和控制炎性的目的。即便如此，反复感染率仍达 20%～40%，8%～13% 的患者有不同程度的漏粪。除低位肛瘘能采用瘘管切开术外，其他 CD 肛瘘应采用引流挂线结合药物治疗。最近有数据显示，在诱导治疗后，挂线引流联合英夫利昔单抗治疗的愈合率为 24%～78%，其中 25%～100% 的患者对英夫利昔单抗维持治疗有效。

4. 推移黏膜瓣/皮瓣修补术

如直肠黏膜大体正常，无活动性直肠炎的高位或复杂性克罗恩病肛瘘可以接受黏膜瓣转移覆盖术。手术成功的关键包括：黏膜瓣应包括黏膜层、黏膜下层以及部分内括约肌，宽度至少达直肠全周的 1/4，以确保足够的血供；游离皮瓣长度需超过肛瘘内口，保证在内口切除和清创后无张力缝合；手术中必须仔细止血；瘘管彻底清创或切除；外口适当扩创保持充分引流。短期治愈率为 64%～75%。克罗恩病并发直肠阴道瘘接受该手术的短期治愈率为 40%～50%。复发率与随访时间呈正相关。对手术治疗失败的患者可以再次手术治疗。推移黏膜瓣/皮瓣修补术治疗 CD 肛瘘的成功率与肠道炎症密切相关，存在活动性的直肠炎症时预后较差。直肠炎症的存在是手术失败的主要因素，当存在直肠炎症时，应采用挂线引流，等炎症得到控制后才能接受该手术。

运用推移黏膜瓣/皮瓣修补术治疗复杂性肛瘘是否需同时行肠造口粪便转流手术目前仍存在争议。

5. 肛瘘栓治疗

Connor 等应用肛瘘栓治疗 CD 肛瘘，20 例患者中 16 例愈合（80%，随访时间 3～24 个月，平均 10 个月）。然而，Ky 等用该方法治疗 45 例患者（其中 20 例为复杂性肛瘘），随访 8 周时成功率为 84%；但随时间推移成功率下降，平均随访至 6.5 个月时成功率下降至 54.6%，单纯性肛瘘较复杂性肛瘘有效（70.8% vs35%），非 CD 肛瘘疗效优于 CD 肛瘘（66.7% vs26.6%）。Christoforidis 等对照长期随访推移皮瓣和 AFP 治疗复杂性肛瘘结果，推移皮瓣成功率为 63%（平均随访 56 个月），AFP 为 56%（平均随访 14 个月）。

6. 直肠切除术、永久性造口转流术

据报告，62%～86% 的 CD 肛瘘通过有效的手术与药物治疗得到治愈，并维持正常的肛门控便功能。但有 31%～49% 的广泛进展型复杂性克罗恩病肛瘘，在药物和挂线引流治疗无效时，为控制肛周感染，需要接受肠造口术或直肠切除术。手术应在括约肌间入路，切除直肠黏膜、黏膜下层和内括约肌，保留外括约肌，支管予以切开、搔刮，或经清创引流。

永久性造口和直肠切除的危险因素有伴有结肠疾病、持续性肛周感染、既往临时性造口、排粪失禁和肛管狭窄。

7. 其他治疗

（1）括约肌间瘘管结扎术（LIFT） 当经括约肌肛瘘的瘘管已经形成肉芽组织纤维化的管道可供结扎和横断的时候，可以采用 LIFT 手术。该手术通过括约肌间平面关闭内口并切除部分瘘管。在一个单中心小样本（40 例）研究中，其报道的成功率达到 94％。近期研究提示，疗效中等（1 年后治愈率 56％），所有复发的病例都出现在术后 2 个月内。前瞻性大样本治疗克罗恩病的结果尚未公布。

（2）干细胞治疗 基于间叶组织来源的干细胞具有很高的可塑性和调节免疫细胞的能力，向瘘管周围或瘘管内注射自体脂肪干细胞或骨髓干细胞是安全可行的。最初的研究表明，干细胞联合纤维蛋白胶能使 56％～82％ 的患者瘘管闭合，其 1 年、3 年持续缓解率分别为 53％ 和 30％。干细胞治疗似乎很有前景，但仍需其治疗克罗恩病肛瘘的远期随机、安慰剂对照的临床实验。

（3）股薄肌移植 关于股薄肌移植，一项包含 18 例克罗恩病患者的单中心回顾性研究显示，股薄肌移植对复杂肛瘘的治疗成功率为 64％，对 50％ 持续不愈合的窦道有效。

参考文献

［1］ 杨柏霖，竺平，孙桂东，等.克罗恩病肛瘘的诊断与治疗.世界华人消化杂志，2009，17（20）：2058-2063.
［2］ 李悠然译.谷云飞，练磊，等审校.世界胃肠病组织克罗恩病肛瘘专家共识.中华胃肠外科杂志，2015，（7）：726-729.
［3］ 李文儒，袁芬，周智洋，等.克罗恩病肛瘘的影像学诊断.中华胃肠外科杂志，2014，17（3）：215-218.
［4］ 杨柏霖，林秋，陈红锦，等.英夫利昔单抗联合手术治疗克罗恩病肛瘘的临床疗效.中华胃肠外科杂志，2013，16（4）：323-327.
［5］ 胡品津.克罗恩病肛瘘的多学科联合治疗.中华内科杂志，2013，52（5）：359-361.
［6］ 黄甫达，李天资.单克隆抗体靶向制剂及其治疗克罗恩病肛瘘的新进展.右江医学，2015，43（3）：353-356.
［7］ 任东林，张恒.复杂性肛瘘诊治中需要注意的几个关键问题.中华胃肠外科杂志，2015，18（12）：1186-1192.
［8］ 胡健能，何晓生，曾杨，等.克罗恩病合并肛瘘的综合治疗.中华消化外科杂志，2013，12（7）：516-519.
［9］ 周阿成.克罗恩病合并肛瘘诊断与治疗的研究进展.医学综述，2014，20（1）：97-99.
［10］ 胡品津.克罗恩病诊治难点.中华胃肠外科杂志，2013，16（4）：301-303.

第二节 婴幼儿肛瘘

婴幼儿肛瘘多发于肛门两侧，较浅，有自愈倾向，其发生、发展、临床表现、治疗与成人肛瘘有明显区别。

一、婴幼儿肛瘘的特点

1. 婴幼儿肛门部的解剖学特点

富士原彰等对从 7 个月胎儿至各年龄层的肛门部标本，就肛隐窝、肛门腺管、肛门腺、内外括约肌、联合纵肌及其皮下纤维群、神经、血管等进行了形态学方面的观察。并将婴幼儿和成人进行了比较，发现其与成人有显著的不同。

（1）肛隐窝 小儿肛隐窝和肛门柱较成人明显，肛隐窝形成得很好。随着年龄的增加这两者都趋于平坦而难以区别。肛隐窝数目为 6~11 个，平均为 8 个，在婴幼儿有较多的倾向。肛隐窝深度测量容易受死后尸体处理等原因而产生变形等影响。肛隐窝深度为 0.1~1.5mm，平均为 0.65mm，1 岁以下平均为 0.62mm，与成人无明显差异。在位置差异上，后正中处平均为 1.0mm，在前正中平均为 0.7mm，左、右两侧无大的差别，都为 0.4mm，成人病例与婴幼儿病例都是在前后正中部位较深，约为其他部位的 2 倍。被覆上皮在新生儿多为复层柱状上皮，随着年龄的增加逐渐变化为复层扁平上皮。

（2）以肛隐窝为中心的细胞浸润　有中度以上的细胞浸润的为 47.7%，其中又以仅在肛隐窝周围有细胞浸润者为多，特别是在 50 岁以后较为严重，虽然在胎儿和新生儿也能看到轻度炎性细胞浸润但大部分为淋巴细胞浸润，不能看到明确的肛窦炎征象。

（3）肛门腺管及肛门腺　对肛隐窝开口部作观察时，与成人相比，婴幼儿的肛门腺比较粗大、呈直线状，长度以前后正中部为长，左右无大的差别。大部分肛门腺（67.6%）到达黏膜下，深入肛门内括约肌内的有 21.6%，但无年龄、部位的差异。肛门腺腺管的覆盖上皮与成人相比，被覆的多为复层柱状上皮，腺体有较多的呈管状，但胎儿、新生儿、小儿的走向单纯，且深度与成人相比并不浅。肛隐窝及与此相连的肛门腺管、肛门腺、肛门周围组织在形态学上并无性别差异。

（4）肛门内外括约肌　肛门外括约肌比肛门内括约肌发育早，在早期有萎缩的倾向。肛门外括约肌从乳儿期开始就得到了相当的发育，与此相对能看到肛门内括约肌的肌束间的间隙，以出生后 9 个月左右为止为分界线，肌束增大，肌束间呈窄窄的丝瓜形。肛门外括约肌在 15 岁后基本定形。观察其宽度，其最厚的部分在 25 岁后，厚度大致达到 30mm，出生后 9 个月时约为其 1/5。

（5）联合纵肌及上皮下肌纤维群　联合纵肌有通过内外括约肌下端之间附着于肛门周围皮肤的部分，和贯穿肛门内外括约肌肌束间互相形成网眼状而附着于肛门周围皮肤的部分。这两部分都在附着部附近成为弹性纤维。联合纵肌的主体是后者。几乎无年龄与部位性差异，上皮下肌纤维群是从肛门内括约肌上部内侧产生的肌纤维，此外还有来自直肠黏膜肌层的肌纤维和贯穿内括约肌上部肌束间的纤维。黏膜肌板在齿线附近消失，终末部呈网眼状附着于肛门周围的皮肤。无年龄和部位差异。

（6）肛门周围间隙　新生儿出生后 9 个月左右时，肛门内外括约肌周围开始看到粗略的组织间隙，并随年龄的增长而明显。但皮下组织的索状结构也变粗、变强韧。

（7）从肛门缘到齿线的距离　与成人平均为 10.0mm 相比，出生后 9 个月前的平均距离为 4.0mm，为成人的 2/5。在 20 岁后达到稳定。

国内孙琳、王燕霞对 32 具年龄从生后 1 天到 4 岁的小儿尸体进行肛管局部解剖（男∶女＝18∶14），所有尸体的死因均非肛门直肠疾病。研究发现：①肛隐窝的形态：小儿肛隐窝内贮存黄白色黏液，尤以新生儿明显。外观呈漏斗状，口朝向肠腔的内上方，窝底伸向外下方。②肛隐窝分布及数目：隐窝分布不均匀，有的呈局部集中，分布无规律性。最多为 15 个，最少为 7 个，一般为 9~11 个。③新生儿齿线至肛周皮缘的距离为 1cm 左右。④对男婴肛瘘发生部位与男婴肛隐窝分布情况进行相关性分析（SPEARMAN 法和 KENDALL 法），P 值大于 0.05，故肛瘘的发生部位与肛隐窝分布之间无显著性相关关系。

2. 婴幼儿肛瘘的临床特点

（1）发病率　佐佐木氏等报告，婴幼儿肛瘘患者占全部小儿肛肠疾病患者总数的 10%

以上，仅次于肛裂的发病率。

（2）一般特点　婴幼儿肛瘘发病多在出生后1年之内发病，且男婴绝对多于女婴，同时肛瘘多位于两侧，大多不复杂（图10-1）。

据荒川氏对23年间诊治的414例婴幼儿肛瘘的统计分析发现，婴幼儿肛瘘具有以下特点：①38％的患儿发病于出生后1个月之内，最早的在生后第3日，在1周以内发病的共有13例。在1岁以内就诊的占49.8％（206/414），1～5岁就诊的占12.6％（52/414），5～10岁就诊的占7.7％（32/414）。②男性占绝对多数（51∶1）。

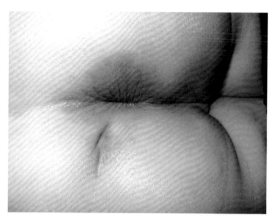

图10-1　婴幼儿肛瘘

414例中仅有1例女婴。③好发于两侧。414例共590根瘘管中，发生于左侧者有296根，发生于右侧者有232根，发生于前侧者有29例，发生于后侧者有33例，即发生于两侧者占528根，占89.5％。④有2根以上瘘管者较少。38.6％（160/414）的患儿只有1根瘘管，32.1％（133/414）的患儿有2根瘘管，4.8％（20/414）有3根瘘管，0.2％有4根瘘管。⑤同一家族内有多发倾向。有9组家系兄弟同患婴幼儿肛瘘，2组家系父子同患婴幼儿肛瘘，而且发病时期大致相同。另外，有35例患儿的父亲或母亲既往有成人肛瘘的手术史，其中30例为父亲，5例为母亲。⑥瘘管呈单纯性，较浅在，开口于肛隐窝。⑦在青春期复发病例的肛瘘切除标本中，能发现伴有炎细胞浸润的肛门腺组织。⑧切开瘘管或用氯醛乳剂注射去除管壁后就能得到治愈。⑨婴幼儿肛瘘发病后可以长期缓解直至青春期后再复发。

富士原彰的报告，他在9年3个月间治疗了39例婴幼儿肛瘘，全部为男婴，约占全部肛瘘病例的9.2％。在1岁以内发病的占92％（36/39），80％（31/39）的病例只有1根瘘管，其余20％的病例有2根瘘管。发生部位以两侧为多，39例有48根瘘管中，位于两侧者占73％（35/48）。其结果支持荒川氏的报告。

国内唐汉钧报告64例中，男婴60例，女婴4例。出生后1个月以内发病的有36例（56.25％），1年以内发病的有58例（90.62％）。单发肛瘘44例（68.75％），其中低位和高位各22例。多发肛瘘18例，其中患2根瘘管的9例，3根瘘管的7例，5根瘘管的1例，6根瘘管的1例。64例患儿计患肛门瘘管96根。

何勇、韩应和报告10年间收治2岁以下肛瘘41例，均为男性，中位年龄为9.5个月，75％（31例）低于1岁。8例因喂养不当、饮食不规律等原因导致胃肠功能失调，出现腹泻。3例因尿布粗硬，摩擦臀部皮肤致肛周围感染形成脓肿。患儿多伴有哭闹、发热，检查可见肛周局部红肿，触诊有波动感。其中36例患儿首发症状为肛周脓肿，5例为肛瘘。术中仔细探查肛周脓肿和肛瘘起源，其中35例（85.4％）确定为相对应的肛隐窝。另外有19例（464％）发现肛隐窝发育异常（包括肛隐窝过深、壁厚、融合等）。全部患儿均为单纯性瘘管，部位均在肛门后方，其中左侧22例，右侧19例。同时还指出，在手术中能准确发现肛周脓肿和肛瘘感染源的，在成人中仅为34.17％，而在患儿则高达85.14％。

孙琳、王燕霞总结北京儿童医院12年间治疗的男婴肛瘘55例，在114个瘘外口中，79个（69.3％）位于截石位3点及9点以前部分。有34例（61.8％）为单一直线状瘘管。无论是单纯瘘还是复杂瘘，内口均只有1个，且绝大多数位于齿线上的肛隐窝内。

张思奋等治疗 31 例婴幼儿肛瘘中，男 28 例，女 3 例。发病年龄 18 天至 11.5 月，其中出生 3 个月内者 21 例，4～6 个月者 6 例，6 个月以上者 4 例。就诊年龄 24 天至 2 岁半，平均 1.1 岁。肛瘘分类（诊断标准按 1975 年全国外科会议统一标准分类法）：低位单纯型 22 例，低位复杂型 6 例，高位复杂型 1 例，另有 2 例女婴为肛管前庭瘘。瘘管位置以截石位 3 点、9 点处最多见，2 点、5 点、7 点处次之，其他位置少见。

（3）有较高的自愈倾向　黄乃健等发现婴幼儿肛瘘有自愈的病例，筛选具有祛风除湿活血等作用的中药，按要求加工制成药膏（简称肛瘘膏），将此膏注入小儿肛管内，在药物的作用下使内口自行闭合，从而达到治愈小儿低位肛瘘的目的。通过 3 年 62 例临床观察，治愈 60 例，治愈率 96.8％。结果表明，肛瘘膏是非手术疗法治疗小儿低位肛瘘的理想药物，在药物涂布治疗小儿肛瘘的研究中，取得了突破性进展。

黄小珊等报道使用仙方活命饮加减（穿山甲 4g，天花粉、金银花各 9g，甘草 6g，乳香、没药、陈皮各 9g，白芷、赤芍、当归、皂角刺各 6g，防风、贝母各 6g），煎水浓缩至 100mL，熏洗 15 分钟，治疗小儿肛周脓肿 25 例、肛瘘 23 例，同时用药汁局部熏洗、坐浴，并用二黄解毒软膏外敷，以消肿解毒、活血化瘀生肌。其中获随访的 44 例患儿治愈 21 例，脓成 11 例，好转 2 例，无效 10 例，复发肛瘘 0 例，证明保守治疗有效。也有国外学者认为，婴幼儿肛瘘的药物治疗疗效要优于手术治疗，且复发率较低。

二、婴幼儿肛瘘的病因学说

1. 免疫功能不全学说

婴幼儿肛瘘的免疫功能不全学说首先由矢野氏提出。矢野氏认为，肠管局部免疫的主要是由 IgA 担当的。出生后 2 周内的新生儿不存在这种 IgA，成为无 IgA 血症的状态。在出生后 3～4 周逐渐产生 IgA，1 年左右达到正常状态。这种变化在下消化道的结肠与直肠较上消化道更为显著。另一方面，由母体带来的 IgG 在出生后急剧减少，新生儿自身产生的 IgG 在出生后 1 个月时开始出现，在出生后不久开始至数月以内都是不充分的。矢野氏认为，根据以上的免疫学的认识，可以解释婴幼儿肛瘘好发于出生后 1～2 个月时的免疫功能不全期间，在免疫防御机制基本完善的 1 岁后发病激减或者自然缓解的原因。

佐佐木志朗等对 324 例婴幼儿肛瘘作前瞻性研究发现，婴儿肛瘘的发病月龄与免疫发育有关，其好发月龄恰是其免疫机能薄弱期，多于出生后 3 个月内发病。本组病例中 27 例为牛乳喂养，是否与其继发性免疫不足有关尚待进一步研究。

国内唐汉钧提出，婴幼儿肛瘘的发病与新生儿对感染的防御能力低弱，对大肠埃希菌的抗御能力较弱有关。免疫学研究发现，体液免疫 IgM 可以控制革兰氏阴性杆菌（如大肠埃希菌）的感染。而体液免疫 IgM 不能从胎盘从母体传输的，新生儿自身的 IgM 含量以很低。我国不同年龄儿童血清中 IgM 含量分别为：新生儿 12mg％，4 个月 57mg％，1 岁 86mg％，3 岁 80mg％，7 岁 87mg％，12 岁 72mg％，18 岁 85mg％。新生儿 IgM 仅为成人的 1/7，可见新生儿对革兰氏阴性杆菌的抗御能力特别脆弱，肛周容易为大肠埃希菌所感染。此外，由于新生儿补体系统的某些不足，趋化反应微弱，中性白细胞不能充分发挥吞噬作用，造成炎症不能局限化。据此可知，婴幼儿肛周发生感染，若不及时处理，容易造成炎症扩散，形成多发性肛瘘或复杂性肛瘘。郑金娟等的观察发现，新生儿除脐血中 IgG 接近成人水平外，其余各项值均极低，出生后可随年龄增生而增加。出生后，来自母体的 IgG 迅速破坏，而新生儿自身合成能力较差，故在 6 个月内降低至最低水平，出现生理性暂时低丙球蛋白血症。

但用免疫功能不全说对婴幼儿肛瘘尚有许多不能解释之处。如荒川氏认为，虽然用免疫功能不全说能解释发病时期的特点，但是如果 IgA 是新生儿肠管局部免疫的主力军的话，因为母乳中含有较多的 IgA，那么人工哺育婴儿的婴幼儿肛瘘的发病率就应该较高，然而并没有发现这种情况。另外，单纯靠这个学说也不能解释婴幼儿肛瘘的感染为何以肛隐窝-肛门腺为中心向周围发展。也不能解释婴幼儿肛瘘好发于两侧的现象。

2. 性激素学说

高月氏认为在婴幼儿特别是在男性婴幼儿，因受到来自母体和自身睾丸分泌的雄性激素的作用，肛门部皮脂腺的功能亢进，分泌极其旺盛，容易导致细菌感染而产生肛瘘。婴幼儿肛瘘可理解成在肛门周围发生的独特的新生儿痤疮。但有人指出肛周皮脂腺的感染症应是脂腺炎，而不能当作肛门腺的感染病症。

荒川氏也认为，虽然婴幼儿肛瘘中男婴较多可以用性激素失调导致的肛门皮脂腺炎症来说明，但是，由皮肤附属器的炎症导致的脓肿和由肛门腺炎症导致的肛瘘是不一样的，前者可以用抗生素或切开排脓治愈，而后者常常形成肛瘘，其内口位于肛隐窝，符合隐窝腺感染学说。临床事实是婴幼儿肛瘘与成人肛瘘一样，必须将包括肛隐窝在内的瘘管切开或切除才能治愈。因此，这种认识和临床事实间存在着差异。

值得指出的是，国内有些学者在引用国外文献报告时，把推测性的东西加以肯定化，以致目前国内肛肠界普遍认为婴幼儿肛瘘与男性激素有关，与男性激素刺激肛门腺分泌有关。研究表明：①不管是男婴还是女婴，出生后 1 年内性激素水平都升高。在出生至 1 岁之间，尤其是在出生至 3 个月的小儿，由于来自母体高浓度的性激素导致负反馈抑制不再存在，所以其自身的性激素分泌猛然增加，达到甚至超过正常成人水平（如雌二醇、黄体酮、垂体泌乳素等），个别婴儿甚至出现溢乳现象，与其他各年龄组比较有显著差异。在这以后，由于婴儿的中枢神经系统控制能力逐渐增强，其下丘脑-垂体-性腺轴受性激素负反馈的控制，所以其体内的性激素水平迅速下降，在 1～3 岁时除 PRL 外均处于最低水平，这种负反馈的效应可一直持续到青春期之前。②出生后至 3 岁的男婴体内的雄性激素含量显著低于 9～15 岁男性，前者为 0.27±0.31，后者为 0.38±0.55。但 9～15 岁明显不是婴幼儿肛瘘的发病年龄。③男性乳婴儿的多项激素水平（不单单是雄性激素，也包括雌性激素）都高于女婴。其中黄体酮（P）、睾酮（T）、垂体泌乳素（PRL）值与女性相比有显著差异（$P<0.05$）。在以后的生长发育过程中性别差异日益明显，进入青春期后尤其显著，男性儿童体内的雌性激素如 E2、P、PRL 逐年递减，雄性激素和促性腺激素如 T、FSH、LH 则经回落后逐年走高，尤其以 T 升高最显著。在出生至 3 岁阶段，女性受母亲性激素影响比男性较小，在以后的生长发育过程中其性激素水平的变化逐渐与同龄男性相区别，年龄越大区别越大。自降到最低水平后，女性儿童体内的女性激素如 E2、P、PRL 和促性腺激素如 FSH、LH 都逐渐升高，9～15 岁组 E2、P 和 PRL 较前一年龄组有显著差异，与同龄男性相比亦有显著差异；女性体内雄性激素也随年龄增加，但幅度远比同龄男性为低，且有显著差异。因此，提出婴幼儿肛瘘的性别差异主要是由男性激素的原因导致的这种认识，看来缺乏理论与事实依据。

同时，性激素导致肛瘘性别差异的认识也缺乏临床支持。如甄宜兰等对 20 例成人肛周脓肿患者进行了血清睾酮测定，并与正常对照对比分析。结果表明，观察组血清处睾酮含量并不显著高于正常对照组（$P>0.05$），并且均在正常范围内。不支持男性激素是导致肛瘘性别差异的原因这一说法。但近年来有 2 篇硕士论文和 1 篇与硕士论文有关的期刊论文报告，婴幼儿肛瘘患者体内的男性激素水平显著较正常儿童为高。2009 年刘德武研究发现肛瘘患者的睾酮水平高于非肛瘘患者和正常参考值。2013 年梁珣等报告肛周脓肿男性患儿血清睾酮水平、血清雄烯二酮水平较对照组明显升高，差异有统计学意义；血清脱氢表雄酮水平较对照组无明显升高。但其研究所采用的对照组仅有 11 例，并非正常人，均为腹股沟疝（无嵌顿史）患儿。

3. 肛隐窝易感染说

有人认为，小儿肛门隐窝呈漏斗状外形，使其容易贮存粪屑，在腹泻时，隐窝内贮存的黏液被冲掉，黏液所具有的润滑和防止异物侵入的保护作用消失，局部免疫力降低，细菌侵入后极易形成隐窝炎。此外，新生儿肛门齿线至肛门缘的距离很短，加上小儿肛门括约肌较松弛，在大小便长时间浸泡及擦大便时不适当用力使隐窝外翻受损，均易诱发隐窝炎。男婴外口为皮肤，形成肉芽后暂时关闭，内口继续进入细菌和粪屑，一段时间后由于引流不畅，局部又形成脓肿，破溃减压后又愈合，如此反复发作，成为复发性感染性肉芽瘘。

何勇、韩应和指出，在手术中能准确发现肛周脓肿和肛瘘感染源的，在成人中仅为 34.17%，而在患儿则高达 85.14%。值得注意的是，在患儿内口部或他处通常可见融合的隐窝，不切除其他部位的融合隐窝也未出现肛瘘或脓肿的复发，提示融合隐窝并不意味着肛瘘和肛周脓肿必然发病。

4. 尿布皮炎致病学

张金哲认为，新生儿肛门括约肌较松，用尿布擦大便时可将肛门黏膜翻出，特别是腹泻严重的肛周皮肤湿疹（尿布疹）时，肛门黏膜也可自行翻出。因肛门黏膜经常翻出，肛窦附近受尿布损伤可引起感染，形成肛旁脓肿。

唐汉钧认为婴幼儿肛瘘好发于肛门两侧，可能与肛旁两侧黏膜容易外翻、容易受尿布擦伤和容易感染，而肛门前后正中黏膜相对不容易外翻、不容易被尿布擦伤、不容易感染有关。

富士氏等根据肛门两侧的尿布皮炎较前后显著，因此对新生儿的肛门部做了细菌学检查，特别对男女的性别差异进行研究，发现有明显的差异。贵田氏也报告尿布皮炎在男女都有扩展到两侧的倾向，但男患儿因为有阴囊覆盖在肛周，因而其炎症程度比女患儿严重。另外出生后 3 个月时肛门部皮炎为粪便与尿液所污染的情况最多，这也与出生后 3 个月以内婴幼儿肛瘘的患者较多的事实相一致，因而认为，从这一点来寻找其发病原因是妥当的。贵田氏认为，由于肛门部的皮肤、皮肤附属器的感染和皮肤、皮下组织的损伤等所致的来自于肛周外部的感染而产生皮下脓肿，这种脓肿有时与肛隐窝相连。衣笠昭认为虽然这种"尿布皮炎"而发展形成的脓肿是会遇到的，但这类脓肿与由肛门腺感染所致的脓肿是完全不同的。

5. 残余上皮说

1988 年 Shafik 在他的肛门直肠解剖研究的系列文章中指出，胚胎期直肠颈部黏膜向下延伸，肛道套入后肠形成肛窦，覆以上皮细胞。正常情况下出生后肛窦消失，但也可在黏膜下持续存在，成为肛带或存在上皮细胞碎片，并可形成管状结构而成为肛门肌间腺体。在他的 60 例成人肛瘘中有 54 例发现在瘘管附近和肌间存在上皮细胞。据此认为上皮细胞的存在是肛周感染抗原反应的作用而使感染成为一个反复发作的慢性炎性过程。1991 年，Kloster-halfen 等对 62 例尸体标本进行组织免疫学检查，发现 90% 存在肛窦，在胎儿、新生儿及儿童中一半以上伴有肛门肌间腺体，而成人则十分少见。在他的 3 例肛瘘病例中均发现有上皮细胞存在，指出肛门肌间腺体与肛瘘的发生似乎有一定的解剖学联系。

王俊等对 9 例新生儿及婴儿、3 例胎儿尸体（均非肛周感染死亡病例）从矢状面、冠状面及水平面三处对肛管行连续切片取材，经常规染色，做组织学检查。发现其中 10 例可见有肛窦，3 例病理切片显示在齿线附近黏膜下有上皮细胞，为柱状上皮细胞以腺泡或碎片形式存在。对婴幼儿肛瘘手术切除标本做病理检查发现，在 27 例生后 3 个月内发病的患儿中，22 例（81.48%）发现在瘘管附近及肌肉组织间存在有上皮细胞，5 例未发现有上皮细胞存在。在 6 例 6～11.5 岁患儿的病理切片中均可观察到有上皮细胞存在。这些上皮细胞为立方上皮细胞、柱状上皮细胞或复层鳞状上皮细胞等。它们以形成腺泡样结构或碎片形式存在，在其周围有炎性细胞的堆积。据此他们认为，在胎儿期至出生后的发育过程中，肛窦有一个自身完善的过程。在此过程中，有少数患儿存在有胚胎期的残留物，即存在有腺泡样结构的上皮细胞或上皮细胞碎片。由于直肠纵肌在向肛周皮肤的延伸过程中形成多处纤维间隔，使上皮细胞碎片散布其间，一旦腹泻、湿疹、肛裂等诱发因素引发肛周感染、脓肿形成。齿线附近直肠黏膜下及肌间上皮细胞的存在是导致肛周感染反复发作、迁延不愈的根源，是肛瘘形成的主要病理学基础。至于病理切片未发现上皮细胞存在的 5 例，可能与感染后脓肿形成、脓腔范围大、引流通畅、上皮细胞被破坏而排出体外有关，依据是术中发现其瘘管较粗大、中央部分有球形腔隙形成。

钟士庆等在 58 例患儿手术过程中均发现有肛窦存在。其中 50 例肛瘘内口位于肛窦，表明肛窦为易感染部位，在腹泻、红臀、肛裂感染时，易形成肛周感染。在 45 例生后 3 个月以内发病的患儿中，发现 36 例瘘管附近及肌肉组织间存在上皮细胞，在 1 岁以后发病的患儿中，其病理切片中均发现有上皮细胞的存在。据此认为，肛周上皮细胞的存在可能是感染反复发作、经久不愈的病理学基础。

6. 粪便压迫说

这种学说早就由池内与坂根所提出，认为婴幼儿的骶骨曲形成不充分，从直肠到肛管呈近直线状，又因为肛门括约肌的紧张不充分导致粪便直接压迫黏膜部，特别是对两侧直肠结节部的黏膜的压迫更强，再由于擦伤、炎症而进一步有助于细菌的侵入，最后导致肛瘘。另外婴幼儿肛瘘在女婴较少的理由是女性婴幼儿的子宫呈后屈的状态，这种压迫形成类似成人时直肠弯曲的形状，因为改变了粪便压迫的方向，所以难以发生肛瘘。

这种学说解释了婴幼儿肛瘘男多于女以及好发于两侧的特点。但如果仅仅是因为这样的物理原因所致的话，那么如前所述，婴幼儿肛瘘应是发病率较高的疾病。另外还必须了解骶骨弯曲是何时形成的且婴幼儿肛瘘的发病年龄是否与之同步。

关于发生在两侧的原因，有人认为与婴幼儿的肛门直肠呈垂直状态、两侧易于受压且两侧的肛隐窝发育得较好有关。但富士原彰氏报告，前后部位的肛隐窝较深，约为其他部位的 2 倍，这与 Ventero 所说的在两侧肛隐窝发育得较好的事实是相反的。故认为婴幼儿肛瘘发生在两侧的原因应与肛隐窝的深度、与患儿的性别无关。

三、婴幼儿肛瘘的治疗

（一）治疗原则

对婴幼儿肛瘘的治疗一直存在着争议，在选择保守疗法还是选用手术疗法以及在何时进行手术治疗等方面均存在不同的观点。

衣笠氏主张对婴幼儿肛瘘在 1 岁以内做保守疗法，其后如无自然治愈倾向者再改用手术疗法。因为从肛瘘的发病原因的各种学说来看，1 岁左右方能看到骶骨弯曲的完全形成，血中 IgA 的产生接近成人。衣笠氏认为，婴幼儿肛瘘与成人肛瘘相比，其发生部位、性别差异等与成人有所不同，且婴幼儿肛瘘大部分是皮下瘘，并有自然治愈的倾向，多能依靠单纯的瘘管切开而达到治疗目的。病原菌多数为大肠埃希菌与粪链球菌，在脓肿形成初期抗生素疗效不显，在脓肿形成期有必要切开脓肿做充分引流。对形成瘘口、有时流脓者在更换尿布时予局部轻轻拭擦，虽然清洗用的消毒剂有多种，但有时反而有引起药物性皮炎的担心，所以认为单纯依靠温水清洗就能达到目的。对经过上述处理认为无望达到自然治愈者则应做手术处理。另外主张保守治疗的理由还有婴幼儿配合性较差，术后易发生便次增多等情况等。

荒川氏认为对婴幼儿肛瘘做持续较长期的保守疗法会给患儿带来集体生活方面的障碍，有可能会影响其精神健康而引起情绪障碍的危险，另外母亲强烈要求手术，较长期的保守疗法也会对医生的信任度产生一定的不良影响，所以保守疗法只持续到 8 个月左右为止，以后采用瘘管切开法治疗。

关于婴幼儿肛瘘的手术时期，多主张早期积极手术。鸣海氏认为没有理由做保守治疗，主张早期积极手术治疗。三枝氏认为虽然看到自然治愈的事实，但是如对全部病例一直行保守疗法，会延误一些患者的手术时机。因此为了不延误手术，还不如早期手术为好。

（二）手术方式

1. 肛瘘切开术

衣笠昭氏认为对婴幼儿肛瘘不必像对成人肛瘘一样将瘘管全部摘除，只要将包括肛隐窝在内的瘘管切开就行了。具体的方法是，将探针从外口探入，从内口探出，然后沿探针切开就行了，术后排便后擦拭干净伤口，贴上无菌纱布就行了。

唐氏认为，对婴幼儿肛瘘应及早进行彻底治疗，并主张行二期手术治疗。在肛门脓肿切排后 7～10 天，待肛旁红肿基本消退时，便可进行肛瘘的切开或挂线手术。不主张在做肛周脓肿切开引流的同时做一次性根治手术，因为这容易损伤过多的炎性蜂窝疏松组织，使术后的瘢痕组织过大，并可能使尚未完全控制的炎症继续扩散。

何勇等对婴幼儿肛瘘主张做一次切开根治术。他们认为婴幼儿肛周脓肿和肛瘘通常为单纯性，且起源多为相对应的肛隐窝，主张做一期手术切开脓肿并仔细寻找感染源。如能确定感染源的话就将感染源一并切除，如不能确定感染源的话也应将与脓肿同一部位的肛隐窝切除，如此一期手术就能治愈肛瘘，能缩短疗程，减轻患儿痛苦。婴儿低位单纯肛瘘可在局麻下做切开治疗。高位肛瘘宜切开皮肤后，将括约肌组织用橡皮筋挂线，这些与成人肛瘘的治疗原则是相同的。但是，婴儿肌肉娇嫩，挂线宜宽松些，即便如此，橡皮筋脱落的时间亦较成人短。据其观察，3～5 天脱线的有 34 例次（89.47%）。

张思奋等认为，尽管某些婴幼儿肛瘘有自愈的倾向，但在临床治疗中，由于护理不当等原因，易使病情反复或加重，而婴幼儿肛瘘大多数为低位肛瘘，手术治疗相对较简单，且效果确切，并发症少，故作者认为应以手术治疗为宜。手术方式以直接切开为主。由于小儿生长发育迅速，所以切除组织不宜过多，一般不需剔出瘘管，以免延长愈合时间及损伤肛门括约肌功能。对少数瘘管位置较高者，可给予挂线治疗，但小儿肌肉幼嫩，挂线不宜拉得太紧，以免过早勒断肌肉，起不到保护肛门括约肌功能的作用。

2. 切开挂线术

贺平等认为，幼儿肛门括约肌发育不完善，肛直环比成人窄而薄，肛管短，因此婴幼儿肛瘘应避免直接切开瘘管，稍有不慎，切断过多肛门括约肌则导致肛门失禁、畸形等后遗症，若多个瘘管一次切开，则会影响肛门的正常排便反射。而采用挂线术有如下优点：①被挂线以内的组织在逐渐切开的过程中，基底创面也逐渐愈合，括约肌虽被切断，但断端已被组织所固定，不致分离太大，愈合后瘢痕小，不会引起肛门变形、失禁；②手术损伤小出血少；③在橡皮筋未脱落时，伤口一般不会发生桥形愈合；④换药方便；⑤橡皮筋持续引流，减少换药次数，减少术后护理工作。

庞文斌等主张采用切开挂线法治疗小儿肛瘘，他们认为，"肛瘘切开术"对小儿肛瘘多不适宜。虽然低位肛瘘切开后无肛门失禁，但患儿配合不好，不易换药，有时创口勉强放上引流条不久也被挣脱掉，达不到引流目的。如不放置引流条，易桥形粘连形成假愈合，故以切开配合挂线为好。故主张，对于小儿肛瘘，不管是低位还是高位，都以切开挂线为好。认为采用挂线疗法具有以下优点：①引流通畅，可防止伤口感染和粘连。挂线用的橡皮筋不但能将瘘管慢性切开，还起到良好的引流作用，虽然伤口经常被粪便污染，也不至于发生感染。挂线的切口形成溃疡创面，不易粘连，橡皮筋脱落后，亦可不放纱条引流。②痛苦轻微，患儿完全可以忍受。肛门的感觉神经感受器主要分布在皮肤层，皮下组织和肌层的痛觉不太敏感。挂线时肛管皮肤做减张切口，在切口上挂线，避开了疼痛敏感皮肤，所以疼痛轻微，多不需使用止痛药。③伤口护理简单。由于引流通畅，伤口不易感染和粘连，每次大便后用高锰酸钾溶液清洗肛门即可，除少数年龄稍大的患儿配合术后换药，多数患儿均由家长护理，均顺利治愈。④挂线的伤口较窄小，愈合后瘢痕小，不会发生肛门变形。值得注意的是小儿组织柔嫩，括约肌束小，瘘管易于切断，脱线期较成人短，故对于高位肛瘘患儿，挂线时应遵循二期切开的原则，不可使脱线太快，以免肛门失禁。

切开挂线法的手术要点是以软质圆头探针从肛瘘的外口轻轻地经瘘管通入内口，找不到内口者，由距肛内黏膜最薄处穿出，沿探针将内外口之间皮肤及皮下组织切开，随探针引出7号丝线及橡皮筋（单股），拉紧橡皮筋，紧贴肛门周围皮肤，用止血钳夹住，于止血钳下方用7号丝线双重结扎，嵌于皮肤切口，除去止血钳，并剪断多余橡皮筋，末端保留1～2cm以防滑脱。

贺平等用切开挂线法治疗30例婴幼儿肛瘘全部获愈，术后肛门排便功能正常，无肛门变形、狭窄、失禁，3年间未见复发。

3. 拖线疗法

王明华等主张采用拖线法治疗婴幼儿肛瘘，基本方法是用3～4股10号丝线松松地挂于内外口之间，术后换药时在丝线上涂九一丹后拖入肛内，4～6天脓腐减少时逐渐拆线，每天一根，同时用填棉法3～4天。他们认为婴幼儿肛瘘内口大多为低位单纯性肛瘘，瘘管壁纤维化程度不高，容易祛腐脱管，为拖线法的实施提供了有利的条件。与传统的切开扩创术比较，拖线疗法有手术操作简单、对组织损伤小、能有效地保护肛门功能、术后痛苦小、病程短、换药后药物接触创面时间长的优点。

（三）护理和换药要点

一般认为，婴儿创口生长愈合能力很强，通常在术后2周时间内便能愈合。但据唐氏报告，64 例病例在 12～16 天愈合的仅 36 例次（56.25%），多数创口延迟愈合。其原因可能是：①创口搽擦过多。由于术后腹泻，每次便后均需擦净创口，增加换药次数，影响创口上皮生长，延迟创面愈合。②创口换药揩擦过重。家长顾虑创口不洁每每擦洗过重，婴儿肌肤娇嫩，揩擦过重，影响愈合。③婴儿幼小，家长未能掌握换药的要点，致创口引流不畅，造成肉芽过度生长，或棉嵌不当，发生创口桥形愈合。④婴儿湿疹、肛周过敏性皮炎等亦会影响创口愈合时间。故认为婴幼儿肛瘘术后的护理、换药也极为重要。

婴幼儿肛瘘术后容易发生腹泻或便次增多，对此可用淮山药 9～15g/d，煮调成糊状喂服，或以中药炒白术、茯苓、炒六曲、炒麦芽各 9g 煎服，亦可同时外敷市售暖脐散膏药于腹部。

◆ 参考文献 ◆

[1] 富士原彰，宮崎治男，秦堅.形態学的に見た乳児痔ろうについて.大腸肛門誌，1978，31：432-437.

[2] 孙琳，王燕霞.小儿肛瘘的好发部位及病因探讨.临床外科杂志，1994，2（6）：306-307.

[3] 佐佐木一晃，中山豊，後藤幸夫，早坂滉，他.小児における肛門疾患の検討.大腸肛門誌，1984，37：741-744.

[4] 荒川健二郎，荒川二郎.乳児痔ろう414例の検討.大腸肛門誌，1978，31：438-443.

[5] 黄乃健，梁新成，等.肛瘘膏治疗小儿肛瘘的临床研究.中国肛肠病杂志，2002，22（5）：8-9.

[6] 唐汉钧.婴儿肛瘘的防治（附64例临床分析）.上海中医药杂志，1985，（10）：17-19.

[7] 何勇，韩应和.男性婴幼儿肛瘘和肛周脓肿的特点及外科治疗.中国医师杂志，2002，4（1）：27-29.

[8] 张思奋，袁汉雄，罗湛滨，任东林.中西医结合治疗婴幼儿肛瘘31例.中国中西医结合外科杂志，1998，4（1）：17-19.

[9] 矢野道博ほか.痔ろう.肛門周囲膿瘍，特に発生病理と外科的療法について.小児外科，1977，9：26-272.

[10] 郑金娟，李慎侬，陈宏，周宁.江苏医药，1981，（10）：10-13.

[11] 高月晋.痔ろうへの新しいアプノーチ.大腸肛門誌，1985，38（3）：401-406.

[12] 徐嘉昌，蒋晓蓉，冯丽.苏皖地区正常儿童性激素水平的调查.放射免疫学杂志，1998，11（4）：205-206.

[13] 甄宜兰，瞿丽霞，牛虹.肛周脓肿患者血清睾酮测定.中国肛肠病杂志，1995，15（3）：13-14.

[14] 佐佐木志朗.乳児痔ろうの成因に関する研究.日本小児外科学会雑誌，1988，24（8）：1101.

[15] 张金哲.小儿肛周感染后遗肛瘘的处理.中华外科杂志，1979，17（3）：203-204.

[16] 貴田誠，他.教室における乳幼児痔ろうの臨床的検討.大腸肛門誌，1973，26（1）：76-77.

[17] Shafik A. A new concept of the anatomy of the anal sphincter mechanism and the physiology of defecation. XXXI. "Strainodynia": an etiopatholoigc study. J Clin Gastroenterol, 1988, 10（2）：179-184.

[18] Klosterhalfen B, Offner F. Vgel P, et al. Anatomic nature and surgical significance of anal sinus and anal intramuscular glands. Pis Colon Reetum. 1991, 34: 156.

[19] 王俊，余世耀，施诚仁，张弛，张忠德.后天性肛周感染及肛瘘形成的病因探讨.中华小儿外科杂志，1996，17（1）：28-3.

[20] 钟士庆，历善波.58例小儿后天性肛瘘临床分析.华夏医药，2004，17（6）：942-943.

[21] 衣笠昭.乳児痔ろうの治療方針について.大腸肛門誌，1978，31（5）：429-431.

[22] 何红艳，贺平，李志鹏，等.挂线疗法治疗婴幼儿肛瘘（附30例报告）.结直肠肛门外科，2008，14（2）：95-96.

[23] 李瑞吉.小儿肛瘘的治疗体会.中国肛肠病杂志，1984，4（4）：23.

[24] 王明华，唐一多，郭修田，曹永清.拖线法治疗婴幼儿低位单纯性肛瘘21例.中西医结合学报，2005，3（3）：231-232.

[25] 王龙风，曹永清.婴幼儿肛瘘治疗研究.吉林中医药，2014，34（3）：246-248.

第三节　直肠阴道瘘

直肠阴道瘘指直肠前壁黏膜和阴道后壁上皮之间形成的病理性通道。表现为阴道内有气体、脓液或粪便排出，长期反复阴道内感染，伴有会阴处刺痒、疼痛，常致有性生活障碍，给患者造成沉重的心理负担。本病需要手术治疗，但复发率高，严重影响患者的生活质量。该疾病常被描述为"女人所经历的最郁闷、最尴尬、最窘迫和最使人泄气的事情"。

一、病因

直肠阴道瘘病因复杂，分为先天性和后天性两种。先天性非常罕见，多合并肛门、尿道或膀胱等畸形，治疗难度更大。临床上以后天性者占绝大多数。后天性又分医源性和非医源性。

直肠阴道瘘的医源性原因包括以下几个。

（1）分娩时产伤或侧切不当，是直肠阴道瘘的最主要原因。德国 1994 年的一项研究提示这种情况占总病因的 88%，占所有经阴道分娩产妇的 0.1%。目前，在医疗条件欠发达地区，比如发展中国家，产伤仍是直肠阴道瘘的最重要的致病原因。

（2）盆腔内子宫附件肿瘤切除手术，术中损伤直肠或生殖隔，尤其低位直肠或生殖隔部位的子宫内膜异位症切除术较易引起直肠阴道瘘。

（3）外科盆底手术，如腹膜后肿瘤切除和低位直肠肿瘤切除手术，游离肿瘤时伤及阴道后壁，或者使用吻合器闭合直肠时未完全推开阴道后壁而误将阴道后壁一并切割，尤其使用双吻合器时更有可能出现。近年双吻合器的广泛应用，由此引发的直肠阴道瘘也有所增加，据文献报道低位直肠癌手术并发直肠阴道瘘的比例高达 10%。经肛门肛管或低位直肠肿物局部切除术及三度以上内痔的痔上黏膜环切术操作不当时也可以引起直肠阴道瘘。此外，肛周脓肿切开或引流不当、脱肛修补术也可能并发直肠阴道瘘。

（4）直肠、会阴、阴道及子宫颈的恶性肿瘤，局部大剂量放疗可直接损伤直肠生殖隔，造成慢性坏死、穿孔，形成直肠阴道瘘。有研究提示，放射性损伤是直肠阴道瘘治疗失败的高危因素。

林国乐等对 52 例医源性直肠阴道瘘病例的临床资料进行回顾性分析，结果：发生于妇科手术后 22 例（42.3%），产伤（接生处理不当）后 14 例（26.9%），结直肠手术后 13 例（25.0%），其他原因所致 3 例（5.8%）。

直肠阴道瘘的非医源性原因包括以下几个。

（1）炎性肠病，占 0.2%～2.1%，如隐窝腺疾病和克罗恩病，也是直肠阴道瘘修补失败的高危因素。

（2）直肠阴道肿瘤直接浸润生殖隔，坏死溃烂引发直肠阴道瘘，虽不多见，但治疗棘手。

（3）肛周和会阴区的脓肿，如肛周脓肿未及时切开，或巴氏腺脓肿扩大蔓延，向深筋膜进展侵犯。

（4）机械性外力直接穿通伤。

二、分类

直肠阴道瘘一般分为高位和低位两种类型，其中低位直肠阴道瘘位于直肠下三分之一和阴道下二分之一，高位直肠阴道瘘位于直肠中三分之一、阴道上二分之一及阴道后穹隆。根据瘘口直径大小分为三种类型，其中小于0.5cm者称为小瘘；0.5～2.5cm者称为中瘘；大于2.5cm者称为大瘘。

　　根据治疗难易程度分为简单和复杂两种类型：中低位、直径小于2.5cm及既往无手术史一般被认为是简单瘘；相对高位、直径大于2.5cm、存在两个或者以上瘘管、既往有修补手术或者局部放射治疗史，及由隐窝腺疾病、克罗恩病或肿瘤侵犯引起者被认为是复杂瘘。

三、诊断

　　根据患者临床症状，包括阴道内不明原因有气体、粪便、脓液等溢出，局部瘙痒、刺痛等表现。对低位直肠阴道瘘进行直肠镜、阴道镜或阴道窥器直视下检查，可以看到直肠阴道隔有瘘管形成，并明确大小、高低，甚至取活检病理定性。也可经直肠内灌注亚甲蓝，预置在阴道内的纱布敷料蓝染即可得到验证。对复杂直肠阴道瘘患者病史采集很重要，包括致病原因、既往治疗细节、手术方式、每次发病前后的时间间隔及表现。辅助检查手段包括盆腔MRI和CT，经直肠或阴道内超声及结直肠镜（图10-2）、膀胱镜和腹腔镜检查等。单纯性低位直肠阴道瘘诊断比较容易，对复杂高位直肠阴道瘘，尤其炎性肠病、子宫内膜异位、盆底直肠阴道术后、肿瘤直接侵犯或高位多窦道引起的，以及经多次手术治疗后复发的直肠阴道瘘，术前需仔细全面评估全身和局部情况，有助于制定手术方案。

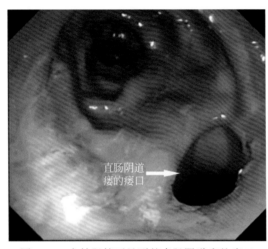

图10-2　在结肠镜下见到的直肠阴道瘘的瘘口

（图中标注：直肠阴道瘘的瘘口）

四、治疗

　　直肠阴道瘘一旦发病极少自愈，保守治疗亦难奏效，绝大多数需要手术治疗。

　　新鲜的手术创伤或外伤所引起的直肠阴道瘘原则上应立即进行修补。肛周感染或炎性疾病引起的直肠阴道瘘，由于周围组织充血水肿，很难找到直肠阴道之间的正确层面，不适合立即手术修补。应改善患者的肠功能，同时加强抗感染、坐浴和护理来积极控制炎症反应。从临床实践来看，对于直肠阴道瘘同时合并直肠阴道隔脓肿的患者，可以采用引流挂线的方式充分引流深部间隙的脓肿，为最终的根治性手术创造条件。一般通过3～6个月的保守治疗，等瘘口周围的组织水肿、炎症反应消退后再进行修补。

　　术前应全面、准确了解患者的病史，对可能的病因、病程、治疗经过及有无基础疾病，是否有克罗恩病、局部放疗、糖尿病及服用免疫抑制剂等高危因素加以掌握。对既往经过手术治疗的直肠阴道瘘需详细了解既往手术方式，分析失败的可能原因。完善查体和辅助检查，尽可能完善直肠会阴部MRI、CT、超声、结直肠镜及灌肠造影等检查，明确瘘的高低、大小、局部炎性水肿的控制程度、有无肛门括约肌功能不全及性功能障碍，必要时做心理评估。在全面掌握病情基础上，通过多学科讨论，审慎制定相对合理的治疗方案。

(一) 常用术式

1. 单纯切除缝合修补术

单纯、低位的直肠阴道瘘可以采用手工缝合方法修补。手术要点是，通过阴道窥器或直肠拉钩充分显露术野，经直肠侧或阴道侧，或双侧结合直视下切除切除瘘口周围瘢痕组织，然后分层缝合关闭瘘管（图10-3）。缝合时最好使用可吸收缝线以减少局部异物反应和炎症反应。对术前发现有肛门功能不全或者直径 2.5cm 以上大瘘口应同时行肛门括约肌重建，以预防术后控便能力下降或失禁。

做本手术前，应做好充分的术前准备。术前要控制好糖尿病和自身免疫性疾病等，使全身营养状况相对较好。

对直径大、高位、复发及炎性肠病引起的瘘，不建议采用直接缝合修补术；此种情况下直肠阴道瘘修补的失败率非常高，贸然手术，一旦失败将给后续治疗造成极大困难。

2012 年德国 Ommer 等对 1978～2011 年间经直肠修补初发直肠阴道瘘的 39 项研究进行了荟萃分析，结果显示，手术成功率较低，仅 50%～70%。手术成功率差别较

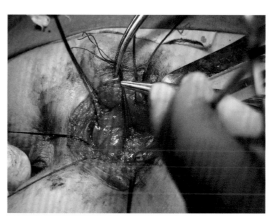

图 10-3 直肠阴道瘘经直肠修补术

大，其中年轻女性患者修补成功率高于老年或放疗后患者，经直肠与经会阴入路手术成功率的差别无统计学意义，同时行肛门括约肌重建术可以大大减少术后肛门括约肌功能不全的发生率。但该荟萃分析未纳入复发性直肠阴道瘘的相关研究。Lowry 等报道了其单中心经验，手术成功率为 88%，而复发性直肠阴道瘘手术成功率则降至 55%。Tsang 等报道同样情况，成功率由 45% 降至 25%。

2. 直肠黏膜瓣推移覆盖修补术

目前对于中低位直肠阴道瘘，绝大多数外科医生倾向于采用推移瓣修补术。该术式主要是采用健康的上皮组织覆盖瘘的一端来消除直肠阴道瘘，包括经肛门或者阴道的推移瓣修补术。大部分外科医生选择经肛门的推移瓣修补术，因为直肠存在高压区，如果满意修补了直肠的开口，就能阻止高压区肠道细菌的污染。

推移瓣修补术手术操作步骤为：用肾上腺素氯化钠溶液 20mL 在瘘口周围及直肠黏膜下浸润，以减少出血，自瘘口远端向近侧端做一顶窄底宽的直肠黏膜肌瓣（底宽为顶宽的 2 倍），长约 4.0cm，包括黏膜、黏膜下层和部分环肌层，以确保血供和缝合无张力，切除直肠瓣顶端含瘘口部分，先用 2-0 可吸收缝线缝合瘘口肌层缺损，再将直肠瓣向下牵引覆盖瘘口，用 3-0 可吸收缝线分别间断缝合直肠瓣的顶端及两侧。

直肠推移瓣修补或肛门推移皮瓣修补治疗单纯性直肠阴道瘘具有以下优点：①不需切开会阴体，疼痛轻，愈合快；②不需切断括约肌，不会引起肛门失禁；③避免了锁眼畸形；④不需做保护性造口。

回顾近 30 年的相关文献，推移瓣修补术治疗直肠阴道瘘的手术成功率差异很大，从 43%~100% 不等。1998 年，Tsang 等回顾性分析了直肠推移瓣修补术治疗 52 例由产伤导致的中低位直肠阴道瘘，研究发现，对于术前提示有肛门括约肌损伤的患者，单纯直肠推移瓣修补术的手术成功率只有 33%，而联合括约肌成形术的手术成功率为 88%。此外，对于单纯的直肠推移瓣修补术来说，术前没有修补史的患者手术成功率为 45%，而术前有修补史的患者手术成功率只有 25%。因此，中低位直肠阴道瘘合并括约肌损伤和手术修补史是影响直肠推移瓣修补术成功的重要因素。手术成功的关键在于推移瓣良好的血供以及充分游离后能无张力地原位缝合覆盖瘘口。肛门外括约肌的损伤使直肠阴道之间失去了具有良好血供组织的支持，而术前的修补史会导致瘘口周围形成瘢痕组织，从而影响直肠壁的顺应性。

但近年报道的成功率仍无明显提高，尤其对复发性直肠阴道瘘，复发率仍较高。有研究报道复发性直肠阴道瘘采用直肠黏膜瓣推移覆盖修补术治疗 21 例患者，复发率高达 56.8%。故目前也有学者不赞成将此法作为治疗复发性直肠阴道瘘的优选方法。

3. 自体组织瓣转移填塞修补术

20 世纪 90 年代初，陆续开始利用带血管蒂自体组织包括皮瓣、肌皮瓣、脂肪瓣、球海绵体肌脂肪垫、股薄肌、臀大肌、骶骨直肠肌、大网膜或小肠瓣等，填充修补直肠阴道瘘。这其中最常用的是阴唇脂肪垫（也叫 Martius flap，是大阴唇脂肪垫组织瓣），该术式最早由 Martius 在 1928 年报告。

手术原理为：①增加了直肠阴道（尿道）间隔的厚度，起到了隔绝的作用；②隔绝组织因为是健康的有血供组织，其抗感染能力较原来的仅有两层薄弱组织的能力强很多，不易发生感染；③有隔绝的健康组织的存在，增加了局部愈合的能力，不易复发。采用自体带血供组织进行隔绝式的优点：①不需预防性造口即可保证手术成功，提高了患者的生活质量；②不受传统手术的手术时机的限制，传统手术一般主张经保守治疗不痊愈者应在瘘发生后 6 个月才考虑手术；③一般不需考虑瘘口大小及瘘口周围的炎症瘢痕情况。

Martius 手术的步骤如下：在会阴近阴道口做一弧形切口，向头侧端分离直肠阴道隔至瘘口上方 2cm，缝合修补直肠侧，切除阴道侧瘘口部分，在大阴唇做一垂直切口，游离大阴唇脂肪垫和球海绵体肌，并保护好后下方的血供，经过皮下隧道植入直肠阴道隔，缝合修补阴道侧（图 10-4）。文献报道，其手术成功率为 60%~94%。

也有用股薄肌转移术治疗直肠阴道瘘和直肠尿道瘘的报道。大块的股薄肌转移术可以增加直肠阴道隔的厚度，使直肠阴道完全分开，但由于股薄肌分离和转移创伤大，故并发症相对较高。股薄肌转移的手术步骤是：先做经会阴切口，分离直肠阴道隔至瘘口上方 2cm 健康组织，分别修补直肠侧和阴道侧，再将游离股薄肌（图 10-5）通过皮下隧道旋转插入直肠阴道隔，注意不要扭转，缝合固定在直肠阴道隔分离的顶端，缝合会阴部切口。文献报道其成功率为 53%~92%。Pinto 等的回顾性大宗临床资料显示，大块的股薄肌转移术治疗直肠阴道瘘的成功率为 79%。

崔龙等总结自体带血供组织对直肠阴道瘘进行转移填塞修补术的经验为：①切口长度的选择一般在 3~5cm 即可。②分离直肠阴道间隔时要特别注意两点，一是首先要在括约肌上缘分离，避开括约肌；二是要找准间隔的界限，一般找准了不会有出血。③游离组织瓣时要注意保护组织的血供，一般在分离过程中是从顶端开始，仔细辨认组织供应血管予以保护。在修补瘘口前先游离隔绝组织，这样就保证了有一定的时间观察组织的血供情况，同时保证游离组织有足够的长度，可以采用边分离边拉组织测量长度的办法。还要保证组织有足够的

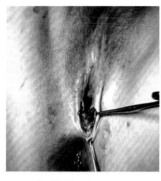
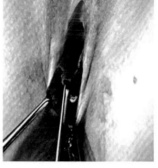
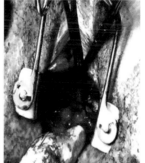

(a) 在近阴道口做弧形切口

(b) 向上分离直肠阴道隔至瘘口上方2cm

(c) 缝合修补直肠侧，切除阴道侧瘘口部分

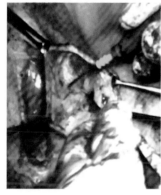
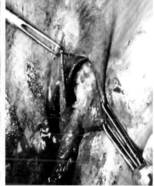
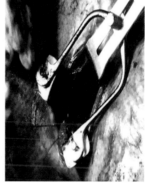

(d) 在大阴唇做一垂直切口，游离大阴唇脂肪垫和球海绵体肌

(e) 已经制作好的大阴唇带血管组织瓣

(f) 将大阴唇组织瓣经皮下隧道植入直肠阴道隔后缝合固定

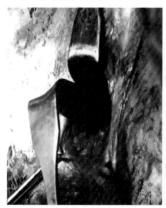
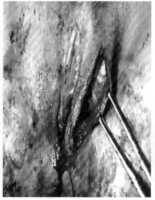
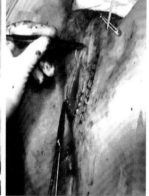

(g) 大阴唇组织瓣填塞在直肠阴道隔后并已经缝合固定好

(h) 大阴唇组织瓣填塞修补直肠阴道隔后，切口未缝合前

(i) 缝合大阴唇切口和近阴道口切口

图 10-4 直肠阴道瘘阴唇组织瓣填塞修补术

厚度，这样即可以有效地保证血供，又可以使间隔厚度达到标准。④同定隔绝组织时要注意不能留死腔；在缝合过程中不能阻断组织原端的血供，以免出现组织坏死。⑤关闭会阴体时要注意引流，可使用橡皮片自切口引出，一般术后 48 小时即可拔除引流皮片。⑥术后一般采用肠内营养控制排便 1 周，因此完全可以不做预防性造口。

4. 经阴道修补术

经阴道入路的手术为大部分妇科医师所采用，在一些特殊的病例也有一定的优势，对于

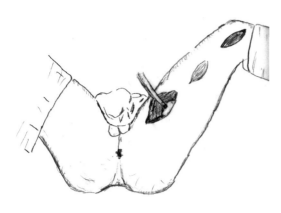

图 10-5 股薄肌游离示意图

经历多次直肠推移瓣修补术失败的患者或直肠黏膜不健康的患者（克罗恩病合并直肠炎或硬化剂注射导致直肠黏膜坚硬固定），采用经阴道的推移瓣修补术或瘘管切除联合分层缝合术也可以获得不错的效果。

手术方法：①良好显露阴道后壁瘘口，术者一手指伸入肛门将瘘口顶起。在瘘口周围阴道黏膜下注入稀释的肾上腺素液。以弯镰刀形刀片在距瘘口缘 0.5cm 处做环行切口，深至阴道筋膜层。②以组织钳牵引切口阴道缘，用弯镰刀形刀片向瘘口四周离心分离阴道黏膜与直肠壁约 2cm。瘘口缘阴道黏膜稍向心分离约 2mm，不用切除瘘口缘瘢痕。③以 1 号丝线沿瘘口缘做荷包缝合，缝线不透过直肠黏膜。瘘口较大者（>2cm）间断褥式缝合。④用 1 号丝线间断包埋缝合阴道黏膜下结缔组织，加固瘘口前方。⑤以 3-0 可吸收线间断缝合阴道黏膜。阴道内填塞碘伏纱布卷。

唐杰等用该术式治疗 13 例直肠阴道瘘患者，术后阴道排便排气症状均消失，痊愈出院，住院时间 11～16 日，中位数 12 日。随访 0.5～7 年，平均 2.5 年，13 例均能正常排便，阴道内无排气及排便，直肠指诊、阴道窥器等检查直肠阴道瘘愈合好，均无直肠阴道瘘复发。无阴道狭窄等症状。

5. 经腹腔修补术

经腹腔修补多应用于合并阴道膀胱瘘或阴道结肠瘘修补术、直肠癌手术后并发的直肠阴道瘘等。有时用腹腔镜辅助手术，腹腔镜直视下操作有助于辨清结构，便于分离。

王刚成等报告的方法为结肠经肛拖出联合带蒂大网膜填塞法。具体方法为：①患者取截石位，麻醉成功后，会阴组手术人员扩肛门，显露冲洗直肠吻合口、阴道及直肠阴道瘘口，并进行消毒，将阴道瘘口周围溃烂组织切除。②沿原切口打开腹腔并向上延长切口，显露大网膜、横结肠及左半结肠。游离降结肠侧腹膜、脾结肠韧带、胃结肠韧带，断肠系膜下静脉，断降结肠一级卵圆弓交通支，将左半结肠自横结肠中部完全游离，注意保护结肠中动静脉。③分离盆腔粘连，游离出吻合口以上结肠。注意保护双侧输尿管、结肠系膜血管，将盆腔肠管完全游离。④肠钳阻断近端肠管，防止肠内容物流出污染腹盆腔，将肠管自吻合口处向下游离直肠，吻合口 3.0cm 以下离断直肠，残端止血。⑤再次行直肠残端、阴道及直肠阴道瘘口冲洗并消毒。⑥将左半结肠经直肠残端、肛门拖出体外并固定于皮肤。固定肠管时，避免缝合结肠系膜血管，防止肠管坏死。⑦游离大网膜。自胃大弯无血管区向右游离胃网膜左动静脉至根部，游离大网膜与横结肠附着处，将带胃网膜右动静脉血管的大网膜完整游离。⑧隔离、修复。将带蒂的大网膜穿过横结肠与小肠系膜无血管区（垂直距离）到盆腔底部，将大网膜铺垫于阴道瘘口下方。会阴组人员用可吸收线将阴道瘘口纵行连同下方大网膜一同缝合，同时避免大网膜夹杂在阴道切口中，影响瘘口愈合。⑨3～4 周后，待结肠与肛门周围粘连牢固后，再切除肛门外多余肠管。

王刚成等用此法治疗 12 例患者，手术顺利，中位手术时间 95 分钟，中位出血量 250mL。8 例患者术后恢复良好，5～8 日肛门排气排粪；另外 4 例患者中，2 例出现肺部感染，2例切口脂肪液化感染。术后8～12日肛门排气排粪。12例患者中9例术后3周行阴道指诊，阴道后壁组织致密，无空虚感且盆腔CT检查阴道直肠间隙无积液，行拖出肠管切除。另外3例术后3周行阴道指诊，阴道后壁组织疏松，有空虚感，疑阴道后壁与大网膜组织未粘连紧密，术后6周盆腔CT检查见阴道直肠间隙无积液，遂行拖出肠管切除。12例患者术后均获随访3个月，其中5例患者术后1个月出现肛门狭窄，经间断扩肛治愈。未出现肠道回缩及阴道排出肠内容物或排气，均修复成功。钡灌肠提示直肠阴道瘘消失。

有的文献报道采用袖状节段切除病变段直肠肠管、缝合瘘管后将近端肠管与肛门齿线吻合方式治疗直肠阴道瘘。然而该方法操作复杂，可能会影响肛门括约肌功能，临床应用很少。

6. Kraske 后入路修补术

2009年，Schouten等报道了采用Kraske后入路治疗8例复发性低位复杂直肠阴道瘘患者，通过袖状切除病变直肠、近端直肠与齿线直接吻合，获得比较好的疗效。患者取折刀位，对应尾骨区偏左自骶尾骨交界至肛门外括约肌上方做纵行切口，切除尾骨远端，显露盆底平面，纵行切开直肠后壁中下段，暴露直肠前壁，管状切除一段直肠，尽量保证切除足够范围。辨认扩大瘘管，去除瘢痕组织，分层缝合阴道和直肠的肌层，阴道黏膜层开放引流，下拉近端直肠与齿线手工缝线吻合，关闭盆底腹膜，创口置管引流，逐层关闭切口。

邱辉忠报告的方法是，患者取俯卧位，臀部尽量抬翘，臀部两侧用宽胶布向两侧牵开以尽量显露后会阴。自骶尾关节起向肛门缘做一正中切口，长约12cm，切开皮肤和皮下。根据瘘口距肛缘的距离决定是否切除尾骨，若瘘口距肛缘距离大于6cm需切除尾骨，否则可不切除。分组切断肛门外括约肌和耻骨直肠肌，从肛门缘向上切开直肠后壁直至显露直肠前壁的瘘口。显露瘘口后，首先将瘘口四周的瘢痕予以切除，然后提起瘘口边缘的直肠壁仔细解剖分离直肠和阴道壁之间的炎性粘连，分离后瘘口四周的直肠壁和阴道壁的游离缘最好大于2～3cm，以尽量减小缝合时的张力。然后，将瘘口的阴道壁和直肠壁各做间断缝合。最后缝合切开的直肠后壁以及修复缝合被切断的各组肛门外括约肌。若术中切除尾骨者，术毕时在尾骨窝放置引流物。他用此法治疗23例直肠阴道瘘，术后发生伤口感染3例，均经换药后伤口愈合。23例患者住院时间（8.0±1.0）日。经过门诊3个月以上随诊后再次入院，经检查被确认为瘘口愈合者19例（82.6%），瘘口未完全愈合者4例（17.4%，包括失访1例）。全组患者随访3个月至7年，平均20.8个月。23例患者除1例失访者外，均无术后肛门功能障碍，被认定修补成功的19例患者行结肠造口还纳术后均无直肠阴道瘘复发。

笔者认为，此法操作稍复杂、创伤大、技术要求更高、容易感染，需要引起足够注意。

7. 经会阴切开修补术 （Musset 术）

经会阴入路的会阴直肠切开术对于合并肛门括约肌损伤的中低位直肠阴道瘘的治疗有独特的优势。会阴直肠瘘管切开术的要点是将直肠阴道瘘转变为Ⅳ度会阴裂伤，之后逐层缝合裂伤。该术式最大的优点是手术视野开阔，手术径路表浅直达，可以充分进入瘘管和括约肌缺损处，从而进行充分的括约肌折叠和会阴体重建。但切开肛门括约肌有引起术后肛门失禁的风险。

Musset术采用直接切断直肠和阴道间的会阴体直达直肠阴道瘘管，分别缝合直肠壁、提肛肌和外括约肌，最后缝合阴道壁的手术方法。术式要点为：充分显露瘘口，失状位切开会阴体全层，切开皮肤、皮下、瘘管下方括约肌，直达瘘管（图10-6）；清除感染及坏死组织后，锐性分离阴道后壁和直肠前壁之间的间隔组织，向上方游离达瘘口近侧 2～3cm 处，向两侧游离至外括约肌和肛提肌下缘；彻底止血后，用强生薇乔 4.0 可吸收线首先间断缝合直肠壁全层，然后用可吸收线间断缝合两侧肛提肌脚、外括约肌深浅部，肌肉的缝合以打结无明显张力为宜；最后缝合阴道全层和会阴部切口（图 10-7）。术后使用抗生素 5 日以预防感染，术后禁食 3 日，第 4 天进全流食，1 周后进普食；术后留置肛管 3 日、导尿管 1 周，注意保持局部清洁，尽量避免过早排粪，排粪后用 1：5000 高锰酸钾溶液坐浴。

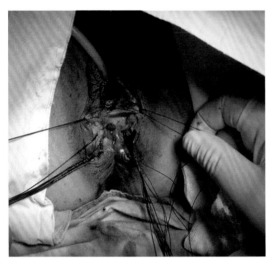

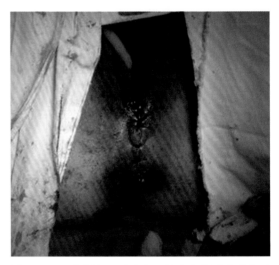

图 10-6　经会阴切开治疗先天性直肠阴道瘘的瘘管　　　　图 10-7　经会阴切开治疗先天性直肠阴道瘘结束时

国外报道，Musset 术治疗直肠阴道瘘的成功率为 87％～100％。申震等用此法治疗 20 例直肠阴道瘘，全组患者均顺利完成手术，全组患者手术时间为 30～50 分钟，术后有 6 例患者出现会阴切口红肿和脓性渗出，经换药及理疗后愈合良好；住院时间为 10～15（平均 12.1）日；术后对全部患者进行门诊及电话随访，平均随访（7.0±2.6）个月，均未见复发。

2011 年 Hull 等对 87 例直肠阴道瘘的患者进行了回顾性分析，发现会阴直肠切开术和直肠推移瓣修补术的手术成功率相似，但会阴直肠切开术患者的术后性功能和控便功能都有了明显的改善。

8. 经肛门内镜微创（TEM）手术

经肛门内镜微创（TEM）手术是修补直肠阴道瘘的新方法，具有微创、视野放大清晰及瘘口辨认准确等优点；缺点是操作难度大，应用范围局限，仅限于直肠黏膜瓣推移覆盖修补术的内镜下操作，其中部分操作仍需传统手工完成。

9. 人工合成材料修补法术

从 2004 年开始有越来越多的研究小组报道了生物补片在直肠阴道瘘中的应用情况。其中脱细胞的真皮移植补片通过去除抗原成分，保留了以胶原蛋白和细胞外基质为主的生物支架。植入体内后，由于具有网状框架结构，能诱导和促进宿主细胞在支架上生长，同时自身的降解产物被正常组织吸收，从而完成对缺损组织的再生性重建。2006 年，Shelton 和 Welton 报道了利用脱细胞真皮补片对两例复发性直肠阴道瘘患者再次手术，均获得了成功。其他的修补方式，如纤维蛋白胶封堵术和 Surgisis Biodsign 瘘管栓，尽管在 20 世纪 90 年代开始逐渐应用于直肠阴道瘘的治疗，但由于研究数量有限，失败率高，目前几乎不作为直肠阴道瘘治疗的一线方案。

（二）围术期管理

术前肠道准备：术前 3 天开始进流食，口服缓泻药，术前 1 天进无渣饮食，同时口服肠道抗生素，保持术中术后肠道相对清洁，延迟术后成形粪便排出，确保直肠区早期不出现高压、高张状态。

术后管理：多数认为术后应保持卧床，留置导尿，维持无渣饮食 1 周左右，避免增加手术区牵拉。主张术前 1 日静脉输注甲硝唑和头孢菌素类抗生素，术后改口服抗生素或不用抗生素。术后 3 个月内避免发生便秘和性生活。

（三）其他

关于近端结肠造口术在直肠阴道瘘修补中所发挥的作用一直存在着巨大的争议。2016年，Lambertz 等通过回顾性研究发现，近端结肠造口术对于改善直肠阴道瘘修补术后的复发率并没有帮助，这与 Jones 等和 Into 等的观点不谋而合。然而，Corte 等对 79 例直肠阴道瘘的患者共施行了 286 次手术治疗，发现临时性的粪便改道手术明显提高了修补的成功率。

彭慧等认为，对于一般情况良好，同时瘘口较小、炎性反应不严重的低位直肠阴道瘘，不应常规行粪便转流性造口术；但对于瘘口直径较大、位置较高、多次修补失败和炎性反应不易控制的直肠阴道瘘，或者那些一般状况差的肿瘤晚期、放疗、克罗恩病导致的直肠阴道瘘患者，建议行近端结肠造口术，在控制感染和营养支持的基础上再施行确定性的修补手术。

造口还纳一般在明确直肠阴道瘘已愈合 3 个月后进行。也有研究认为通过延长禁食时间、全肠外营养支持等，可不做造口。

◆ **参考文献** ◆

［1］折占飞, 吕毅. 直肠阴道瘘临床研究进展. 中华胃肠外科杂志, 2014, （12）: 1250-1254.

［2］林国乐, 邱辉忠, 蒙家兴, 等. 医源性直肠阴道瘘的成因分析和治疗方法探讨. 中国普通外科杂志, 2006, 15（9）: 685-688.

［3］彭慧, 任东林. 直肠阴道瘘的诊断治疗现状. 中华胃肠外科杂志, 2016, 19（12）: 1324-1328.

［4］邵万金. 直肠阴道瘘的诊断和手术治疗. 中华胃肠外科杂志, 2016, 19（12）: 1351-1354.

［5］唐杰, 张娟娟, 杜敏, 等. 直肠阴道瘘经阴道手术治疗探讨. 中国微创外科杂志, 2014, （8）: 683-685, 691.

［6］崔龙, 刘棋, 喻志革, 等. 自体组织瓣内置隔绝术治疗复杂性直肠阴道（尿道）瘘. 中华胃肠外科杂志, 2007, 10（6）: 589-590.

［7］仇放, 王绍臣, 黄大年, 等. 经阴道改良手术治疗先天直肠阴道瘘 20 例分析. 结直肠肛门外科, 2009, 15（5）: 345.

［8］王刚成, 韩广森, 任莹坤, 等. 结肠经肛拖出联合带蒂大网膜填塞治疗直肠癌前切除术后高位直肠阴道瘘 12 例. 中华胃肠外科杂志, 2012, 15（10）: 1080-1081.

［9］邱辉忠, 陆君阳, 周皎琳, 等. 经肛门括约肌径路的直肠阴道瘘修补术. 中华胃肠外科杂志, 2015, （4）: 358-360.

［10］申震, 张海山, 刘铜军, 等. Musset 术治疗直肠阴道瘘 20 例临床分析. 中华胃肠外科杂志, 2014, （12）: 1241-1242.

第四节　结核性肛瘘

直肠肛门部位容易引起瘘管，在近代抗结核药发现之前，绝大部分肛瘘都是结核性的。

自近代抗结核药广泛应用后，结核性瘘管已经大为减少。目前结核性肛瘘在肺外结核中占3%～4%，为肺外结核的第六个常见感染点。本病多见于男性，且常与肺结核伴随，但也有不伴肺结核的报道。目前临床上相对少见，且不典型病例较多，因而容易漏诊、误诊及误治。

一、病因

结核性肛瘘是结核杆菌在肛门周围组织形成的特异性感染，结核病传统分类上属皮肤腔口型，多认为是身体内部或组织有结核病灶，或食入带菌食物或带菌痰液，使结核杆菌经自然腔道带至腔口附近皮肤，形成感染灶所致。结核杆菌也可进入血液中，通过血液循环到达肛门，引起结核。皮肤和黏膜的外伤也可继发分枝杆菌的原发接种。

中医认为，结核性肛瘘的发生，多因患者饮食不节，湿热内生，损伤肺脾，下注大肠，蕴阻肛门，或因肛门破损染毒，经络阻塞，气血凝滞而成。证型多为阴虚内热，或兼见湿热下注、气血不足等证。

二、临床表现

典型的结核性肛瘘局部表现较为特殊，发作期红肿不明显，局部疼痛不剧烈，较长时间方破溃。流脓是其主要症状，脓液多较清稀，瘘口长期不闭合。皮损开始为棕红色丘疹，之后可发展形成溃疡性斑块，称为结核性下疳。外口较多，不规整、开口大、梭形，边缘常凹陷卷曲，或有皮下潜行，周围皮肤暗黑。肉芽组织苍白浮肿，微微泛光。瘘管分支较多，脓液稀薄，色淡黄或有米泔水样及干酪样分泌物。管壁较软，管腔较大，内口也较一般瘘管为大。大部分结核性肛瘘的走行不符合哥德索规则。局部淋巴结常有肿大。如果术前未诊断为结核性肛瘘而进行手术的话，其术后创面长期不愈合。

典型的结核性肛瘘患者常常可见或多或少的结核杆菌感染导致的全身性表现，如长期持续低热甚至高热、盗汗、咳嗽、咯血、胸痛、倦怠、乏力、容易烦躁、纳差等。

目前不典型的结核性肛瘘较常见，其症状特点与非结核性脓肿或肛瘘的症状相似。Douglas 的研究表明，大多数结核性肛瘘患者并没有令人信服的全身结核症状。因为没有全身结核性表现，更容易引起漏诊和误诊。

据王志刚、鲁卫健研究，目前国内结核性肛瘘的临床特点为：①患者以中青年男性多见，且多因肛周脓肿、疼痛或者大便带血为主诉就诊。②呼吸系统及结核中毒症状往往表现不明显，患者多在作胸部 X 线摄影检查后才发现肺结核。③实验室检查：痰及脓性分泌物抗酸染色阳性率较高。④多有较长时间误诊史。因为肛瘘不愈合，反复发作进一步检查才发现为结核病。⑤与其他非特异性感染性肛瘘的临床症状相比，结核性肛周脓肿多质地较软，且触痛不明显，有波动感；在形成肛瘘后，常有外瘘口凹陷，呈缸口状，无硬结，不规则，不新鲜，触之易出血，同时，周围皮肤常呈暗紫色，肉芽组织呈灰白色，可见干酪样坏死物，且脓液具有多而稀薄、色淡黄呈米泔样或洗肉水色等特点。

三、检查和诊断

对结核性肛瘘的早期诊断和正确治疗有一定的难度，需要医生对本病有一定的经验和高度警惕性。肛门部裂口或肛瘘术后创面长期不愈合时，应当进行活检并进行病理检查和细菌培养以除外结核菌感染。

结核性肛瘘需要依靠活检和结核杆菌培养才能诊断。活检组织抗酸染色（Ziehl-Nielsen染色）找到分枝杆菌，或细菌豚鼠接种阳性，或皮肤病理可见干酪样坏死肉芽肿，均有助于结核的确诊。由于培养需要 4 周的时间，所以一些新的方法更为有用，如 PCR 扩增检测细菌 DNA，这一方法只需要 48 小时。

但是，很多时候取瘘管分泌物涂片做抗酸染色找不到分枝杆菌，胸部 X 线片、PPD 试验、血沉检查亦均正常。此时，瘘管组织做病检及施乐染色查找抗酸杆菌是有效的诊断的方法。病理组织检查，可确定诊断。但要在深度不等的纤维化和小的病灶中取到结核病变组织并非易事，有时只有在局部淋巴结中才能找到典型的结核病变。

肠镜对结核的诊断帮助不大，因黏膜的形态和黏膜活检缺乏特异性表现，从而难以排除其他病变。但如活检病理有结核病变，则可确诊。

对诊断为结核性肛瘘的患者必须明确有无肺结核。诊断肺结核的检查方法如下。

（1）痰液涂片找结核杆菌　其特点是简单、快速和价廉，当天出结果，但无法辨别死菌与活菌；敏感性低，通常需 5000～10000/mL 才能够得到阳性结果；特异性差，各种抗酸杆菌均可着色，需要通过进一步试验才可确定是否为结核菌。

（2）痰液结核菌培养　是鉴定死菌与活菌的可靠方法，被誉为"黄金标准"。缺点是时间长，需数日至 2 周才能报出结果，且敏感性低，涂片阳性标本只有约 80％ 培养阳性；特异性差，各种分枝杆菌均可生长，需结合药物敏感试验和分枝杆菌菌种鉴定，才可确定是否为结核菌。

（3）分枝杆菌菌种鉴定　是根据不同分枝杆菌的理化特性，以生物化学的方法为主。可以精确地鉴定分枝杆菌的不同菌种，但操作复杂，且个别试验使用的药品有一定的危险性。

（4）胸部 X 线透视或摄片和 CT 检查　常可发现肺部结核病灶。

（5）结核菌素皮试阳性　较常用，有一定参考意义，但也有假阳性或假阴性的情况。

（6）T-SPOT 试验　结核感染者体内存在特异的效应 T 淋巴细胞，效应 T 淋巴细胞再次受到抗原刺激时会分泌多种细胞因子（IFN-γ）。因此，检查效应 T 淋巴细胞可用于结核病或结核潜在感染者的诊断。即用抗体捕获培养中细胞所分泌的细胞因子，并以酶联斑点显色方式将其表现出来。T-SPOT 试验是一种 C 干扰素释放分析，用酶联免疫斑点技术检测对 6kD 早期分泌靶向抗原和 10kD 培养滤过蛋白肽段库反应的 T 细胞以诊断结核感染。其具有高度的敏感性和特异性，不受机体免疫力及卡介苗接种的影响，据美国 FDA 数据，其灵敏度为 95.6％，国内临床数据报告的灵敏度为 95.3％。在肺外结核患者中有很高的检查出率。阴性结果提示患者体内不存在针对结核杆菌特异的效应 T 细胞。阴性结果可能与感染阶段不同、少数患者的免疫系统功能不全或疾病、实验非正常操作有关。阴性结果提示患者体内存在针对结核杆菌特异的效应 T 细胞，患者存在结核感染。但是否是活动性结核病，需要结合临床症状和其他检查检查、检测指标综合判断。*M.kansasli*、*M.szulgai*、*M.marinum*、*M.gordonae* 这 4 种环境分枝杆菌感染时，T-SPOT 试验也有一定的假阳性。本检测方法被越来越多的研究者用于鉴别活动性结核与潜伏性结核感染，预测结核发病风险等。

结核性肛瘘需要与克罗恩病、放线菌病、肛瘘、胶样癌、结节病以及其他皮肤病进行鉴别。需要注意的是，肛周溃疡的鉴别诊断中很少考虑结核。有部分结核性肛瘘起初诊断为克罗恩病，应当重视病史，对患者有无到过疫区等接触史给予重视。在缺少肺结核证据的情况下，至少对于克罗恩病不应轻易确定诊断和治疗，而应当进行结核菌素试验和取长久不愈的溃疡组织进行培养。

四、治疗

一旦确诊结核性肛瘘，就应及时做正规的抗结核治疗，经过抗结核治疗一段时间后，如果有必要，再做手术治疗。手术治疗应在局部和全身症状消退后，症状表现持续消失稳定数月后进行。如果术后因切口长期不愈合，经检查后确诊结核性肛瘘，也应尽快做抗结核药物治疗，局部可使用抗结核药物外用以帮助疮面愈合。

（一）抗结核治疗

1. 治疗原则

抗结核治疗的关键是控制全身和局部的结核杆菌感染。一个合理正规的化疗方案必然有两种或两种以上的杀菌药；合理的剂量；科学的用药方法；足够的疗程；还要规范、早期用药，才能治愈结核病。要想彻底治疗肺结核必须遵循以上五个原则，早期、联合、适量、规范、全程，才能确保查出必治、治必彻底。缺少哪一个环节都能导致治疗失败。

（1）早期　早期治疗可利于病变吸收消散不留痕迹。

（2）联合　无论初治还是复治患者均要联合用药、临床上治疗失败的原因往往是单一用药造成难治。联合用药必须要联合两种或两种以上的药物治疗，这样可避免或延缓耐药性的产生，又能提高杀菌效果。既有细胞内杀菌药物，又有细胞外杀菌药物，还有适合酸性环境内的杀菌药，从而使化疗方案取得最佳疗效。并能缩短疗程，减少不必要的资源浪费。

（3）适量　一定要在专科医生的指导下采用适当的剂量用药。剂量过大，血液的药物浓度过高，对消化系统、神经系统、泌尿系统，特别对肝、肺可产生较大的毒副反应；剂量不足时，因血药浓度低，又达不到抑菌、杀菌的作用，并且易产生耐药性。

（4）规范　因为结核菌是一种分裂周期长、生长繁殖缓慢、杀灭困难大的顽固细菌。在治疗上必须规范用药，如果用药不当，症状缓解就停用，必然导致耐药的发生，造成治疗失败，日后治疗更加困难。因此，必须严格规范用药。

（5）全程　一个疗程3个月。全疗程1年或一年半。短期治疗不少于6个月或10个月。

需要注意的是，结核病的耐药性逐年提高。WHO 2008年报道显示，全球结核病总耐药率为20%，耐多药率为5.3%。我国是27个耐多药结核及严重耐药结核高负担国家之一。而严重耐药结核治疗起来就更加复杂，目前除标准治疗外，已逐步采用化疗、介入、免疫等治疗方法。

中医药在抗结核治疗中具有十分重要的作用。中医治疗肺结核主要针对的是人体自身的抵抗力，通过增强人体的免疫功能和抵抗力，达到抑杀结核杆菌的作用。同时中医药在治疗肺结核的同时，也可以抑制与减少化疗西药对胃、肝、肾等组织器官产生的副作用。

2. 用药方案

（1）一般分为强化治疗阶段（强化期）和巩固治疗阶段（巩固期），标准短程化疗方案中强化阶段以4种药物联合应用2个月，巩固阶段以2~3种药物联合应用4个月。

（2）初治菌阳或菌阴结核推荐治疗方案　2HRZE/4HR（H为异烟肼，R为利福平，Z为吡嗪酰胺，E为乙胺丁醇）。

强化期使用HRZE方案治疗2个月，继续期使用HR方案治疗4个月。疗程一般6个月。对于病情严重或存在影响预后的合并症的患者，可适当延长疗程。

（3）复治结核推荐治疗方案　2SHRZE/6HRE 或 3HRZE/6HRE（S 为链霉素，H 为异烟肼，R 为利福平，Z 为吡嗪酰胺，E 为乙胺丁醇）。

强化期使用 SHRZE 方案治疗 2 个月，继续期使用 HRE 方案治疗 6 个月；或强化期使用 HRZE 方案治疗 3 个月，继续期使用 HRE 方案治疗 6 个月。获得患者抗结核药物敏感试验结果后，根据耐药谱以及既往治疗史选择合理治疗方案。疗程一般 8 个月。对于病情严重或存在影响预后的合并症的患者，可适当延长疗程。

（4）耐多药结核推荐治疗方案　6 Z Am（Km，Cm）Lfx（Mfx）Cs（PAS）Pto/18 Z Lfx（Mfx）Cs（PAS）Pto 方案（Lfx 为左氧氟沙星，Mfx 为莫西沙星，Am 为阿米卡星，Km 为卡那霉素，Cm 为卷曲霉素，Pto 为丙硫异烟胺，PAS 为对氨基水杨酸，Cs 为环丝氨酸）。

强化期使用 Z Am（Km，Cm）Lfx（Mfx）Cs（PAS）Pto 方案 6 个月，继续期使用 Z Lfx（Mfx）Cs（PAS）Pto 方案 18 个月（括号内为可替代药品）。

疗程一般 24 个月。对于病情严重或存在影响预后的合并症的患者，可适当延长疗程。特殊患者（如儿童、老年人、孕妇、使用免疫抑制剂以及发生药物不良反应等）可以在上述方案基础上调整药物剂量或药物。

（二）手术疗法

经过正规的抗结核治疗，经复查结核转阴后，方进行手术治疗。此时手术治疗的方法同普通肛瘘。

（三）局部治疗

对于术后确诊的结核性肛瘘，在全身抗结核治疗的同时，可采用利福平沙条及一些具有抗结核作用的外用药换药。

◆ 参考文献 ◆

［1］结肠与直肠外科学. 第 5 版. 北京：人民卫生出版社，2009.
［2］曹吉勋. 新编中国痔瘘学. 成都：四川科学技术出版社，2015.
［3］郑芝田. 胃肠病学. 第 3 版. 北京：人民卫生出版社，2000.
［4］林洁，姚志城. 中西医诊治结核性肛瘘的现状. 中国误诊学杂志，2011，11（13）：3046-3047.
［5］王志刚，鲁卫健. 11 例肺结核合并结核性肛瘘患者的临床分析. 中国防痨杂志，2014，36（7）：597-598.
［6］赵增虎，王丽玲，丁瑞亮，等. 中西医结合治疗不典型结核性肛瘘 12 例. 中国中西医结合外科杂志，2002，8（4）：309.
［7］田金峰. 手术加抗痨治疗结核性肛瘘的临床分析. 中国医药指南，2016，14（17）：17-18.
［8］李玉芳. 肺结核合并结核性肛瘘 30 例治疗体会. 中外健康文摘，2012，09（16）：130.

第五节　艾滋病伴发的肛瘘

获得性免疫缺陷综合征（acquired immunodeficiency syndrome，AIDS），即艾滋病，是由人类免疫缺陷病毒（human immunodenciency virus，HIV）感染引起的、以严重免疫缺

陷为主要特征的性传播疾病（sexually transmitted disease，STD），患者常以淋巴结肿大、厌食、慢性腹泻、体重减轻、发热、乏力等全身症状起病，可逐渐发展为各种机会感染或继发肿瘤而死亡。近年来，AIDS 并发肛肠疾病患者逐渐增多，据调查 AIDS 患者肛肠疾病的发病率为 92.7%（204/220），分别是痔疮 179 例（占 87.7%）、肛周湿疹 15 例（占 7.4%）、肛乳头纤维瘤 18 例（占 8.8%）、肛门尖锐湿疣 5 例（占 2.5%）、肛周毛囊炎 3 例（占 1.5%）、肛裂 4 例（占 2.0%）和肛瘘 6 例（占 2.9%），部分患者合并两种及以上的肛肠疾病。AIDS 患者肛肠疾病的发生与性别、年龄、民族、吸毒及 $CD4^+T$ 细胞计数无显著相关性。表明 AIDS 患者的肛肠疾病发病率高，且病种多样。因此，对 AIDS 患者应重视定期做肛肠专科检查，以早期诊断和治疗肛肠疾病。

一、诊断

定期的肛肠疾病筛查对于 AIDS 患者有着重要意义，特别是其中的男同性恋患者。而且，肛肠疾病的筛查手段较为便捷，通过肛门视诊、肛门指检及肛门镜检就能发现 90% 以上的肛肠疾病，方法简单，且患者花费少，易于临床推广。临床医生在 AIDS 诊疗过程中，应加强对患者肛肠疾病的定期筛查，以便能早期发现肛肠疾病，早期诊断、早期干预及治疗，提高患者的生活质量。

肛肠科医生对于严重、久治不愈、短期内反复发作的痔疮、肛周湿疹、肛门尖锐湿疣、肛周毛囊炎、肛裂和肛瘘等病变，或者高危人群出现肛肠症状时，要考虑到 HIV 感染的可能。在术前有必要对所有肛瘘患者做艾滋病病毒的筛查，一旦怀疑 HIV 感染，再做进一步检查，并向所在地疾控中心上报。

二、治疗

我国在《艾滋病防治条例》中规定，医疗机构不得推诿或拒绝对艾滋病患者的其他疾病的治疗。近几年来，需要手术治疗的 HIV/AIDS 患者不断增多，各个医院均会遇到此类患者，但是绝大多数医院的外科医生会将此类患者拒之门外，或将其推向所谓的专科医院，但是部分专科医院不具备开展本病某些手术的条件。

HIV/AIDS 并非手术的绝对禁忌证，合理的手术治疗是挽救部分 HIV/AIDS 患者唯一有效的方法。医务人员应对 HIV/AIDS 患者实施手术应持积极态度，并对患者做好全面的评估和沟通交流。只要术中严格职业防护，严守操作规程，医务人员是可以避免医源性感染的。

HIV/AIDS 患者术前状态评估的主要指标是血液 CD4 淋巴细胞计数。有学者报道，CD4 淋巴细胞计数作为直接测定免疫功能的方法，是 HIV 感染者免疫系统损害状况最明确的指标。国内许多学者认为 HIV/AIDS 手术适应证是根据 CD4 淋巴细胞数来进行的。对于 HIV 感染者，若 $CD4^+T$ 淋巴细胞计数正常，可以耐受各种大手术的打击。

对于 $CD4^+T$ 淋巴细胞计数低于正常而 $>400/\mu L$ 者，若营养状况良好，也能耐受各种手术。对于 $CD4^+T$ 淋巴细胞计数在 $200\sim400/\mu L$ 者，如营养状况良好，患者可耐受中等手术的创伤，但术后应进行积极的抗菌、抗病毒治疗，这类患者是否该施行大手术或能否耐受大手术，要综合评估。

对于 $CD4^+T$ 淋巴细胞计数 $<200/\mu L$ 的患者，以保守治疗为主，有学者认为，此类患者术后出现各种并发症的比例明显升高，住院时间显著延长，但也有对此类患者成功实施大

手术的报道。而 CD4$^+$T 淋巴细胞计数＜50/μL 被认为是手术的禁忌证。但对于部分急危重症患者，当手术是抢救生命的唯一办法时，可不用考虑 CD4 淋巴细胞计数情况，积极手术。

对于预进行手术的患者，术前建议常规服用抗病毒药物，监测 HIV RNA 定量，尽可能地在病毒载量低于检测下限后再进行手术。而对于需要限期手术（如恶性肿瘤患者）或急诊手术患者，难以要求患者抗病毒治疗达到以上标准，此类患者潜在的传染性较大，对手术人员威胁也较大。所以，手术人员在思想上一定要高度重视，术中要做好职业防护。

HIV/AIDS 并不是普外科手术的禁忌证。对 HIV/AIDS 患者实施手术时，只要做好充分的术前准备及术前评估，术中严格职业防护，严守操作规程，是可以避免医源性感染的。但艾治滋病患者的术后并发症发生率相对比较高，有文献报道高达 10.1%，对于开腹手术或急诊手术者术后并发症会更高。

三、治疗 AIDS 患者时的自我防护

国内外绝大多数外科医生对此类手术仍表示非常担心，甚至有的谈"艾"色变。原因可能很复杂：①认为手术医生有被感染的可能；国外资料报道，术中针刺伤的感染率为0.3%～0.6%，术中手套破裂使未破损的皮肤直接暴露在患者血液中感染的可能性相对较小，但手术中皮肤破损的感染率可达 5%～6%；②认为手术危险性大，预期效益低，尤其是患者自身状况差和预期寿命短。

手术人员在艾滋病患者的手术中要严格遵守操作规程，其中明确要求：①加穿具有防渗透性能的隔离服、手套及胶鞋；②戴双层手套、防渗透口罩、面屏；③手术医护人员要特别注意注射器、针、锐利物品的正确使用，尖锐器械要用器械盘间接传递。术后在清洗和消毒污染品时，应戴面罩、手套和防渗器械，确保安全。

①对术野中的出血、渗液、脓液，用吸引器吸尽，不要沾染术者眼睛及皮肤，术后将所有一次性用品包好，全部烧毁。②刀、剪血管钳要用消毒液长时间浸泡后再高温消毒，术后手术室消毒后关闭，暂停手术 1 天。③手术时尽量减小创面，避免创面过大，难以愈合并及时止血。④做好医患沟通、家属签字、病例记载，保护患者隐私。⑤做好防护工作，避免院内感染，尤其对尚不能确诊的传染病疑似病例。

在处理术中出现的一些突发事件时，如大出血，手术人员一定要沉着、镇定，切勿慌乱，否则就易发生职业暴露，后果会很严重。一旦发生职业暴露，应给予规范处理。对于发生针刺伤或刀划伤者，医务人员必须保持沉着冷静，立即脱去手套，下垂手指，立即从近心端向远心端挤压伤口，使伤口血液流出体外，并使用流水冲洗，再用 0.5% 碘伏或 75% 酒精消毒刺伤部位，禁止在伤口局部挤压。对于眼部黏膜暴露者，立即用大量的清水或生理盐水冲洗。对于完整的皮肤暴露者，立即用肥皂或洗手液清洗干净即可。紧急处理暴露部位后，应立即报告医院预防保健科，由专家组进行暴露级别评估，确定是否需要服用抗病毒药物。如果需要用药，尽量在暴露后 2 小时内服用。HIV 阻断方案有多种，并分别于职业暴露后 0周、6 周、12 周及 6 个月检测抗-HIV。

◆ 参考文献 ◆

[1] 卿勇，张毅，苏琛，等.220 例获得性免疫缺陷综合征患者的肛肠疾病筛查分析.中华实验和临床感染病杂志（电子版），2015，9（6）：18-20.

［2］ 赵东，何清，陶红光，等.HIV/AIDS 合并普外科疾病临床诊治分析.中华实验和临床感染病杂志（电子版），2015，（3）：355-358.

［3］ 李志刚.高位肛瘘合并 HIV 感染 26 例手术治疗体会.中国社区医师（医学专业），2011，13（36）：133.

［4］ 谢守勇，林茂，雷燕，等.肛肠疾病伴 HIV/AIDS 患者 68 例分析.中华普通外科学文献（电子版），2016，10（6）：452-453.

［5］ 胡献方，贺向东，员丹，等.复杂性肛瘘合并艾滋病一例.黑龙江中医药，2011，40（5）：15-16.

［6］ 刘新，刘保池.外科手术治疗艾滋病合并结核性肛瘘一例.中华临床感染病杂志，2015，（3）：282.

［7］ 李冬梅，福燕，高美霞，等.HIV 感染合并肛瘘围手术期护理.健康必读（中旬刊），2013，12（8）：455.

第十一章 肛瘘诊疗中的争议性问题

一、关于复杂性肛瘘的定义

复杂性肛瘘在临床与文献中经常出现，但对其定义目前仍在争议。

目前中医学会在 2012 年制定的肛瘘诊治指南中仍沿用 1975 年制定的分类标准，将有两个或两个以上内口、或瘘管、或外口的肛瘘称为复杂性肛瘘。即判断肛瘘是否为复杂性的标准是有两个以上内口、瘘管或外口。

喻德洪在《黄家驷外科学》中描述有关复杂性肛瘘的概念时指出，一般单纯性肛瘘只有 1 个外口和 1 个内口；若外口暂时封闭，脓液流出不畅，则又会逐渐出现红肿，再次形成脓肿，封闭的外口可再次破溃，或在他处形成另一外口。如此反复发作，使病变范围扩大，或形成多个外口与内口相通，这种肛瘘又称为复杂性肛瘘。喻氏所指的复杂性包含了复发性、一个以上外口、病变范围扩大这三层含义。

有人认为复杂肛瘘不应以外口多少划分，复杂肛瘘应与难治、术后易导致失禁以及复发等因素联系在一起。主要管道累及肛管直肠环或环以上，虽然这种肛瘘只有 1 个外口或内口，但治疗起来难度较大，亦应称为复杂性肛瘘。相反，有些肛瘘虽然有 2 个以上外口，或有 2 条以上支管，但其诊断和治疗其实都不困难时，这些肛瘘并非真正意义上的复杂性肛瘘。

在国外文献中较少出现复杂肛瘘（complex anal fistulae）的提法，高位经括约肌瘘、括约肌上瘘和部分括约肌间瘘，因为累及外括约肌深部和肛提肌，在治疗上有一定的难度，相当于临床所讲的复杂性肛瘘。

二、肛瘘在脓肿期做一期手术与二期手术的依据

很多学者认为，肛周脓肿急性期炎症严重，脓腔的扩展方向及扩展范围难以全面弄清，如此时手术对正常组织的损伤会更大，难以较好地保护肛门功能，特别是此时难于确定内口的位置而不能处理内口，因而主张做二期手术。日本学者鬼束惇哉认为就像给池塘清淤一样，让池塘干涸后，可清楚地看清水源（内口）所在而更容易处理。因此主张在脓肿期切开排脓，待瘘管形成后再进行手术，那样手术难度和范围更小，损伤小，更易获得根治。

目前主张做二期手术的学者相对较多，但仍有一些学者主张在脓肿期做一期根治术。认为那样可一次手术解除患者痛苦，避免二次手术之苦，也可缩短疗程，减轻患者经济负担。

因为对脓肿期采用一期手术还是二期手术存在争议，目前没有统一认识。笔者认为，一期手术与二期手术都无绝对的优点和缺点。一期手术未必能减轻痛苦，充其量能减少二次手术之苦。对肛周脓肿仅做简单切开排脓处理，其后并未发生肛瘘的病例也屡见不鲜。因此，

做一期手术还是做二期手术要根据具体病情而定。脓肿期内口明确或可用探针探通者最好做一期手术，因为管壁未形成，术中不必切除变硬的组织。由于无管壁等，组织血供好，愈合能力也强，术后恢复较快。但内口不明确、脓肿范围较大、腔壁较厚，或者为结核性病变、克罗恩肛瘘、溃疡性结肠炎、有严重糖尿病等全身并发症等，或者全身情况极差，或者患者要求做二期手术者，则应选择二期手术。采用先切开排脓，待脓腔缩小后再手术的方法处理更为稳妥。

三、关于肛瘘手术的"微创"与"巨创"

随着医疗技术的进步，微创的理念与技巧在肛瘘手术中也运用得越来越广，"保留括约肌式"、经肛门直肠瓣推移术（ERAF）、括约肌间瘘管结扎术（LIFT）等常被作为治疗肛瘘的主要术式而被推荐。尽管应用"微创"等技术是肛瘘治疗的大势所趋，但并不意味着"微创"等必须成为今后治疗策略中的唯一选择。要知道微创并不是单纯以创面的大小为依据。所谓"微创"的本质是最大限度减少手术对患者机体造成的伤害，取得更好的疗效。所以笔者认为，就肛瘘手术而言，减少对肛门括约肌的损伤，减少术后并发症和后遗症的手术，不论其创面多大，本质上也是"微创"手术。

对于一些极复杂病例，如原发瘘管远距离蔓延至臀大肌间隙、臀部皮下间隙、泌尿生殖器官周围间隙、腹膜后间隙、腹股沟管、腹股沟区皮下间隙和大腿皮下间隙，以及反复多次手术后骨盆直肠间隙瘢痕化明显并且仍存在急性感染性脓肿，对于这些病例，为了保证其良好的手术视野、术中彻底清创和充分引流，适当扩大切口创面、大范围多处的对口引流都是必要的，有时甚至必须经腹部和会阴途径联合手术。这种相对"巨创"的手术，主要针对的是括约肌复合体外的软组织和尾骨等，创面大，是为治愈肛瘘创造必要的条件。创面虽然很大，但对括约肌的损伤不一定很大。

所以不能拘泥于"微创"，单纯以切口的大小为出发点制定手术方案和进行手术。术者应根据肛瘘的治疗原则，在最大限度保护好肛门功能的前提下，选择最适合的治疗方式。如果单纯为了"微创"、强调对组织的保护，影响对病灶的彻底处理和引流，因而导致肛瘘复发，即使创面再小也毫无意义。

目前关于微创与肛瘘根治率之间的矛盾尚未得到很好的解决。就已有的报告来看，目前的微创手术虽然有一定的优点，但在治愈率方面却付出了一定的代价。与传统的瘘管切开术或切割挂线术相较，经肛门直肠瓣推移（ERAF）、括约肌间瘘管结扎术（LIFT）等术式对肛门功能的保护相对较好，但治愈率却较传统术式要明显下降，术后肛门功能仍然会有一定的损害和下降。经肛门直肠瓣推移（ERAF）是"保留括约肌"技术中应用于临床实践最久的手术方式。根据不同文献的相关报道，该手术方式的中位治愈率约为 70%。该术式在游离直肠瓣的过程中会损伤部分内括约肌，进而影响肛门功能。部分文献报告，该术式术后肛门功能下降率可达 35%左右。同时 ERAF 手术也是一种技巧依赖性手术，直肠瓣下血肿形成、直肠瓣裂开或坏死等术后并发症的发生常常与术者的经验和手术技巧息息相关。括约肌间瘘管结扎术（LIFT）被视为所有保留括约肌手术中治疗经括约肌型肛瘘最有前景的手术方式。在一项关于 LIFT 手术治疗的 Meta 分析中，中位随访期为 10 个月的治愈率为 76.5%，肛门功能下降率为 0，术后并发症发生率为 5.5%。经过分层分析后，LIFT 手术在高位复杂性经括约肌型肛瘘和复发性肛瘘中的治愈率仅为 50%和 33%。

尽管"微创"手术和"括约肌保留"技术是肛瘘手术治疗的大势所趋，但并不意味着

"微创"手术只能是肛瘘治疗策略中的唯一选择，选择何种术式关键取决于患者的具体情况与医生的理念和技术水平。

四、关于肛瘘的"带瘘生存"问题

肛瘘作为良性病变，对其治疗的首要目的是解除病痛，提高生活质量。但如手术损伤过大，肛门功能得不到充分、有效的保护的话，术后就会造成肛门漏便、漏液、漏气等不适，反而会带来新的痛苦，降低生活质量，甚至肛瘘依然复发。

因此，当对肛瘘的手术治愈和功能保护没有足够把握，或预期治疗成功率很低，或者因体质原因患者不能耐受手术时，"带瘘生存"可作为一个原则加以选择。因为肛瘘是良性疾病，虽然有一定的痛苦，但毕竟不影响生命，但如果手术会危害生命，或者不能提高生活质量时，就不应为盲目追求手术根治而不顾一切进行手术。

目前国内外对克罗恩病肛瘘和一些无法治愈的肛瘘常常采用引流挂线的方法治疗。其中，克罗恩肛瘘治疗采用长期甚至终身引流挂线是最常见的情况。对于那些"不可治愈"或者治愈代价过高的极复杂病例，长期引流挂线可以避免感染病灶范围扩大，控制急性期脓肿形成，从而提高生活质量。"稳定"的瘘管对于这些病例来说，重要性不亚于治愈瘘管。因此，对于结直肠肛门外科医生来说，部分病例"带瘘生活"不是治疗失败，而是治疗成功。相反，为了过度追求治愈的目的，而继续进行多次"根治性"手术，会给患者带来终生的灾难性后果。这一点必须引起所有结直肠肛门外科医生的高度重视。

五、关于肛瘘挂线疗法的起源及评价

外科挂线的确切起源尚不清楚。公元前600年印度外科医师Sushruta第一个应用药线疗法，方法是将药线插入瘘管。到公元前460～前377年Hippocrates倡导挂线切割法（Cutting seton method）。11世纪Albucasis在行挂线后再做瘘管切开术。1376年Arderne提出治疗肛瘘的改良二期挂线术。1873年越南Dittel第一个报告应用印度橡胶结扎治疗肛瘘的优点，18个月后St Mark医院William Allingham受Dittel工作的启发。在伦敦医学会发表了应用弹性结扎法治疗60例肛瘘的经验，并在1875年正式发表。在20世纪第一个恢复使用挂线法的外科医师就是Pennington（1908年）。

在中医文献中挂线疗法最早的记载出现在明代《古今医统大全》一书中，其中对药线的制作、挂线疗法的操作方法、疗效、作用机理等有明确的记载。国内一直将挂线疗法作为中医的特色疗法进行宣传。但中医有关挂线疗法最早的记载的确比印度和西方晚了许多年，而且在《永类钤方》之前的中医文献中一直缺乏明确的记载，所以中医挂线疗法的起源尚有太多不清楚的地方。

六、关于肛瘘的癌变

肛瘘是临床的常见病、多发病，肛瘘偶有伴发癌变的情况。但癌瘤究竟是由肛瘘演变而来的？或者肛瘘只是癌变的一种临床表现？或者两者只是偶然并发，并无因果关系？对这些问题目前有不同的看法，一直存在着争议。

目前认为，肛瘘与肛管癌的关系临床上表现为四种形式：①肛瘘与肛管癌同时存在，但两者之间无因果关系。②肛管癌穿透破溃，出现肛瘘样表现，即肛瘘为肛管癌发展过程中的一个表现形式，这类情况临床上最为常见。③在长期慢性肛瘘基础上发生癌变，肛瘘存在的时间远较癌的出现为早，这种情况临床上较为少见。自 Rosser 于 1934 年首次报道以来，每篇文献报道的病例不超过 6 例。④肛周克罗恩病恶变，此类疾病国外文献报道较多，且认为由于克罗恩病的症状掩盖，患者往往延误就诊，一旦确诊，大多已为晚期，预后较原发肿瘤更差。

有关肛瘘与癌的关系，多数学者认为肛瘘及与其相关的肛周脓肿可以在发现癌肿之前就已存在多年甚至数十年，表明了长期存在的瘘管及慢性炎症最终导致恶变，排除了肛瘘继发于肛管癌的可能。Getz 等坚信癌瘤来自肛瘘本身，这可能是由于肛瘘长期刺激引起的组织癌变。他们认为慢性炎症长期刺激的区域的淋巴结构被破坏，抵制细胞间变和恶性变的免疫监护能力降低，从而产生癌变。也有学者认为慢性肛瘘癌变是原发肛周黏液腺癌（肛瘘型）的一种表现形式，肛周黏液腺癌在深部缓慢生长，二者之间界限不清，国内外亦没有明确的区分报告。与此同时，有许多关于结直肠癌剥脱的肿瘤细胞种植转移到肛门，导致黏膜破损的报道。脱落的癌细胞不会在正常黏膜上种植，但可在开放性或溃疡区域种植。对于种植转移，近端结肠必须同时存在癌肿，而肛瘘癌变无以上表现。转移瘤与原发瘤二者之间标本术后病理类型相同，免疫组化对于区分慢性肛瘘基础上产生的癌变还是结直肠癌种植转移很有帮助，CK20（＋）和 CK7（－）为典型的结直肠癌表现，而肛管肿瘤则相反。

肛瘘合并黏液腺癌的确切病理生理过程尚不清楚。通常认为继发于慢性炎症改变，类似继发于长期不愈合性溃疡的 Marjolins 溃疡。1863 年 Rudolf Virehow 首先确定了炎症和肿瘤的相关性，认为慢性、侵袭性炎性病理过程可以诱发细胞恶性转化和进展。现已发现不同解剖部位的瘘管均可癌变，并有各自的组织病理学特点，肿瘤内常见受累区域的正常细胞成分，腺癌和鳞癌均可以在未治愈的瘘管壁内产生。肛瘘癌变的发病机制是有争议的，组织学上鉴别此类肿瘤的确切起源是非常困难的，因为发现癌变时常是晚期，局部正常的解剖关系已遭到严重破坏。虽然 WHO 建议将黏膜外腺癌按照肿瘤起源于残留腺体或瘘管分为两组，但目前的实验室方法尚不能确切区分。

西方学者提出三点作为慢性肛瘘基础上产生癌变的诊断标准：①肛瘘存在数年之久（通常 10 年以上），已除外恶性肿瘤先于肛瘘产生；②未同时发现结直肠癌；③肛瘘内口未见肿瘤细胞。

日本学者也提出了类似的诊断标准：①肛瘘病史大于 10 年；②肛周疼痛重并且有硬结；③瘘口分泌黏液；④肛管和肛门隐窝处有外口增生、肥大；⑤肛瘘内口未见肿瘤。

慢性肛瘘继发癌变在临床上不同于一般的肛管直肠癌，早期通常无腹泻或便秘的主诉，直肠刺激症状、便血情况也较少见，直肠镜检时一般无直肠黏膜的破损和肿块，早期表现多为肛周脓肿或肛瘘症状所掩盖，故其早期诊断较困难。常见特点是：①肛瘘症状加重，局部分泌物增多，多无暂时假性愈合的征象；②出现肛周局部疼痛，呈持续性，有进行性加剧的趋势，伤口异常增生，周围皮肤有湿疹样改变；③瘘口排出的分泌液性状发生改变，可见胶冻样液和（或）血性液，有时混有具有特殊恶臭味的咖啡色样坏死组织；④肛周瘘管部位出现的肿块呈进行性增大，但并无明显红、热等急性炎症的表现，后期肿块可自行破溃，流出混合型坏死组织，伴恶臭；⑤晚期伴有腹股沟区淋巴结的进行性肿大，抗感染治疗后不消退，疼痛逐渐加重，肛周肿块、瘘管排出物的性质改变。

直肠指诊、结肠镜、钡灌肠等检查均为阴性，确诊有赖于瘘管以及同时存在的肛周肿块的多点、深在部位活组织检查，由于外瘘口活检取材表浅，特别是当瘢痕形成或纤维化时，容易误诊。因此，当患者肛瘘时间较长，反复发作不愈者应提高警惕，应定期、密切随访长期肛瘘患者，如果瘘管迁延不愈，需要警惕癌变，如果高度怀疑恶性，应该在麻醉下敞开瘘管，切除瘘壁以获得足够的组织样本进行病理检查。术后必须将切除组织全部送病理检查，比较慎重的措施是在术前取分泌物做癌细胞涂层检查，活检必须取硬结处，且尽可能取多部位及位置较深处，以减少漏诊的可能。如果单次活检不能做出恶性肿瘤诊断，必须反复进行活体组织检查和刮除组织细胞学检查，至少应该每4～6个月检查1次。肛瘘术后的标本内如果发现黏液蛋白小体往往有助于病理学家早期做出黏液腺癌的诊断。

用 MRI 诊断肛瘘黏液腺癌的报道病例很少，但 MRI 可精确显示肛周解剖关系，并对术前肛瘘情况进行判定，被认为是最精确的肛周影像诊断技术。

直肠内超声（EAUS）可精确诊断肛周疾病，对于复发肛瘘是很好的辅助检查措施；同时可在超声引导下进行精确的组织活检取材。术中 EAUS 对于肿物侵犯深度可进行很好的评价，以决定手术方式。EAUS 还可作为患者术后长期随访的观察。

慢性肛瘘癌变最常见的病理类型为黏液腺癌（44%），其次为鳞状细胞癌（34%），腺癌（22%）。有人推断肛瘘癌变率为 0.1%。北京二龙路医院 1995～2010 年共收治肛瘘患者约 5 万人次，于 1995 年、2008 年、2009 年、2010 年共发现 4 例男性患者合并黏液腺癌。年龄 52～69 岁，平均 58.6 岁。4 例患者均为肛旁慢性瘘管，反复破溃不愈，有脓血及黏液样物质溢出。病史 7～15 年，平均 10.2 年。确诊前曾行 2～6 次肛瘘切开术。其普遍临床特点为术后伤口长期不愈合，肉芽组织异常增生，伤口分泌物多呈黏液样，偶有伤口周围皮肤有湿疹样改变。经 4～5 次取活检后最终确诊，取病理间隔 2～4 个月，最终病理报告为黏液腺癌。4 例术前均经肠镜、胸部 X 线片及腹部超声检查除外肠道及肠道外肿瘤，术中检查肛瘘内口未发现肿瘤组织，可除外结直肠肛管原发肿瘤，符合肛瘘继发癌变的诊断标准。

对于肛瘘癌变患者，首选的治疗方法是腹会阴联合切除术，但此术式创伤较大，术后生存质量下降。局部切除也是一种可选择的手术方式，但必须保证切缘无肿瘤细胞残存。术后放疗和化疗有助于控制肿瘤的局部复发和转移。

慢性肛瘘癌变生长缓慢，转移发生较晚。肿瘤转移通常以淋巴转移的方式进行，腹股沟淋巴结是肛瘘癌最先转移的地方。但只有当腹股沟淋巴结考虑有临床侵犯时，才行腹股沟淋巴结清扫术，腹股沟淋巴结清扫术并不作为手术常规。

在慢性肛瘘基础上产生的黏液腺癌，较原发性直肠肛管黏液腺癌病变发展慢、恶性程度低、预后好；有报道认为慢性肛瘘癌变产生的病理类型为黏液腺癌，较鳞状细胞癌进展缓慢，预后更好。

七、关于肛瘘手术疗效的评价

更多的研究也发现，众多的试验很少具有可比性和重复性，重要原因在于这些研究缺乏相同的标准，不管在肛瘘的分组还是在术后愈合、失禁等指标的判断上。因此，建立肛瘘的统一诊断标准和术后观察指标是进一步研究复杂肛瘘治疗的根本。

关于肛瘘切开和肛瘘切除，Belmonte 等在 RCT 中通过在术后的超声检查发现，肛瘘切除较肛瘘切开更容易导致内外括约肌的缺损。Kronborg 也认为肛瘘切开的患者愈合时间明显较短（34 日比 41 日）。

关于肛瘘挂线治疗，很少有随机对照的文章研究挂线在肛瘘治疗中的作用，特别是挂线和肛瘘治疗的金标准——肛瘘切开术之间的对比。印度的一个多中心研究发现，药线与肛瘘切除相比，愈合时间长，但复发率更低（4%比 11%）。Ho 等用同样的药线和肛瘘切开相比较发现，在愈合时间、并发症等方面均无差异，但药线治疗的术后疼痛更加明显，特别是术后 2～4 日，在第 7 天有明显差异。

关于肛瘘切除术后伤口袋形缝合，是指在肛瘘切开后将裸露或毛边的组织卷曲缝合成袋状，一般来讲可以减少术后出血和加快伤口愈合。Ho 等对比了肛瘘切开和切开后锁边缝合，证实锁边缝合愈合速度更快。Pescatori 等比较 46 例患者后则发现锁边缝合能减少术后出血、加快伤口缩小的速度。

◈ 参考文献 ◈

[1] 任东林.有关高位复杂性肛瘘治疗的几个问题.广东医学，2001，22（12）：1093-1094.

[2] 任东林.高位复杂性肛瘘治疗中几个值得注意的问题.大肠肛门病外科杂志，2002，8（3）：136-137.

[3] 竺平，谷云飞，杨柏霖，等.复杂性肛瘘手术治疗的现存问题及对策.中西医结合学报，2009，7（12）：1101-1103.

[4] 陈朝文.复杂肛瘘的治疗.中国普外基础与临床杂志，2010，17（2）：119-121.

[5] 李瑞吉.小儿肛瘘的治疗体会.中国肛肠病杂志.1984，4（4）：23.

[6] 史仁杰.肛瘘挂线疗法的焦点问题.中华现代中医学杂志.2005，1（2）：136-138.

[7] 谷云飞，史仁杰.挂线疗法的现代临床应用.中国肛肠病杂志.1996，16（1）.

[8] 胡伯虎，李宁汉，编著.第七章肛门直肠瘘.实用痔瘘学.北京：科学技术文献出版社.1988.

[9] 俞宝典，曹雷，姚瑜洁，刘晨，林晖.同期多侧挂线术治疗高位复杂性肛瘘——附 19 例临床分析.中国中西医结合外科杂志，2001，7（6）：378-379.

[10] 曹雷，俞宝典.高位复杂性肛瘘同期多侧挂线术的临床探索.中医外治杂志，2001，，10（6）：18.

[11] 谷云飞，史仁杰.朱秉宜教授治疗肛瘘经验.南京中医药大学学报.2000，16（4）：240-241.

[12] 熊腊根，熊金兰.切开挂线对口引流术治疗复杂性肛瘘临床疗效分析.大肠肛门病外科杂志.2002，8（3）：186-187.

[13] 李春雨，焦放，聂敏.切开挂线对口引流治疗高位复杂性肛瘘 118 例.大肠肛门病外科杂志，1999，5（3）：32-34.

[14] 李京向，刘新斌.分次紧线术治疗高位肛瘘 41 例疗效观察.山东医药，2003，43（12）：51-52.

[15] 郭毅，李云霞，陈霞.李柏年治疗高位肛瘘经验.实用中医药杂志，2004，20（7）：38-39.

[16] 王建新，吕艳锋，丁克，等.慢性肛瘘癌变 1 例报告及文献复习.山东医药，2008，48（35）：84-85.

[17] 杜继明，宫爱民，陈希磊，等.肛瘘癌变 1 例分析.中国误诊学杂志，2008，8（25）：62-78.

[18] 张占军.慢性肛瘘癌变的诊断与治疗.世界最新医学信息文摘（连续型电子期刊），2014，（23）：87.

[19] 吴瑶，刘连成，陈希琳，等.慢性肛瘘继发黏液腺癌诊治分析（附 4 例报告）.结直肠肛门外科，2011，17（2）：96-97.

[20] 窦红漫.肛周黏液腺癌的临床及病理分析.中国中西医结合外科杂志，2011，07：323-324.

[21] 陈志康，陈子华，伍韶斌.慢性肛瘘癌变：附 6 例临床分析.中国普通外科杂志，2012，10：669-771.